中醫稿抄本叢刊

上海辭書出版社圖書館藏

段逸山 ◎ 主編

第十六册

上海辭書出版社

邵氏醫案

邵氏醫案

《邵氏醫案》不分卷，稿本，一册。清邵蘭生著。邵蘭生（一八六四—一九二二），名國香，字蘭生，一作蘭蓀。山陰（今浙江紹興）人，世居楊汛橋。從業于山陰名醫錢清、王馥原等，少有醫名，人稱『小郎中』。精内科，其于温熱、時感、虚勞、婦女經帶俱有心得，每日應診者甚多。生平無著述，唯留有醫案數種。除是本外，尚有《邵蘭蓀醫案》四卷，初刊于清宣統三年（一九一一），後鄞縣曹炳章欽其學識，遍徵紹興城鄉病家治愈留存方案，積十餘年之久，輯爲醫案二百例，收入《中國醫學大成》于一九三七年出版。另有《邵蘭蓀累驗醫案》《邵蘭蓀醫案真迹》等，收藏于浙江中醫藥大學圖書館，分别爲近人潘國賢徵集和油印。《邵氏醫案》爲裘吉生輯録收藏，經諸暨劉淡如校正後，收入《珍本醫書集成》中。是本鈐有『中華書局圖書館藏書』『紹興裘氏』『讀有用書樓藏書之章』印，又有較多批校和排印提示，當即是《珍本醫書集成》所用底本。是書高二十六點二厘米、寬十五點五厘米，版框高十九點五厘米、寬十四厘米，四周雙邊，白口，單魚尾，半葉十行，爲裘吉生藏抄本用紙。

是本爲邵氏臨證散案，不分病種科别，共載醫案二百十多則，多爲治療腹痛、泄瀉、咳嗽、胃脘痛、痛經、崩漏、月經不調之證，涉及内、外、婦、兒多科，其中治療風暑温熱病、虚勞病、内科雜證、婦産科病尤爲著名。所載醫案首録患者主證、舌脉，續記病機、治法，所立方藥以十一二味居多，簡括切要，辨證精當，絲絲入扣，可爲臨證參考。原書無目録，爲便檢閲，特據醫案擬目，供參考。

邵蘭生爲山陰名醫，現代學者從醫學臨床及文獻角度研究均頗多，其中總結邵氏臨證特點有：『用藥極輕靈』，在外感温病方面『注重氣機暢通』，雜病方面『擅用經方』等。這些特點在此書中都能够體現。而是本作爲《珍本醫書集成》收録經劉淡如校勘的稿本，影印出版，一展原貌，有文獻價值。

（于業禮）

目録

邵氏醫案

邵氏醫案

山陰邵蘭生著

紹興裘吉生錄存 輯

諸暨劉淡文校正

癸澁遲帶注，腹痛足瘕，左脉濇，右沉弦，中脘脹痛，背攣脇，宜順氣利中平肝。首方

烏藥 一錢　雞內金 三錢　青皮 八分　花龍骨 三錢

沉香 冲 六分　木蝴蝶 八分　廣鬱金 厚樸 三錢　綠萼梅 一錢

川楝子 三錢　炒麥芽 四錢　厚朴 一錢

又診

癖痃兼氣因着，腹痛作瀉，脉沸滑，苔白口渴，嘔惡脹，

宜安胃利中。

烏梅 一个　吴萸 八分 拌炒川連 五分　廣藿梗 一錢五　川楝子 三錢

炒川椒 廿粒　厚朴 八分　炒麥芽 四錢　延胡 一錢

茯苓 三錢　仙半夏 一錢　通草 一錢

三帖

夜間發熱，面目跗浮腫不退，脈弦滑，經停，仍遵前法加減為穩　前方合

烏藥 一錢　炒江西朮 二錢　東瓜皮 三錢

蘇梗 一錢　陽春砂 冲 不炒 八分　廣木香 八分

大腹絨 三錢　天仙藤 三錢　炒穀芽 四錢

新會皮 一錢

六帖　綠萼梅 一錢

崩漏後腹滿，氣沖作痛，脈沉數，腿跗浮，宜和營衛

為主　　豨薟

當歸 二錢　豨薟草 三錢　西琥珀 八分

炒白芍 錢五　宣木瓜 一錢　炒車前 三錢

抱木茯神 四錢　五加皮 三錢　冬瓜子 三錢

川柏　九香虫 七　佛手花 八分

宿痰夾新邪痰壅氣塞咳嗽暮夜尤劇脈弦數滑

治宜清降化痰　二月初八日

瓜蔞皮 三錢　射干 一錢　仙半夏 錢五

光杏仁 三錢　象貝 四錢　賴橘紅 八分

杜蘇子 三錢　白前 錢五　海浮石 三錢

葶藶子二錢　生蛤殼六錢

三帖　引鮮竹茹

癸溢瘀滯，腹中疼痛，脉兩手沉弦，舌白根微黄，帶下

為注，宜四物湯主治　二月初八日

生地四錢　猪汁桂心斤八分　沙苑子三錢

當歸二錢　炒白芍三錢　延胡二錢

川芎一錢　廣木香八分　茺蔚子三錢

四帖　製香附二錢　雞血藤二錢

咳逆，痰阻中脘，惡寒，脉清，氣口浮滑，左沉濡弦，癸水

適至，脘悶，便利，舌根黄滑，宜清解為主　二月十日

淡豆豉钱半　前胡钱半　泽泻钱半
象贝三钱　山查三钱　赤苓三钱
桂枝钱半　通草钱半　炒麦芽三钱
枳壳一钱　橘红一钱
又帖　引鲜竹茹
脊根质厚右脉沈濇左关弦腹痛心泛胃钝大便泄泻产
后载余癸水未至恬宜理气平肝为主　二月初八日
川楝子一钱　左金丸八分　小茴五分拌炒当归二钱
木蝴蝶八分　炒白芍一钱　九香虫二钱
省头草三钱　炒青皮八分　炒穀芽三钱

烏藥錢　綠萼梅錢

叁帖

中焦未和氣機失利脉兩手混滯大便稍下不暢

仍遵前法加減為安

茯苓皮三錢　郁李仁三錢　炒穀芽四錢

薤白錢　炒枳實二錢　原帶子金三錢

省頭草三錢　厚朴錢　烏藥錢

麥根三錢　綠萼梅錢

又帖　路路通十顆

血氣作痛腹滿肢腫面浮脉沉細舌白口渴症屬重極

宜利中分消　　六月九日

烏梅 一分　大腹絨 三錢　省頭草 三錢

楂肉 一錢　延胡 三錢　茯苓皮 四錢

厚朴 一錢　广木香 一錢　通草 五分

炒車前 三錢　地骷髏 三錢

叁帖

体虛受邪，痊後久瀉，脉弦，兩尺虛細，苔白，腰痛，宜補

中益氣湯加減　　六月廿日

东洋參 一錢　当归 三錢　仙半夏 一錢五分

升麻 一錢　陳皮 一錢　茯苓 四錢

炒江西术 三 　 淡吴萸 六分 　 沉炒半夏 三

二 桑寄生 二 　 炙虎骨 二

三帖

咳嗽久甚，脉象弦，手细数，癸水不调，周身脉络不舒，宜谐（症势）

防入损途。 　 六月三日

紫菀 一钱 　 仙半夏 钱半 　 炒米芽 三

蒸川贝 钱半 　 橘红 二 　 白石英 二

光杏仁 三 　 白前 一钱 　 炙枇杷叶 三

甫淡苁蓉 三 　 款冬花 三

四帖

邪挌肺衛 咳嗆氣促 脈寸浮滑 苔白形寒 法宜清肺疏

風化痰　　二月望

桔梗丙　　前胡丙　　百部卜

光杏仁主　　橘紅王　　枳殼丙

象貝主　　蘇梗主　　荊芥穗丙

白前丙　　佛耳草主

三帖

痛經氣滯 脈左濇 右關沉弦 苔白 經半載 微黃帶下

如法治在奇經

沙苑子丙　　小茴香拌炒當歸主　　紫石英附丹

杜仲（炒）三钱 川芎一钱 川断三钱 川断三钱

制香附三钱 生牡蛎四钱 延胡钱半 桑椹子三钱

（炒）茺蔚子三钱 绿萼梅钱半

五帖

咳呛声重音糙哑不扬 脉右小数左细弦 责阴血上泛 [菩]

究系经损之症 （肓十二卜）

冬虫夏草钱半 （杜）马兜铃一钱 野百合三钱

川贝钱半 橘络钱半 （生打）石决明三钱

淮山药三钱 光杏仁三钱 白前钱半

四帖

南沙参三钱 侧柏炭三钱 引（去毛）鲜枇杷叶五片

温邪未清，身热口燥，痰壅气塞，脉弦数，舌苔黄腻，咳呛频利，疟尚重，险宜防变幻。

前胡钱半　象贝二钱　银花三钱　青蒿钱半

赤苓二钱　天竹黄三钱　原滑石二钱

焦山栀三钱　光杏仁三钱　炒黄芩钱半

橘红八分　丝通草钱半

三帖　引鲜竹肉一丸

痰咳稍差，胃纳略增，脉虚细，左弦已缓，舌腻肢楚，宜清肺胃化痰。[illegible]

南沙参三钱　仙半夏钱半　炒谷芽二钱

海桐皮 三　　橘红 五　　不杵川贝 四

石决明 三　　豨莶草 三　　紫菀 四

秦艽 三　　白前 四

咳痰未除，阴火不敛，脉小数，舌质中心红，微寒不离，形

肉日削，究属肺劳重症。　　育阴

、生地 四　　炒枣仁 三　　紫菀 四

抱木原炒茯神 四　　夜交藤 三　　天冬 三　　炙甘草 四

炒川连 分　　原川贝 四　　光杏仁 三　　炙橘红 五

四帖　　引鲜枇杷叶 三片

痢下赤白，脉弦细，舌苔白尖红，腹下坠，里急后重，似遵

清加減方案　　　　二月十日

白杜翁三錢　茜根三錢　川石斛三錢

人中黄八分　生白芍一錢　北沙參三錢

中生甘草決明三錢　銀花一錢　省頭草三錢

卷柏三錢　生石蓮子三錢

三帖　引經藥　葉半味　勞恐增劇

閩中患氣作強　脉弦細右滑　白膩足浮腫　宜消脹利中

大腹絨三錢　烏藥三錢　川楝子一錢

檳目一錢　炒車前三錢　赤苓三錢

杜赤小豆四錢　炒穀芽三錢　省頭草三錢

二月十三日

三帖　杏仁皮三錢　炒米仁四錢　苡

冬邪襲肺，咳嗆形寒，脉寸浮滑，舌微黄，胃鈍肢楚，拈

宜宣肺化痰　首方卩

桔梗一錢　荆穗一錢　枳殼一錢

光杏仁三錢　橘紅一錢　象貝三錢

淡豉一錢　前胡錢半　蘇梗三錢

原缺 攀 丁女全　炒米牙三錢

四帖　引鮮竹肉二丸

產後痛瀉，腹中隱隱作痛，脉濇，左弦右光，喉嗆形怯，

恐延蓐之症

藿梗二钱　桔梗一钱　炒谷芽三钱　杵石莲子三钱

左金丸八分　原川贝一钱　扁豆皮三钱　绿萼梅一钱

省头草三钱　汁炒杏仁八分　通草丝一钱

三帖

屡受风邪，咳嗽多痰，脉浮弦数，治宜止嗽散加减治之。

百部八分　桔梗一钱　白前一钱　北细辛三分

炙甘草五分　杏仁三钱　象贝三钱　广橘红五分

紫菀一钱　荆芥穗一钱　法半夏一钱

三帖

佼得未除徑停脘悶脉沸滑肢体浮腫仍照前法加
減為妥 育初五
烏藥 三 生蒼朮 石 天仙藤 三
茯苓皮 石 炒車前 三 車前子 三
大腹絨 米 厚朴 七 炒米芽 三
四帖 沖五加皮三 陽春砂下
小孩肝腎脾腫脉細數舌苔紅陰火不斂溺少處
棘手凶危之症勉為立法兼正
熟地 米 澤瀉 三 淮牛膝 石 蟾蜍干 去腸肚 半
丹皮 三 茯苓 皮 炒車前 三 生白芍 石

茯苓三 懷山藥三 杜赤小豆一兩

乙帖　　苔

癸未溢火左脉濇細右寸關弦滑氣汗脘悶心泛惡

脘腹痛氣滯作瀉姑宜和肝調經為主

烏鰂骨四 澤蘭葉四 藿梗三

製香附三 延胡三 新會皮二

鷄血藤三 厚朴五 炒米仁四

丙帖 大腹絨三 玫瑰花五朵

便瀉稍減腹滿且痛脉兩手皆弦舌苔白膩經停九月氣

滯必痛似遵前法加減為要

烏藥一錢　川楝子一錢　生薏苡四錢　甘松八分

茯苓三錢　宣木瓜八分　炒車前二錢　炒米芽三錢

大腹絨二錢　厚朴一錢　炒白芍錢半

又帖

產後衝任不固營注腹瘕脈右濇左渦弦腹痛且瘕宜

治奇經

沙苑子四錢　桑螵蛸三錢　釵斛二錢　覆盆子二錢

延胡二錢　炒杜仲二錢　遠志肉八分　川斷二錢

生牡蠣四錢　製香附二錢　省頭草三錢

又帖

脾泄腹痛脘悶脈弦細左沉濡胃鈍呈弱浮癸水遲遲

宜防腫脹

烏藥 錢半　炒白芍 錢半　藿梗 三錢　生薑皮 五分

茯苓 三錢　于朮炭 一錢　新會皮 錢半　玫瑰花 五朵

大腹絨 三錢　炒米仁 四錢　省頭草 三錢

三帖

風濕燥擾下焦為瘡肢楚氣泄脘悶欬嗆脈寸浮滑

苔黃咳逆咽中不爽尤宜防劇

炒梔子 三錢　瓜蔞皮 錢半　桔梗 一錢　前胡 錢半

淡豆豉 錢半　冬桑葉 錢半　蟬衣 五分　炒牛蒡子 錢半

（廣橘）白桔紅 工　枳殼 可　象貝 主

診帖　引 鮮竹茹 主

肝風未靜旨暈驚悸腰酸六脈濡細帶注脉（疼）格子浛

鳴二便利仍遵前法加減再進

懷龍齒（犀）辛　西琥珀 下　煨天麻 下　白蒺藜 主

抱木茯神 四　遠志肉 下　生打石決明 定　（椿）椿根白皮 工

鈎鈎 主　合歡皮 辛　炒米芽 四

五帖　髭　引 燈心七支

心悸如故胸悶胃嘔少寐脈弦寸關強右邑遂以偏覺

暈　暈眩時宜泄降平肝

扒姜皮三 米芽半 新会皮钱 合欢皮三

薤白钱 生打石金三 抱木茯神三 绿萼梅钱

起鶴囊斛三 生石决明三 炒谷芽下

四帖

脘方腹酸胀咳痰 五日曾失血 脉虚细左弦数 苔黄小红

星溲溺亦直清 上呈下

北沙参三 泽泻三 淡秋石中下 橘红七

生牡蛎半 茯苓三 光杏仁三 麒麟竹三

蒸川贝钱 炒栀子三 通草钱

五帖

十二

氣阻徑滯腹痛，瘀脈兩手弦細，脘悶便溏，帶注腰疼

宜養青澥丸法加減治之

炒破故紙 錢　川楝子 錢　炒烏藥 錢　陶果霜 分

炒杜仲 三錢　木蝴蝶 四分　广木香 分　玫瑰花 五朵

烏藥 三錢　川斷 三錢　骨碎補 三錢

の帖

濕熱壓踞脘悶腹痛，脈濡右弦，舌黃滑，肢體浮腫，胎黃

分消利中　樸

焦神曲 三錢　雞內金 三錢　防己 錢　生竹茹 錢二分

炙附子 三錢　沉香曲 錢　厚朴 錢　佛手花 分

大腹絨三　赤茯苓三　通草錢

四帖　雜

濕與風氣作腫，表雜風邪，寒熱，面浮，舌心光，脈弦，二脘

之症所發

川樸錢　金沸花包　桂枝錢　光杏仁三

延胡三　桂　江朮　赤苓三　通草錢

炒青皮下　仙半夏錢　前胡錢

三帖　引鮮竹茹一丸　嘈雜

產後四月，經行隔來，陰腹痛已緩，脈濇弱，舌清，附浮，嘈雜

此症宜歸芎湯加減治之

桔梗 兩　炒阿膠 兩　大腹皮 錢　扁豆皮 錢

澤瀉 錢　厚朴 分　枳目 分　省頭草 錢

澤蘭葉　左金丸 分　炒米芽 錢　玫瑰花 五朵

の帖

苔白根微黄脈弦細氣口滑溢接交作肢稍軟形怯

体虚且曾失血此由濕邪夾雜故宜治標為先

桑葉 錢　晚蚕沙 錢　白前 分　蔻殼 錢

山梔 錢　茯苓 錢　荔枝 兩　光杏仁 錢

白薇 錢　炒青皮 分　防己 兩

三帖

案列於前，痰嗽氣急，脈弦細，苔白滑，胃納不旺，治宜

泄降和胃化痰

化橘皮一錢　仙半夏錢半　炒蘇子錢五　蒸百部八分

薤白一錢　不杵川貝錢半　白石英三錢　橘紅一錢

紫菀錢半　白前一錢五　光杏仁三錢

三帖　引鮮竹茹一丸

脘分受邪，濕着阻氣，脈弦，苔滑白，喉痰氣逆咳痰，

溲溺黃，治宜清肺利濕化痰

蒸百部八分　錦茵陳三錢　海桐皮三錢　仙半夏錢半

光杏仁三錢　橘紅一錢　生米仁四錢　沉香麯錢半

茯苓三　紫菀三　象貝三

四帖

濕熱（化燥）蘊蒸，脈弦濡，食入脘中時悶（脹），小溲下赤，苔黃，宜利

中祛邪

草果（煨去殼）八分　紫胡（醋炒）三　炒通草四　仙半夏四

厚朴三　茯神四　香附三　威靈仙四

枳椇二　當歸二　炒青皮一

三帖

肝火上擾，右耳失聰，脈滑數，帶注腹滿，癸水不調，苔滑（苔）

宜清少陽為主

苦丁茶一钱　穞豆衣三钱　炒青皮八分　去刺白蒺藜三钱
粉丹皮一钱　黑山栀三钱　广郁金三钱　佩兰三钱
甘菊二钱　炙枇杷叶一钱　生牡蛎八钱
二帖
癸滋迟滞，腹痛胀闷，脉细滞，便溏，溺赤，心烦，宜利中。
乌药三钱　川楝子一钱　穞豆衣三钱　生香附二钱
茯苓三钱　延胡三钱　广木香八分　玫瑰花五朵
大腹绒三钱　厚朴一钱　佩兰叶三钱
二帖
伤湿为乘，为热，舌白，脉弦，寸关浮滑，咳嗽，为痰，拟解宜

辛凉疏解防剂　痧

淡豉三钱　桔梗一钱　前胡一钱半　牛蒡子一钱半

连翘三钱　象贝三钱　广橘红一钱　蝉衣一钱

薄荷八分　光杏仁三钱　荆芥穗一钱

二帖　引鲜竹茹一丸

舌苔根白黄厚　脉弦　溲涩　大便仍溏　脾土失运　宜防痞

患　一

乌梅一钱　滑石三钱　蟾蜍干一钱　炒麦芽四钱

厚朴八分　广木香八分　炒五谷虫三钱　扁豆衣三钱

炒车前二钱　生白芍一钱　丝通草一钱

三帖

肺勞咳空，脈細數，音啞，腹痛便結，胃鈍，背寒，究難痊癒之症。

杵蔞子 三錢　小薊草 三錢　炒梔子 三錢　茜根 三錢

薤白 二錢　杵川貝 二錢　鬱金 三錢　海石 三錢

杏仁 三錢　紫菀 二錢　白前 二錢

引藕節三個

肝陽作痛，脘中嘈雜，脈左弦右濡，癸遲帶注，腰痠背掣，姑宜養血平肝。

生地 三錢　川楝子 一錢　生牡蠣 三錢　小胡麻 三錢

归身 三　延胡 三　九香虫 五　玫瑰花 五朵

炒白芍 四　木蝴蝶 八　川断 三

五帖

大腹未滿痞更脘悶脉弦右滑咳逆痰阻腿跗痠楚宜

利胃化痰祛濕邪

炒半夏 四　草果去殼 五下　厚朴 五　金沸花 三

廣橘紅 五　茯苓 四　枳殼 四　佛手柑 三

草蔻 六下　麥根 三　川牛膝 三

四帖

脾泄據差食入腹悶脉細左關弦數水未至口渴跗浮似宜

前法加減為主

烏藥三錢 炒白芍一錢 川楝子一錢 省頭草三錢

茯苓三錢 廣木香五分 炒車前三錢 綠萼梅五分

大腹絨三錢 生薏苡三錢 杏仁三錢

便溏稍減，脈弦，手指細，食入脘腹脹悶，經停防成臌脹

豬苓一錢 炒阿膠一錢 廣藿香三錢 大腹絨三錢

澤瀉三錢 製香附三錢 新會皮一錢 桃仁五分

茯苓三錢 厚朴一錢 廣木香五分

四帖 炒穀芽三錢

復診 咳嗆，咽乾，咯血，咽痛，音低，左脈小數，右弦而滑，舌白

議肝横氣沸不易之症

北沙參三錢 炒阿膠二錢 川貝二錢 金果欖二錢

扁豆衣三錢 加白鴿子蛋一枚 杭白芍三錢 生米仁四錢

桔絡一錢 茯苓二錢 生杵石決明一兩

五帖 引鮮枇杷葉三片去毛

營虛嘈雜癸水先後不一脈右濇左弦帶注腹墜腫左

足痛不時暈眩舌心空治在奇經

又帖 生地三錢 丹參三錢 生牡蠣四錢 佩蘭葉三錢

抱木茯神朱 小胡麻三錢 川斷三錢 綠萼梅二錢

川石斛三錢 穭豆衣三錢 覆盆子三錢

小疏後濕未淨，脉濡滑，舌膩，積尚存，還宜前法加減

蒼朮

烏梅 一分　蟾蜍干 一錢　川連草 一分　生薑渣 一錢

厚朴 八分　生白芍 一錢　炒玉米黃 二錢　炒米仁 四錢

炒車前 三錢　川楝子 一錢　大腹絨 三錢

又診

風濕乘於痧，發挾食滯，脉浮數，咳嗆不寐，胸痞肢

楚，故宜疏解化痰

山梔子 三錢　前胡 一錢　桔梗 一錢　冬桑葉 二錢

淡豆豉 一錢　橘紅 一錢　光杏仁 三錢　象貝 二錢

叁帖

牛蒡子 可　枳殼 可　广鬱金 二

咳嗆未降頭暈目暗脈左弦滑右滑微反佐法宜
清肺安神為主

南沙參 三　冬桑葉 三　炒棗仁 三　麻子仁 三

茯神 四　蔻仁 可　甜杏仁 三　穀芽 四

夜交藤 三　川貝 可　白前 可　鮮枇杷叶 三片

前弱已致之甚較輕脈弦細滑白喉咳不已脘附瘦
茲宜建中湯加減治之

當歸 三　炒白芍 可　仙半夏 可　紫菀 可

桂枝 下　白石英 三　甜杏仁 三　[illegible] 三

炙甘草五分　光杏仁三錢　茯苓四錢

〇始　引　竹茹三錢　紅棗四枚

大腑已潤，形暈咳嗆未除，脈小數，右寸關弦，苔白根微黃，子後寐不安。仍遵前法加減爲妥。

生玉竹三錢　紫菀一錢　穭豆衣三錢　巨勝子三錢

抱木茯神四錢　川貝一錢　炒棗仁三錢　炒穀芽四錢

甜杏仁三錢　石[illegible]　白蒺藜三錢

血患未清，咳嗽較減，舌心灰黃，脈小數，腹痛經下陳，仍遵前法加減爲妥。

化姜皮一錢　澤蘭葉二錢　炒淡芩二錢　藿梗一錢

炒莱菔子三钱　苏木五分　山楂红三钱　神曲三钱
枳壳一钱　前胡一钱　象贝三钱
二帖
闰为膈满气逆脉濡左弦细舌黄滑尖边红便溺不爽
颜红汗出口渴唇燥舌重疮
乌梅一个　大腹绒三钱　细通草一钱　仁姜皮三钱
茱萸分拌炒川连分　薤白三钱　沉香（沖）八分　佛手花八分
鸡内金三钱　省头草三钱　炒谷芽三钱
三帖
大疟后表肺虚虚汗舌黄苦痰四肢酸楚宜加人参治

三

东洋参钱　仙半夏钱　炙陈皮三　氣婦二钱

当归钱半　川贝钱　淮牛膝三　石斛二　霍斛　川斛三

制首乌三　生牡蛎五　秦艽钱

四帖

叠进建中汤，已致脉缓，尽神气口滑，溺赤形寒汗出

稍减，还宜前法加减为安

东洋参钱　炒白芍钱　紫菀一钱　秦艽一钱

桂枝八分　川贝钱　麦冬三　生牡蛎五

炙甘草五分　法半夏钱　甜杏仁三

引 紅巷 三板

舌微白脘悶大便不暢脈細左弦溼遏挾痰作嗆咳肢楚胃鈍小溲下赤宜活人敗毒散加減治之

酒炒柴胡五分 羌活錢 桔梗錢 范曲三錢

前胡錢 獨活錢 枳殼錢 生甘草錢

川芎五分 赤苓三錢 厚朴錢

三帖

溼汗發疹嗆咳已減痰紅味黃左脈虛細右寸滑數

舌心微黃便溏形怯不易之症

北沙參三錢 炒訶子肉三錢 側柏炭三錢 懷藥三錢

川貝錢　扁豆殼三錢　茯苓皮　穭豆皮三錢
冬桑葉錢　炒棗仁三錢　桔絡八分

二診　舌絳微向小，尖邊尚紅，脈象兩手小數，喉咳發減，音稍
嘶。熏防潤滲。
北沙參三錢　胖大海三錢　紫菀錢　川貝錢
粉丹皮二錢　化橘紅一錢　天冬三錢　鮮霍斛三錢
馬兜鈴一錢　白前錢

又　溫發熱口燥，脈浮滑數，苔黃厚，咳痰吸短，右脇刺
痛，症屬重險，宜防變端。
桔梗錢　前胡錢　枳殼錢　桃仁一錢

蟬衣五分　生式天竺黃一錢　生打石決明三錢　銀花五分

薄荷八分　象貝三錢　天花粉三錢

弍帖　引鮮竹茹一丸

喉嚨赤腫痰不易出脉弦細兼滑氣逆仍宜前法加減為

妥

鮮石斛八分　紫菀五分　川貝五分　子杏仁一錢

光杏仁三錢　冬桑葉　白前五分　款冬三錢

甘菊二錢　煨天麻八分　生打石決明

引鮮竹茹一丸

溫邪侵肺喉痰帶紅脉滑數舌黃咽痛音嘶喉梗作

寒热痰咳，此宜清解化痰。

马勃一钱 薄荷八分 桔梗五分 白前一钱

二 连翘三钱 黑山栀三钱 银花一钱 光杏仁三钱

象贝三钱 元参三钱 芦根三钱

三帖 鲜枇杷叶去毛三片

眩晕头疼，心悸肢麻，左脉沉弦，右寸搏坚，微黄腹满

左偏头痛，此宜柔肝理气和中。

桑寄生三钱 炒天麻八分 炒青皮八分 木蝴蝶八分

炒阿胶一钱 生石决明三钱 炒白芍一钱 新会皮一钱

制香附三钱 原粒砂仁五分 乌药一钱

五帖

清竅未和，睡即咳痰，胃氣稍振，脉小數，音稍嘶，還防變幻

杜馬兜鈴 七分　白前 錢　淡竹葉 錢　苦丁茶 錢

不研 川貝母　光杏仁 三錢　生米仁 四錢　冰糖 五錢

射干 五分　炒梔子 三錢　紫菀 錢

三帖　刮淨毛去筋枇杷叶 三片

咳嗆稍緩口燥，脉數左弦滑，嗆喉痰阻，右脇痛，癸水適至淋漓，大便粘滯不爽，尤防痙厥之變

机姜皮 三錢　銀花 錢　炒黄芩 錢　枳殼 錢

象貝三錢　川楝子一錢半　原粒沙蒺藜三錢　生薏仁三錢

炒梔子三錢　荊芥一錢　光杏仁三錢

二帖　引鮮竹茹一丸

病已帶減，脈細數，舌紅稍淡，小便畧利，咽輕音嘶，

清熱解毒，不致變幻為宜。

馬勃八分　人中黃八分　原滑石四錢　白桔梗一錢

銀花三錢　川石斛三錢　生米仁四錢　丹皮二錢

生白芍一錢　石蓮子三錢　天花粉一錢

三帖

肝火刑肺，喉疾，舌紅，脈右弦滑，左遍持堅，舌黃起暈

寢寐恍惚宜清降為主

茯神什兩　川貝子錢　釵斛三錢　夜交藤三錢

甘菊錢　旱蓮草兩　白蒺藜三錢　炒棗仁錢

炒梔子錢　生石決明錢　穭豆皮錢

血帖　引海浮[illegible]末

喉痰稍減經阻臍下時痛脈濇右弦細舌心空空極痰

作肝腎損怯之症

生首烏兩　青蒿梗兩　紫菀錢　生牡蠣

雲母石錢　地骨皮錢　白石英錢　川貝

冬虫夏草兩　光杏仁錢　柏子仁錢

又帖

咳嗆青涼音未據斷脈數左脈弦寒熱漸輕于後汗出

刻延音啞尤宜防損

紫菀 錢　秦艽 錢　白前 錢　金沸草 錢半

川桔紅 五　川貝 二　光杏仁 三　石決明 生杵 一兩

杜馬兜鈴 五　青蒿 錢　炒枳殼 錢

又帖

心悸頭暈六脈濇細氣滯脘悶脇脹背痛頭暈而痛

仍用前法加減為要　　引鮮枇杷叶 三片

丹參 錢　培天麻 錢　佩蘭 錢　沈香 五分

朱茯神 錢半　西萸肉 八分　紫丹參 三錢　炒谷芽 四錢

西琥珀 八分　炒車前 三錢　蟋蟀蛀 三

又帖

遲溲淋澀　脉沉弦左細　舌白口渴　矢氣作痛　大便仍滑

宜安胃和中

川楝子 七　大腹絨 三　炒谷芽 四　生益智 五

延胡 三　林明 八分　扁豆衣 三　省頭草 三

烏梅 一个　炒車前 三　炒米仁 四

又帖

溏痢未除　胃氣已振　脉細右弦而大　便肛墜作痛　舌紅絳

和仍照前法加減為妥

白蒺藜三錢　淡黃芩一錢（酒炒）　川石斛三錢　新會皮一錢

人中黃一錢　生白芍一錢　赤苓三錢　通草七分

銀花三錢　炒決明三錢（即青葙子）　省頭草三錢

三帖

心悸頭眩，脈虛數，經停腹脹痛，法宜養胃柔肝

北沙參三錢　廣藿梗一錢　炒棗仁三錢　炒白芍一錢

杜仲三錢　米芽炒茯神三錢　綠萼梅一錢

釵斛三錢　桑寄生三錢　川斷三錢

三帖

尻渥內停，脈沉，寸口浮大，音微，黃，腹痛，脘悶，頭暈

脹，癸水適至，宜疏利分積，恐變瘧痢

川芎 二　六一散 包 三　藿香 一五　延胡 一

焦楂 一　山查 三　厚朴 一　益母草 一

荊芥 一　白芷 二　佩蘭葉 三

嘔惡腹痛，寒熱泄瀉，擾汗微，脈弦，經阻，噴嚏，仍照前法加

減為穩

吳茱萸 作拌炒川連 下　炒棗仁 三　穭豆皮 三　地骨皮 三

丹參 三　炒白芍 一　茯神 三　綠萼梅 一

仙半夏 一　生牡蠣 四　炒穀芽 三

三帖

寒熱瘧以間日而作，已歷三期，脈弦，舌白，頭疼，咳逆，胃鈍，胸悶，藉以脾飲加減截之。

炒青皮八分　仙半夏錢半　桔梗一錢　橘紅一錢

厚朴一錢　炒淡芩一錢　川芎五分　象貝三錢

酒炒常山一錢　草果八分　炒知母一錢

四帖

瘧停五日，脈沉濡，咳因氣促，脘中空悶，此屬肺經，宜清降為主。

蘇子錢半　光杏仁三錢　桑葉三錢　紫菀三錢

川貝 三　白薇 一　梔子 三　炒知母 一

側柏炭 三　陳皮 七分　丹皮 一 、

貳帖　引鮮荷叶一角

心悸症痛不寐 脈細濇 中脘脹悶 腹痛已經發水攤遲

五心煩熱 宜養胃清熱 佐以安神

川石斛 三　棗仁 三　霍梗 三　炒青皮 一

茯神 四　桂圓膽 三　新會皮 一　綠萼梅 一

地骨皮 三　炒米仁 四　枇杷 一

四帖

腹滿氣脹 脈弦左濇 發熱不調 宜順氣利中

乌药 二钱　炒青皮 一钱　当归 二钱　制香附 二钱

生牡蛎 四钱　沉香曲 二钱　川芎 一钱　玫瑰花 五朵

厚朴 一钱　鸡内金 三钱　苍耳子 三钱

血虚气滞，腹痛便艰，脉弦细而涩，经水已数月不至，周身脉络板掣，宜治血脉为要。

淡苁蓉 二钱　当归 二钱　乌药 二钱　生牡蛎 四钱

杜仲 三钱　炒白芍 二钱　广郁金 三钱　佛手花 一钱

木蝴蝶 一钱　川楝子 三钱　橘红 二钱

三帖

癸涩而黄[illegible][illegible]，脉虚，腹痛便血，脉弦抽掣，宜柔肝

頭風

桑寄生三　當歸錢　炒棗仁三　炒川柏一

炒阿膠錢　炒白芍錢　茯神四　炒米仁小

穭豆皮三　地榆炭三　新会皮

四帖　刺瓦松一支

脘痞帶下如注，脉虛，癸水遲遲，宜補血濇下為主

歸身錢　川斷三　生牡蠣四　覆盆子三

清炙芪三　炒山藥小　炒白芍錢　芡實三

杜仲三　化龍骨三　新会皮錢

五帖

瘰癧已潰，脉弦左數，舌心空，煩熱作寒，經閉，癥瘕重極

逍遥散加減治之

酒炒柴胡六分　白芍錢半　香附錢半　生地三錢

當歸錢半　茯神四錢　川貝三錢　綠萼梅錢半

丹皮二錢　生牡蠣四錢　昆布二錢

三帖

癸不及期，腹痛足痠，脉弦細，帶下，背脊掣，宜勝金丹

加減

生地四錢　炒白芍錢半　川楝子三錢　香附錢半

當歸錢半　杜仲三錢　延胡錢半　綠萼梅錢半

丹皮二　茺蔚子三　生牡蛎五
先腹痛而後經至氣滯為多脈濇右沉弦形暈腰痠
治法宜理氣調經
當歸二　香附子　延胡二　烏藥二
川芎二　丹參二　生牡蛎五　佩蘭葉一
杜仲二　茺蔚子二　雞血藤二
七帖
喉嚨不潤音出不揚脈數左弦空撫搖素似遵前法加減
為要
元參三　麥冬三　冬桑叶三　紫菀一

川贝钱半　地骨皮三钱　生杵石决明五钱

炙马兜铃一钱　广橘红一钱　光杏仁三钱　胖大海三钱

四帖　去毛刷净枇杷叶三片

咳血后痰黏，肺气不降，脉右涩数，左弦细，苔滑腻，腹痛便

溏，离经之血未净，宜降气化痰，利便防剧。

杵苏子三钱　淮牛膝三钱　紫菀二钱　泽兰钱半

川贝钱半　制半夏一钱　橘络钱半　丹皮钱半

白薇三钱　小蓟草一钱　光杏仁三钱

三帖

湿邪上受，作犯嗽痒，脉弦数，苔灰腻，便闭，当宣肺搜痰

粘頸瘰癧之症

牛蒡子三　光杏仁三　象貝三　天花粉錢半

苦桔梗一　生甘草節三　枳殼錢半　薄荷葉八分

人中黃八分　黑山梔子三　生萊菔子三

引用鮮竹茹一丸

尾漫分乘頻脹而痛惡寒發熱脈寸浮滑喉逆猶有痞逆

以經解

桔梗錢半　荊芥穗錢半　象貝三　枳殼錢半

蟬衣一　桔紅一　生甘草節三　連翹三

淡豉一　前胡錢半　桑葉三

弍帖

氏接侵寢兩耳失聰左脉細右弦滑咳嗆苔白宜清少陽為主

冬桑葉三錢　石菖蒲八分　苦丁茶錢半　香附錢半

甘菊二錢　炒遠志肉八分　白薇三錢　川桂枝五分

夏枯草錢半　黑山梔三錢　生打石決明八錢　蔓荊子錢半

閨女腹痛便滑脉絃癸水不調形瘦宜和中調經

川芎錢半　神曲四錢　山查四錢　广木香五分

香附三錢　白芍錢半　赤苓四錢　佩蘭葉三錢

炙术錢半　厚朴錢半　丹參三錢

四帖

陰分虧，經中滴膿，脈細濇，舌白，形瘦，宜滋活血疏氣

丹參三　山查炭　火麻仁个　叢桑三

厚朴錢　延胡三　白芷上　伸筋草个

川芎錢　青木香个　枳殼錢

三帖

小兒咳逆嘔挹悶致責由肺氣所乘防變驚風

冬桑葉三　旋覆花个　前胡錢　天竺黃錢

甘菊三　連翹三　炒萊菔錢　橘紅个

桂枝七　象貝三　光杏仁三

貳帖　引鮮竹茹　一九

產後奇經衝任內損，腰痛足痠，脈弦細大，便泄隱痛，內日期纏綿幾之症

川楝子錢半　炒五靈脂三錢　白杭芍錢半　米炒杜仲錢半

延胡三錢　佩蘭三錢　甘松八分　生鬱金三錢

烏藥三錢　丹參三錢　木蝴蝶八分　玫瑰花五朵

四帖

濕熱阻於肺衛，脈濡細，發黃，咳逆，跗腫，小溲作赤

姑宜清肺利濕

桔梗錢半　金沸花三錢　生米仁四錢　杏仁三錢

毒氣丸　滑石卅　炒枳殼錢　广橘紅一

、光杏仁三　象貝三　白前錢

三帖

癸水不調腹寒手足痠楚步履不耐宜四物湯主治

生地三　五加皮三　獨活錢　茺蔚子三

當歸錢　炒白芍錢　豨薟草三　桑寄生三

川芎卞　杜仲三　炙附錢

四帖

心悸頭眩脈濇脘悶癸水未臨腹膨脹痛苔厚膩此候宜汗

微防逆厥

又　　又腹

琥珀下　生牡蠣四　茺蔚子三錢　鈎鈎三錢
木香三錢　龍齒四　茯神四　佛手花八分
遠志肉八分　杜仲三錢　延胡錢半
三帖　燈心一丸
閨女經閉腹痛脈弦細氣滯中痞宜活血調經為主
當歸　製香附　延胡　山查
炒白芍　丹參　玫瑰花　烏藥
川芎　炒青皮　澤蘭
閨女經閉腹痛脈弦細氣滯中痞宜活血調經為主
當歸錢半　製香附三錢　澤蘭錢半　延胡三錢

炒白芍 二钱 丹参 二钱 山查 二钱 玫瑰花 五朵
川芎 五分 陈香皮 八分 乌药 一钱
三帖
周女 晕眩心悸脉濇 寸口左弦 经来腹中胀闷而痛 宜安
胃快脾为主
仙半夏 钱半 枳壳 一钱 明天麻 八分 沉香曲 钱半
陈皮 一钱 白蔻仁 一钱 生牡蛎 四钱 炒米仁 四钱
石斛 一钱 省头草 一钱 香附 一钱
三帖
癸水愆期腹痛肢痠 按脉两手皆濇 此气阻经隧 当宜

理氣為主

小茴香拌炒當歸三　杜仲三　西琥珀八分　延胡錢半

炒烏藥錢半　丹參三　雞血藤三

朱茯神三　佩蘭葉錢半　綠萼梅錢半

三帖

癸遲滯而痛，脈弦右濇，帶下如注，宜養血平肝調經。

當歸三　杜仲三　生牡蠣八分　雞血藤三

炒烏藥錢半　香附三　遠志肉八分　綠萼梅錢半

川芎七分　丹參三　炒菟絲子三

經阻腹痛，脈弦細，便溏忽痛，臍中有痞，宜加減逍遙散。

治之

酒炒紫絲 下　熟附 分　佩蘭葉　川楝子 之

當歸 之　炒烏藥 分　茯苓 几　延胡 分

丹皮 分　炒青皮 下　綠萼梅 分

三帖

衝任內傷脈細澀腹脹痛帶下心惕懊澀遲滯中滿治

左奇經

小回香拌炒當歸 之　生牡蠣 几　覆盆子 之　杜仲 之

烏藥 之　紫石英 之　炒棗仁 之　川斷 之

化龍骨 之　炒白芍 分　綠萼梅 分

五帖

陰傷泄耗成消脈細數舌紅根薄白渴飲善飢溺多形肉日削係屬大症宜存陰攝泄為主

生地半　炒知母錢　仙茅根三　生白芍錢

去心麥冬半　陳萸肉錢　麻子仁三　芡實三

丹皮三　川石斛三　玄參三　懷山藥三

五帖

經停數月脈絃數夜咳氣促正虛失血時腹痛宜防損怯之實

北沙參三　炒知母錢　炙菀三　紫菀錢

款冬花三钱 生牡蛎四钱 白前钱半 天冬三钱

黛蛤散三钱 川贝钱半 马兜铃一钱

三帖 去毛 引鲜枇杷叶五片

病延日久 脉小数 形怯咳呛 气冲胸中 气痹 荣卫不调

宜从损怯立案

党参三钱 炒白芍钱半 生地炭四钱 北沙参三钱

生牡蛎四钱 川贝三钱 白石英三钱 米仁四钱

甜杏仁三钱 橘红一钱 杜仲三钱

四帖

久咳经闭 脉弦细 腹痛 脘闷 症属重极 宜清肺胃

利中

南沙参三　紫菀钱　于蘿菔三　白石英三钱

生牡蛎四　川贝钱　桔红二　绿萼梅分

炒白芍钱　光杏仁三　炒米芽四

三帖

久嗽音哑少泪，脉小数，肾虚燥涩，宜防损怯之虑。

南沙参三　甜杏仁三　燕窝三　白石英三

麦冬三　川贝钱　丹皮三　光杏仁三

钗石斛三　米芽四　紫菀钱

三帖

咳嗆稍減，癸來淋少，脉虛脘悶，形怯質虧，重候之症，仍遵前法加減為妥

仙半夏 錢半　茺蔚子 三　蜜水炒橘紅 一　白前 錢半

川貝 三　丹參 三　白石英 八　款冬花 二

紫菀 三　甜杏仁 三　綠萼梅 錢半

二帖　引：鮮（去毛）枇杷葉 三片

氣逆稍緩，浮腫不減，脉濇，經閉，究屬棘手重症，仍照前法加減為正

包金沸花 三　葶藶子 三　通草 錢半　商陸 錢半

厚朴 錢半　赤苓 五　茯苓皮 四　橘紅 一

橘皮三錢　廣佛手三錢　光杏仁三錢

三帖

暈脫肢瘦，脈弦滑，經停數月，嗆咳氣逆，嗌腫，脘中汗微，宜清肺緩通為主。

北沙參三錢　炒棗仁三錢　紫菀一錢　葉蒿三錢

茯神四錢　炒白芍一錢　川貝一錢　杜仲三錢

穭豆皮一錢　生牡蠣四錢　甜杏仁三錢

四帖

帶下腹痠，脈濇，氣口滑數，挾氣沖嗆咳，癸滯五六月，宜清肺調衝為主。

紫菀一钱　青蒿梗一钱　旋覆花三钱　雲南花三钱

茯神四钱　丹皮一钱　丹参三钱　川斛三钱

川贝三钱　秦艽一钱　白石英四钱

三帖

衝任内涸，脉细数，带下，腹痛，心悸，嗳噫，咳嗽，经遲，宜六

味地黄丸法加减治之

生地四钱　山药三钱　紫菀一钱　桑叶三钱

陈萸肉二钱　茯苓四钱　川贝一钱　甘菊一钱

杜仲三钱　生牡蛎四钱　甜杏仁三钱

五帖　鲜枇杷叶三片去毛

詣邪炎瘧胃氣稍振宜養血理氣調經

當归二　香附二　生牡蛎四　烏藥二

炒白芍三　丹參二　茯神四　省頭草三

川芎一　炒茺蔚子二　炒米芽四

四帖

營虛胃弱脉虛肢稍冷癸水不調宜當归桂枝湯加減

小茴香一拌炒當归二　生牡蛎四　川楝子二　烏藥二

桂枝一　茯苓四　草蔻二　玫瑰花四朵

炙甘草一　延胡二　省頭草二

三帖

暑风夹湿三疟交作汗澈不出脉浮弦疟迟腰疼腿痠

法当和解防变痉病

炒竹茹一钱　淡豆豉三钱　前胡一钱　青蒿一钱

光杏仁三钱　枳壳一钱　防己一钱　滑石四钱

桔梗一钱　白芷八分　川桂枝一钱

引　丝瓜络藤一把

又诊

癸来腹痛胀腰脉弦细涩气滞宜活血疏肝为主

小茴香五分拌炒当归三钱　乌药三钱　川楝子三钱　炒五灵脂三钱

川芎一钱　炙香附三钱　延胡索三钱　玫瑰花五朵

杜仲三钱　炒青皮八分　佩兰叶一钱

肝逆犯胃，嘔發作吐，兼脾作泄，脉兩關皆弦，苔白根微
食後下泄，痢宜治厥陰陽明
干姜米炒　川楝子三　厚朴一　白芍桂枝拌炒
吴萸拌炒川連七分　延胡三　茯苓四　玫瑰花五朵
仙半夏二　紅豆蔻一　橘皮一
三帖

咳嗽未除，氣汁脘悶，脉虚數，痰來濃少，宜潤肺止嗽化痰
生南竹三　粉丹皮三　香附二　川斛三
川貝二　白石英三　丹參三　天冬三
甜杏仁三　橘紅一　紫菀三

五帖　胃

喉痒痰減胸悶納已振　癸水不調仍照前法加減　原方

北沙參三錢　秦艽錢半　甜杏仁三錢　白前錢半

川貝三錢　橘紅一錢　白石英三錢　款冬三錢

紫菀錢半　丹皮三錢　川斷三錢

四帖

久嗽不已喉癢且血腥脈小數澀濡　癸水不調宜防損怯之虞

北沙參三錢　秦艽錢半　包金沸草三錢　桑葉三錢

川貝三錢　橘紅一錢　白石英三錢　光杏仁三錢

紫菀錢半　丹皮錢半　米仁四錢

濕熱不退，痰消，咳嗽，神倦，脉濡，肢疲，溺赤，胃鈍，宜清氣利濕化痰。

桔梗一錢　大豆卷三錢　棉茵陳三錢　杜赤小豆三錢

赤苓三錢　桔紅五分　連翹一錢　沖白蔻仁八分

去皮苦杏仁三錢　仙半夏一錢　象貝三錢

又帖

肝逆稍平，脉來細濇，足跗痠疲，宜養血調經為妥。

小茴香拌炒當歸三錢　烏鰂骨三錢　生牡蠣四錢　烏藥一錢

炒白芍一錢　香附三錢　茯神四錢　玫瑰花五朵

杜仲三錢　炒茺蔚子三錢　炒狗脊三錢

形羸心悸脈虛右濇弦此肝風犯胃癸水不調法宜安胃
熄風佐理氣調經
仙半夏 錢　桑寄生 三錢　雙鉤藤 三錢　明天麻 八分
新會皮 錢　巨勝子 三錢　香附 錢　綠萼梅 分
川斛 三錢　生牡蠣 四錢　炒白芍 錢
血虛生風脈虛癸澀少腹腰楚瘙痒宜之物隨加減
生地 三錢　明天麻 八分　羌活 錢　桑寄生 三錢
當歸 錢　丹皮 錢　防己 錢　紅花 五分
川芎 一錢　豨薟草 三錢　生米仁 四錢
三帖　引桑枝 一尺

癸水不調，經痠帶下，腰腹痠瘕，舌尖紅，宜務金丹加減

生地四錢　丹皮錢半　生牡蠣四錢　明天麻八分

當歸錢半　香附三錢　遠志肉八分　杜仲三錢

川芎七分　炒茺蔚子三錢　觧三錢

三帖

咳嗽多痰，脈弦數，潮熱胸次痛，癸水適至，宜清肺利絡化痰

毛佛耳三錢　紫菀錢半　青蒿梗錢半　原打金斛三錢

絲瓜絡三錢　丹參三錢　炒知母錢半　川貝錢半

杏仁三錢　白前錢半　桔紅錢半

三帖

撫痿證色赤清嗆喉痛右臂痛四膝宜清肺利絡化痰

薏苡仁三錢　天竺黃三錢　橘絡司　金沸草三錢

白茯苓三錢　枳殼司　石決明三錢　炒麥冬三錢

杏仁三錢　象貝三錢　前胡一

四帖　引鮮竹葉卅片

咳嗽未淨脈虛細右臂腕疼肌体麻木心慌寒水自餘不

至宜六味地黃丸法加減治之

生地炭三錢　懷山藥生　紫菀一　川斷三錢

陳萸肉司　茯神四　新會皮一　甜杏仁三錢

杜仲三钱　北沙参三钱　仙半夏钱半

咳呛音嘶，脉虚数，夜汗形怯，经闭，究属经痨之症，宜
清气和中为主。
抹河子肉三钱　新会皮钱半　桔梗一钱　桑皮三钱
茯苓三钱　生米仁四钱　扁豆壳三钱　木蝴蝶十个
炒蛤粉拌阿胶钱半　川贝（不杵）三钱　炙草四分
四帖　引鲜枇杷叶三片（去毛）

疾痨久咳，脉弦数，咳呛发热溢，失音，微盗汗，宜扶
元气汤加减治之。
秦艽钱半　紫菀钱半　草果一钱　生黄芪三钱

炙鱉甲四錢　川貝母三錢　桔紅一錢　炒米仁四錢
冬桑枝一錢　佛手皮三錢　炒穀芽一錢
三帖
胃納稍振，咳嗆復作不已，脈弦細右滑，經閉，究屬重險之
症。
北沙參三錢　新會皮二錢　炒訶子肉三錢　西琥珀
茯苓四錢　炒山藥四錢　原粒砂仁四分(後下)　敷（？）麥冬三錢
炒白术一錢　川貝一錢　桔梗一錢
三帖
腹痛稍緩，脈弦細，經閉，咳嗽，宜防損怯之累

川楝子三钱　生牡蛎四钱　省头草三钱　白蒺藜　橘叶

延胡三钱　川贝钱半　枳壳钱半　玫瑰花五朵

炒青皮一钱　炒白芍钱半　木蝴蝶廿

四帖

上呕吐下便溏　癸水不调　脉弦细　最重之症

北沙参三钱　石莲子三钱　桑皮三钱　诃子肉三钱

茯苓四钱　怀药四钱　炒米仁四钱　玫瑰花五朵

新会皮一钱　扁豆壳三钱　枳壳钱半

头痛呕逆　右脉濡滑　心泛脘闷　苔质厚腻　带紧　经停

月余　手足麻木　冷热不清　宜清肝陈风

桔梗五　前胡五　鈎藤三　梔子三

薄荷三　象貝三　防風五　荊芥五

橘紅七　蘇葉三　神曲四

三帖　鮮竹肉乙丸

癸水先後不一脈沉濡腹滿氣汁咳嗆宜清肺降氣

秋平

紫菀三　款冬花三　川芎七　半夏三

生牡蠣四　白石英三　當歸五　川貝五

甜杏仁三　香附三　桑白皮五

四帖

清氣不降，胸脇刺痛已減，脈右弦滑，舌厚胃鈍，咳嗆

仍遵前法　二

紫菀一錢　川石斛三錢　生香附錢半　石决明四錢

桔梗一錢　原打枇杷葉三錢　丹皮三錢　綠萼梅錢半

丹參三錢　炒谷芽四錢　白前一錢　炒枳殼錢半

四帖

暑風夾濕，微熱畏風，脈濡，身熱汗出不休，咳逆舌厚

嫩黃，姑宜加減桂枝湯加減治之

秋桑根三錢　防風一錢　茯苓四錢　桔梗一錢

桂枝七分　光杏仁三錢　枳殼錢半　白扣仁八分（沖）

荷叶包六一散三钱　淡竹叶钱　通草五分

温热未化，汗微出，清暑而更燥，脘腹痞满，直进而防

变红

化橘皮八分　郁金三钱　赤茯苓三钱　焦六曲三钱

光杏仁三钱　大腹绒钱　丝通草钱

省头草钱　花粉钱　神曲三钱

三帖

苔白厚，脉右手浮弦空，按之涸（间）日而作，邪在少阳经，时需痛

咳逆胸闷，姑宜和解者主

活柴胡二钱　桔梗钱　前胡钱　山查炭

貳帖

酒炒淡芩一錢　炙甘草八分　甘菊二錢　橘紅五分
仙半夏一錢　川貝一錢　象貝二錢
痰動肺脉弦細而脇刺痛苔色微黄宜防血溢
紫菀一錢　川貝二錢　左金丸八分　炒米仁四錢
橘紅一錢　三七一錢二分　血餘炭二錢　丹皮二錢
丹參二錢　光杏仁二錢　炒梔子二錢　香附一錢

又帖
痰嗽不已苔紅口乾渴飲脉左細右微動溺短每大便時後遺濁濕熱尚存陰液耗似遵前法加減再進
生地四錢　粉丹皮二錢　五味子十粒　女貞子二錢

炒川連五分　麥冬三錢　炒山藥三錢　蓮子炒焦四分

元參三錢　淮牛膝三錢　桑螵蛸三錢

七帖

心悸已減，脈細濡，類不及其前，苔微白，似宜前法加減為妥。

琥珀五分　炙附三錢　炒紫蘇四錢　當歸身

丹參三錢　硃拌茯神四錢　炒遠志肉五分　川芎五分

薏苡仁三錢　棗仁三錢　省頭草一錢　綠萼梅一錢

四帖

脘痞帶下，脈虛細，苔白，便溏，癸水不調，宜先擬丸法加減治之。

炒破故纸 钱　芡实 三　石莲子 三　鹿角霜 钱

杜仲 三　茯神 四　于术 钱半　绿萼梅 钱

化龙骨 三　丹参 三　新会皮 钱

三帖

头痛较瘥，脘中稍和，腹痛心惕，脉虚，肾水不调，宜补心气和中。

丹参 三　生牡蛎 四　蒺藜 三　于术 钱半

茯神 四　厚朴 七　枳壳 钱　玫瑰花 五朵

炒枣仁 三　龙齿 钱　佩兰叶 三

三帖

内傷夾氣鬱脈滞寸口短於痛心徒脘悶癸水不調宜治

標為先

炙附 可　炙鹿 可　川芎 丨　沉香粬 句

蘇梗 可　六金 三　山查 三　佛手花 卜

左金丸 卜　綠萼 三　炒青皮 卜

内傷夾氣鬱於瘀發瘕食入脘中不和腹脹癸水不調

宜和中疏泄

炙附 可　川芎 乙　綠萼 三　厚朴 乙

白芍 二　炒只殼 可　六金 三　雞肉金 三

炒青皮 卜　沉香粬 句　佛手花 卜

三帖

癸水遲遲氣沖脘悶欲嘔脈弦濇苔白此料宜順氣和中

烏藥一錢　代赭石三錢　六神麴一錢　紫蘇梗二錢

陽春砂七分　蘇梗二錢　炒穀芽三錢　佛手花八分

生牡蠣四錢　綠萼梅一錢　香附一錢

三帖

噯逆痰壅脈弦滑數癸水適至不多苔根膩最怕吃氣宜清肝消痰

桔梗一錢　枳殼一錢　橘紅七分　山查三錢

天竺黄二钱　拣桑葉二钱　連翹二钱　薄荷七分

前胡一钱　象贝二钱　杏仁二钱

前藥已効，脘中脹悶已減，左脉弦，癸不及期，仍以前法加減爲妥。

鷄內金一钱　归身一钱　茺蔚子二钱　炒白芍一钱

沉香汁五分　香附二钱　白石英二钱　鷄血藤二钱

生牡蛎四钱　丹参二钱　烏藥一钱

肝逆乘中，當脘脹悶，脉弦，氣逆，經癸不及期，宜防腫脹。

鷄內金二钱　香附二钱　延胡一钱　炒茺蔚子二钱

沉香汁五分　丹参二钱　紫石英二钱　綠萼梅五

生牡蛎五　川楝子三　炒青皮卜

血液心悸，苔白而腻，脉滑数，经停三月，脘闷，宜养胃和中。

北沙参三　谷芽五　石决明五　橘白皮一

枣仁三　麦冬三　远志肉卜　栀子五

钗斛三　茯苓皮三　新会皮五

三帖

经停吐血，脉数，右手特大，舌微黄，心悸脘闷，宜降气凉血为治。

鲜生地五　降香卜　谷芽五　龙骨五

茯神五　栀子三　枳壳五　橘白皮五

炒遠志肉一下　炒棗仁三　生牡蠣四

三帖

癸水淋火不調脈虛細帶下便溏不已中痞氣滯宜和

中　止溏為主

烏賊骨三　赤石脂三　芡實三　化龍骨三

原粒砂仁一　懷山藥四　川斷三　粟殼五

丹參三　杜仲三　香附三　綠萼梅五

四帖

癸淋火不調脈虛細帶下便溏不已中痞氣滯宜和中

癸淋遲滯脈濇腹痛帶下便溏中痞宜理氣和中

烏藥三 原蓮子三 原粒砂仁七 覆盆子三

茯苓四 懷山藥四 丹參三 佩蘭葉錢

杜仲三 芡實三 化龍骨三

四帖

復傷腹痛未調 脈沉濇 癸滯帶下 宜和肝調經為要

炒白朮二 香附三 木香下 雞血藤三

厚朴二 丹參三 炒白芍三 生米仁四

菟絲餅三 龍骨三 烏藥 玫瑰花五朵

四帖

血虛氣滯 每癸來腹痛作瀉 脈細濇 心悸 宜逍遙散

主治

炒居术二　猪苓钱　瓜蒌一　丹参一

桂枝木　泽泻一　厚朴七　龙齿钱

茯苓五　广木香八　香附一　玫瑰花五朵

三帖

腹痛便利不减，食少脘嘈，右脉弦滑，月事过期不至，仍

照前法加减治痢

藿梗三　仙半夏钱　山查一　枳壳钱

姜汁炒川连七　赤苓五　炒白芍钱　六一散荷叶包五

厚朴钱　新会皮钱　广木香八

三帖

癸未濕滯脈虛細便滑脘悶臍下不爽宜養胃和中佐理氣下

丹參三　烏賊骨三　炒麥芽四　省頭草三

厚朴一　茯苓四　沉香曲一　綠萼梅錢

延胡錢　香附錢　杜仲三

五帖

癸濕遏滯脈沉濡便溏中虛腸鳴宜胃苓湯加減

炒蒼朮錢　豬苓錢　大腹絨三　通草錢

厚朴錢　澤瀉三　生米仁四　玫瑰花五朵

新会皮一钱　茯苓三钱　乌药二钱

三帖

便泻腹痛稍减，苔色似腐黄厚，癸水已过二月不至，脉濡右沉弦，中痞气滞，还宜前法加减为要

神曲三钱　炒苍术一钱　白芍一钱　砂壳一钱

炒川连一分　黄芩一钱　六神曲八分　绿萼梅一钱

厚朴一钱　泽泻二钱　炒米仁四钱

三帖

大便似溏不爽，脉弦左濡，癸水已过不来，头晕脘闷似呕

前法加减为要

桑寄生三钱 炒乌药一钱 新会皮一钱 冬术炭钱半

当归三钱 香附一钱 炒枣仁三钱 砂壳一钱

稆豆皮一钱 石决明钱半 广藿香三钱

三帖

癸水先后不一 脉细涩 腹痛气滞 大便溏泻 胃钝带□

宜和中为要

焦神曲三钱 佩兰叶一钱 山查三钱 砂壳一钱

厚朴五分 广藿梗三钱 炒半夏钱半 延胡一钱

冬术炭钱半 乌药五分 玫瑰花五朵

三帖

濕熱不清　苔黄口渴　大便自利　痛疹已現　癸水適至　脈
小數　神識恍惚　宜清熱祛邪
瓜蔞根　三錢　琥珀　八分　青蒿梗　錢半　澤瀉　錢半
包　碧玉散　四錢　丹參　一錢　丹皮　二錢　淡竹葉　卅片
銀花　三錢　廣鬱金　二錢　川貝　一錢
三帖　州心乙丸
寒熱日作　脈來弦數　溲便利　癸水適至　宜柴平湯加
減治之
柴胡　一錢　炒蒼朮　一錢　小朴　二錢　藿梗　二錢
淡芩　一錢　厚朴　八分　黄芩　八分　范麴　二錢

仙半夏二錢　新會皮一錢　廣木香八分

沈怡

濕鬱氣阻，遍体浮腫，脈沈弦，右濡滯，癸濇遲滯，中痞

防脹

大腹絨三錢　生香附三錢　省頭草三錢

茯苓皮四錢　厚朴一錢　炒枳殼一錢　沉香末

防己一錢　雞內金三錢　商陸一錢　地骷髏三錢

濕熱蘊蒸，脈弦，肝木偏横，腹膨跗浮，癸事愆期，屬重

極宜雞矢散加減

雞內金三錢　綿茵陳三錢　地鱉甲一錢　海金沙

沉香汁五分　厚朴半　炙附二　地骷髏三

原粒砂仁五　通草錢　大腹絨三

四帖

泥濁化痰痞脹，脉濡細，肖人厭，經阻腹滿，面跗浮，宜防

化腫

炒桑皮八　綿茵陳三　草果殼八　佩蘭叶三

厚朴錢　茯苓皮五　小青皮五　通草錢

仙半夏三　炙附二　大腹絨三

三帖

脾泄化腫，脉細濇，經阻跗浮，宜利中分消爲要

生牡蛎四　大腹绒三　车前子三　绿萼梅一

泽泻三　扁豆壳三　淞茯苓四　地骷髅三

象贝母三　橘白八分　新会皮二

三帖

夹气夹食化胀，脉弦中满，癸水愆期，虚隐，宜和营卫

方主

当归二　鸡血藤三　生米仁四　炒青皮八分

炒白芍二　厚朴二　新会皮四　杜赤小豆三

川芎一　陈麦柴三　大腹绒三

三帖

肝陽犯胃脘痛微嘔酸作吐右脈細左弦舌白痰
氣交阻肢尖不煖恐厥宜厥陰陽明合治佐祛瘀化
痰
姜半夏錢半　金鈴子錢半　橘皮一錢　李根三錢
吳茱萸拌炒川連一錢　炒五靈脂錢半　生打石決明三錢　[illegible]三錢
桂枝心八分　瓦楞子四錢　茯苓三錢
三帖　引路路通十顆
舌白脈兩手皆弦肝鬱作痛發泄已開大便忽瀉倏極忽
寒宜疏肝和中
紫蘇一錢　川楝子錢半　青皮一錢　烏藥錢半

左金丸 八分 木蝴蝶 八分 炒白芍 钱半 玫瑰花 五朵

生牡蛎 四钱 炙香附 钱半 厚朴 七分

肝逆射肺，脉弦，咳呛，潮热，经阻，嗽见血腥，宜清火调肝为主。

桑叶 钱半 紫菀 钱半 炒知母 一钱 北沙参 钱半

石决明 五钱 生山栀 钱半 橘红 八分 川贝母 钱半

光杏仁 钱半 丹皮 一钱 侧柏炭 钱半

四诊

癸涩迟滞，脉濡，右弦，胸闷，腹胀，心悸，带下，此血虚木旺，姑宜养血理气平肝。

归身三钱　蒺藜二钱　生牡蛎四钱　炒乌药一钱

制香附一钱　川断三钱　丹参二钱　绿萼梅一钱

杜仲三钱　乌药三钱　沉香曲一钱

七帖

肝逆上冲脘痛背掣脉沉弦癸涩宜疏泄厥阴为主

川楝子二钱　真新绛一钱　左金丸八分　沉香曲一钱

延胡三钱　广郁金二钱　丹参三钱　玫瑰花五朵

萆薢一钱　木蝴蝶一钱　佩兰叶一钱

四帖

肝虚晕眩目暗脉虚癸涩食入欲呕宜柔肝养血

桑寄生三钱　杞子三钱　蛤蚧二钱　怀牛膝一钱

杜仲三钱　香附二钱　新会皮一钱　枣仁三钱

甘菊一钱　仙半夏一钱　蒺藜子二钱

五帖

腹痛已减，胁胀，脉细濡，肢冷咽渴，癸水适来，苔厚微白。

治防厥疝。

干姜一钱　炒川楝　山栀　当归二钱　泽兰二钱

吴萸水拌炒川连一分　山查炭　香附一钱　佛手花八分

仙半夏二钱　延胡三钱　枳壳一钱

又帖

木尅土侵，得心涎，脉弦右尖，紅腹中寒痞，經閉，宜豬苓湯加減治之

豬苓錢半　炒阿膠錢半　炒白芍錢半　荔枝子
澤瀉三錢　左金丸八分　厚朴一錢　玫瑰花五朵
茯苓三錢　炒青皮一錢　新會皮錢半

三帖

肝逆攻沖作痛，嘔噯欲厥，脉弦滯，經阻，症屬重極，宜厥陰湯化合治之義正

干姜八分　川楝子三錢　草蔻仁　炒米仁錢半
川連（吳萸下拌炒）八分　延胡錢半　紫石英三錢　仙半夏錢半

姚 炒川楝 二钱 佩兰叶 玫瑰花五朵

三帖

肝逆犯胃，腹痛作吐，脉弦微数，癸水逾迟，宜厥阴阳明合

治

干姜 五分 枳实（炒） 钱 六曲 三钱 乌药 一钱

川连 下 苏梗 钱 新会皮 钱 佛手花 八分

制半夏 钱 绿萼梅 钱 蔻壳

叁帖

木乘土位，脉弦细，中焦窒塞，经停防胀，宜利中分消

为治

大腹絨錢　新會皮錢　綠萼梅錢　雞內金錢
厚朴錢　原粒砂仁五分　茯苓皮錢　玫瑰花五朵
炒車前錢　烏藥錢　炒米芽四
三帖
木乘土位，濕脈濇，脘格心痛，欲嘔，癸流不調，宜蕩心湯加減治之
干蒼朮　炒白芍錢　炒麥芽四　通草錢
吳萸拌炒川連錢　北細辛錢　制香附錢　玫瑰花五朵
仙半夏錢　厚朴錢　佩蘭葉錢
三帖

五十四

苔白咳嗆氣逆左脈弦細形瘦候挾下寒腹左足疝

經停四月胃鈍防腫脹

紫菀錢半　蘇子錢半　米牙四錢　劉寄奴三錢

茯苓四錢　橘紅一錢　川貝錢半　白芷八分

三帖　光杏仁三錢　鮮佛手錢半　桑皮三錢

木尅土化洩脈沉弦而濡舌滑脘悶帶下癸澁，宜順

氣和中

烏藥二錢　大腹絨三錢　化龍骨三錢　椒青皮八分

茯苓四錢　砂殼五分　芡實三錢

厚朴錢半　木蝴蝶八分　新會皮錢半　綠萼梅錢半

三帖

任脉为病腹痛足痿癸水涩少脉细濇黄人员肢木心

怀宜治防厥之痉

川楝子三　左金丸下　广藿木香　沉香末冲

延胡索　丹参辛　省头草辛　佛手花下

山查炭　蓬术下　鸡内金辛

乙帖

肝坏作痛脉沉弦气滞为满癸水先后不一大便艰涩

宜疏肝和中

川楝子辛　鸡内金辛　茺蔚子辛　延胡索

木香 三分 省头草 三钱 佛手花 沉香片

厚朴 一钱 生香附 二钱 炒青皮 八分 绿萼梅 二钱

玫瑰花 五朵

四帖

肝逆中脘闷窒按脉弦苔厚腻饮水不调心嘈胃钝

欲呕当和肝胃为主

仙半夏 三钱 琥珀 八分 炒谷芽 四钱 省头草 二钱

吴萸炒 川连 七分 丹参 三钱 云茯神 拌 三钱 玫瑰花 五朵

枳实 一钱 厚朴 一钱 沉香粉 二分

三帖

前黃 脉濇右弦脘腹脹痛嘔噁此厥陰肝乘陽明矣

水送逍遥湯加減治之

干姜 八分　生牡蛎 一兩　木蝴蝶 廿片　新会皮 一錢

吴萸 三分 拌炒　川連 八分　蘇梗 一錢　茯苓 三錢　綠萼梅 一錢

仙半夏 一錢　烏藥　川楝子 三錢

叁帖

肝逆未平中滿氣滯脉細濇腹痛經停防腫脹

烏藥　生牡蛎 一兩　川楝子 三錢　厚朴 一錢

炒白芍 一錢　新会皮 一錢　炒半夏 一錢

炒青皮 一錢　砂殼 一錢　綠萼梅 一錢

三帖　佛手花八分

木乘土便溏中痞脉沉濇面跗浮经阻宜治防胀

大腹绒钱半　新会皮一钱　炒车前钱半　生牡蛎四钱

厚朴一钱　扁豆壳钱半　茯苓皮四钱　泽泻三钱

椒目五分　原粒砂仁五分　绿萼梅一钱　地骷髅

四帖

木乘土化泻脉右弦中痞气滞腹痛瘀红经阻宜着胃和中平肝　十

北沙参钱半　生白芍一钱　砂壳一钱　石决明四钱

扁豆衣四钱　新会皮一钱　石莲子钱半　玫瑰花五朵

五十二

又解主　有邪毒主　藿梗方

左帖

邪疹不已脈浮弦咳嗽多痰苔色微黄黑瓜微宜

解表清痰

前胡方　桔梗方　蔓荊子主　白芷卜

川芎才　甘菊主　前胡方　冬桑花主

防風方　象貝主

又帖

風邪未解身熱作寒脈浮數苔黄滑宜清解防剤

桔梗方　炒梔子主　大豆卷主　薄荷卜

連翹錢　炒淡芩錢　滑石四錢　光杏仁三錢

桑葉錢　前胡錢　桔紅一錢

又診

秋燥化火，火爍咽喉，發熱，脈浮滑，苔黃燥，火爍咳嗆，痰勢頗輕。

宜防昏蒙之變，幼稚也。

桑葉錢　炒梔子錢　桔紅一錢　天竺黃錢

連翹錢　淡豆豉錢　象貝錢　牛蒡子錢

天花粉錢　蟬衣半　前胡錢

又診

引活水蘆根一尺

此刻較前極猛不解，肢動，舌黃口燥，便痢赤色，恐防痙厥

痲症

銀花 三钱　石菖蒲 五分　薄荷 一钱　蒌仁 二钱

連翹 三钱　炒蒌皮 一钱　炒黄芩 二钱　枳殼 二钱

布包六一散 三钱　天花粉 二钱　蟬衣 一钱

又帖

濕阻肺衛，脈弦濡滑，遂寒熱交作，脈弦濡，苔白根膩，

兼腹中氣機不和，宜[illegible]路桂苓甘露飲加減治之。

茯苓 四钱　澤瀉 三钱　仙半夏 二钱　枳殼 二钱

桂枝 八分　光杏仁 三钱　炒淡芩 一钱　廣桔紅 一钱

炒江西术 一钱　原滑石 四钱　包金沸花 三钱

三帖　鮮竹肉　一九

腳氣雖愈，腰痛，脉弦濡，苔滑白如灰状，宜祛風利濕為主。

獨活　錢半　當歸　錢半　海桐皮　三錢　晚蚕沙　三錢

茯苓　四錢　絲瓜絡　錢半　生米仁　四錢　通草　錢半

豨薟草　三錢　防己　錢半　五加皮　三錢

三帖　桑枝　尺許

秋感發熱作寒，脉浮數，舌黄，頭脹而疼，治宜辛涼輕解。

薄荷　錢半　桔梗　錢半　桑葉　三錢　荊芥　錢半

連翹　三錢　牛蒡子炒　二錢　甘菊　錢半　絲通草　錢半

淡豉三錢　前胡錢　炒枳殼錢

暑濕傷氣苔滑白脈濡細腹痛瀉痢溺少宜清陽

以理為主

白蔻殼錢　藿梗三錢　澤瀉三錢　青木香錢半

滑石四錢　茯苓皮錢　豬苓錢　炒銀花錢

以青皮拌炒朴　淡吳三錢　川連錢　只殼錢

三帖　引荷葉半張

肄後濕熱內着脈弦濡少微熱腹痛里滿大便泄瀉宜太方

丸法加減治之

進神散三錢　仙半夏錢　廣藿梗三錢　只殼

炒川連五分　青蒿二錢　通草一錢　佛手片

陳皮一錢　炒蘇子三錢　紅藤一錢

感冒暑熱，脈浮數，頭脹痛，苔滑微黃，脘悶肢楚，宜達

表為主，防劇。

杏仁三錢　荊穗一錢　青皮一錢　厚朴六一散三錢

桑枝二錢　枳殼一錢　小查炭　通草一錢

荷葉三錢　藿梗一錢　炒蘇子三錢

又診

頭暈目暗，夾食痰濕，腹痛吐利，脈濡細，苔黃胃鈍，宜

下虛面宜防治標為先

藿梗钱半　大腹绒钱半　生香附钱半　枳壳[illegible]

厚朴一钱　原[illegible][illegible]钱半　左金丸八分　六一散[illegible]

枫斛三钱　通草一钱　新会皮一钱

三帖

庆[illegible]二期　寒热　热少　脉弦　苔白　邪在少阳　宜小柴胡

汤加减治之

酒炒柴胡五分　桂枝八分　炒青皮八分　[illegible]丸一钱

淡芩一钱　炙甘草五分　赤苓三钱　[illegible][illegible]五分

仙半夏一钱　川芎五分　威灵仙一钱

参帖

引生姜三片

周身腹痛氣滯不舒脈皆弦舌白食水不調宜疏肝

和中

川楝子三錢　當歸炒三錢　沉香汁五分　延胡三錢

香附三錢　原杵全三錢　炒青皮一錢　木蝴蝶

佩蘭三錢　玫瑰花五朵

又診

久痰脾府化腫舌白便溏口渴脈濡滑左弦膽大

腸失犯經纏之症

烏梅一錢　蟾蜍去足干一錢　地骷髏三錢　省頭草三錢

厚朴一錢　甘松八分　扁豆衣三錢　通草五分

炒車前三錢　大腹絨三錢　雞內金錢　砂仁七分沖

三帖

苔徵黄，左脈濇，右弦數，脘腹脹悶，癸水早期，咳嗽宜

和中調經

丹參三錢　大腹絨三錢　丹皮三錢　炒青皮八分

佩蘭三錢　香附三錢　泥朱炒錢　玫瑰花五朵

通又斛三錢　炒茺蔚子三錢　炒枳殼錢

風濕相搏，足趾出瘡，左脈濡，苔白根徵黄，腰痛及肩

背目昏瘡，神識昏憒，宜防柔痙

花蕊根三錢　川芎木　防己錢　獨活錢

桂枝半　防己钱　原滑石四　威灵仙钱

生甘草五分　炒淡芩钱　炒栀子三钱

苏合丸一粒去壳化服　第二帖并用

引桑枝尺许

三帖

咳痰稠白，脉沉弦，苔厚微黄，胃钝，食入脘闷，姑宜清肺胃和中

金沸花三钱　仙半夏钱　通草钱　苏子钱

厚朴半　川桂枝半　沉香粉钱　白前钱

杏仁三钱　鸡内金三钱　炒谷芽四

五帖

苔黄厚咽渴發熱脈弦數脘痞腹痛不便此屬伏暑

宜陷胸承氣湯加減防厥

杜栝蔞子八錢　枳實錢　淡竹葉錢　原樸[illegible]

炒川連八分　鬱金錢　山查錢　紅藤錢

仙半夏錢　元明粉錢　通草錢

姜越臣醫案

姜越臣醫案

《姜越臣醫案》不分卷，清稿本，一册。清姜越臣著。無序跋及目録。書名『姜越臣醫案』，乃館藏著録。是書封面題書名爲『醫案』，正文首葉題爲『逐日醫案』。封面鈐有『越臣』印章一枚，下書『氏』字，可反映作者信息，但未及姓氏。姜越臣生平無考，書後所附《醫箴》中有『余業醫五年』等語，知姜氏爲醫士。又據書中諱『玄』字，推測或是清人。是書之成，應亦是在清季。是書封面另題有『丁未』『戊申』『己酉』『庚戌』八字，時爲清光緒三十三年（一九〇七）至宣統二年（一九一〇）。正文中亦有小字説明，是書所記，是從丁未開始，『善惡皆存，以備參考』。據此可知，是書乃姜氏自丁未至庚戌四年間的臨診醫案實録。是書高十五點五厘米，寬二十二點八厘米。抄寫用紙横寬竪窄，印以緑格，版心處有『恒豐號製』字様，經裁割，似爲一般商號所用賬簿，且抄寫隨意，增補塗抹之迹隨見，可以稿本視之。是書首葉另鈐有方印三枚，最上一方漫漶，其下兩方分别爲『中華書局圖書館藏書』和『姜德齋印』。『德齋』疑是作者姜越臣之號。

是書當爲作者臨診實録，無分門别類，亦無順序，前後共録醫案百餘則。記録較爲詳備，包括病人姓氏、證候表現、治療原則，并詳列藥物劑量及多次復診等情况。病證範圍涉及傷寒、温病、痲證、痢證、霍亂、瘧疾、胃脘痛、婦科、兒科等方面，尤以傷寒、瘧證爲多。如載一咳喘患者，他醫以平肝瀉火之法治療，不效。姜氏根據患者體質素虚、痰黄厚、痛楚夾脊連背等症狀，診斷此咳喘乃因胃氣久虚，痰火凝滯而致，治療上用祛痰清火佐滋潤之法，二劑而愈。

是書末另載《傷寒》及《醫箴》各一篇。《傷寒》篇中，姜氏以《内經》理論爲基，探討『傷寒』病的名與實，議論有其見解，但并未出傷寒諸家探討範圍。《醫箴》篇中，姜氏據平日診病所獲經驗，列舉部分脉證不合情况的辨證方法，從醫者的角度，叙述業醫五年中爲本家人診病的忐忑心理。是書記載醫案内容較豐，有不少臨證經驗可取，然字體潦草，較難辨識，需整理研究後纔能真正凸顯價值。

（于業禮）

目録

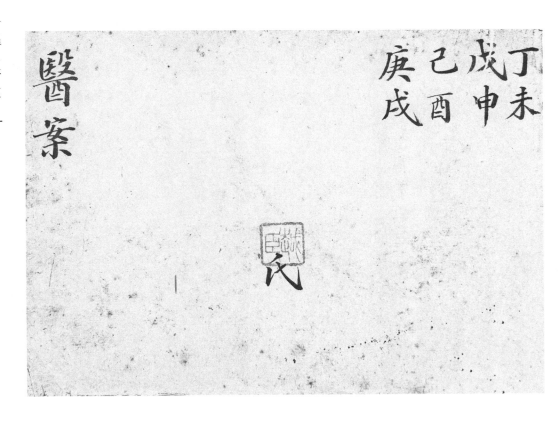

丁未
戊申
己酉
庚戌

醫案

氏

逐日醫案

丁未秋記 列案悉皆存以備參考 此乃手書(?) ……者也

陸 齊

姜首舍 核 患喘發汗身熱不能食脈數而有力以驅痰降火治之一剂愈

蘇梗 厚朴 桃仁 竹茹 茯苓 六一散

青木香 建麯 枇杷葉

又 冬時患手(?)咽嗽咳喘身熱不能食半送 以保風(?)

以逐風平逆降痰而愈

薑半夏 川朴 杏仁 桃仁 淡竹茹 炒防風

炒蔞仁 建麯 茯苓 赤茯苓

又 首舍甥 患病因 治六次之

秋季 諸二牀太太病寒熱嘔而面赤身熱無汗

脈緩而大年近八十緩尚合宜大則應邪尚甚之此病尚在

柴分(?)撥之既患寒熱緩大散抵平脈不持治為內熱大

右方屢擬逐風驅寒投和榮衛法一無應止三劑

仝

淡姜半夏三錢 炒米仁三錢 桂防風三錢 赤茯苓三錢 竹茹三錢

赤小豆一兩 白茯苓三錢 生炙甘草 加生薑三片 紅棗二枚 枇杷葉三片

梁枝翁之病腹痛月高不止右黃惡飽而振寒煩滿噫

乾蔔狂服藥無一不效今診脈左右俱沉細而數來疾寸闊

去條兩尺伏不應指往來若難經曰濇爲血虛以和寒腎液

精虛而不能奉心化血之故心氣不得下降是以月高不止

亡逆氣迎肺於左黃肺氣腎子母聚水於振寒腎水

害肺不肥脈閉腎與肥相其故尺不應指擬平木瀉

心須扶補虛

柏子仁 熟炙 赤茯 炙香附 鮮石斛

川連 吳茱萸 怯牛膝

茜草根 炙枇杷葉 不應

先元濟兄 三陰瘧挂爲寒邪以苦辛乾保邪分六腑之氣杜
和解不應
癸巳 桂枝 柴胡 黃芩 地骨皮 ▲當身 ▲蒼朮
▲丹皮 ▲赤苓 西秦艽 ▲鱉甲 ▲姜半夏
王 唐
戊午 羅门 女 患咳嗽聲啞出血係風溫襲肺絡以辛涼解
表法去桔梗淡豉加竹茹旋覆花而愈
薄荷 桑皮 蟬退 前胡 旋覆花 淡竹茹
牛蒡子
吳 羅门 孩 脘痞日久加感風寒喘咳氣逆面浮腫
姜半夏 蘇梗 牛蒡子 桔梗 厚朴 杏仁
炒萊菔 淡竹茹 茯苓 ▲生米仁 不效加前蘇寒 桂通草
胡 孩 五三子 咳嗽聲啞手筋紫而向裡風以化火用辛涼解表法
加橘紅竹茹服之愈
又 王 娃 妙妙 脈左三部不弦而滑右寸弱關平尺伏左皮
右關附問病息和少氣挂停吞黃以致信實學喜

脈而必左脈弦滑許之咳右手弱而少氣動作幾憟
者以肥胖不耐庵之故因服湯藥勉以八珍丸代之　本性肉之証[illegible]

張　蔣婦
脈兩寸關皆浮滑無數切之小滑兩尺不應月事
由痰濁滑而痰之痰体肥濁滑而下之大抵滑者下焦之病
未身若腹痛天癸不至方經云月事不來而孕者由[illegible]
血盛之脈居尺見動形
脈從伊已實居身又肥大絕壯瘦由於妻脈難決
而浮滑之脈浮而氣虛滑而停飲
未人云懷胎今已三年收天猿積作動形余究未信也
今二三年矣未聞生產

許　九月　女左
脈寸關皆數尺細動咳嗆身熱肋痛舌白口燥
四肢不舉氣逆　二劑愈
旋覆花錢　半夏錢　生薑五分　茯苓錢　杏仁錢　桃仁錢　竹茹錢
當歸錢　佳蘇錢

又　仁女左
左脈緩而遲大而數難而動前後不利半漏肉
隔噎燥五以條停在住大　二劑愈
半夏　茯苓　枳殼　厚朴　大腹皮　連翹
椒子仁　杏仁　鮮杷葉　鮮竹茹

初二 右寸關沉而數，未臧去除，尺寸應指，左三部弦數
未羽 但動，致痛經閉，身熱躁煩，右沉數，邪在裏之，未風去
係風逆之滯，兼肝木由上，故脾胃左關數但動，故當停但并療以平木
逐邪法痛痊

川貝母 前胡 台烏藥 木蝴蝶 象貝母 當歸
黃柏片 桂枝 赤芍 左金丸

初八 復診 左三部沉數，心腎熱，肝分小，二右三部
沉滑，胃部倍之，一經閉，腹痛脹，比前反似平，半分
脈行，少痛不發，頭見前後，熱化，傷分內服治
藥外帖，然應改治平肝逐鬱，尚是

台烏藥 全當歸 木蝴蝶 桃仁 蘇方木
赤芍 銀花 川芎 萊菔子 四製香附
加 嫩桑枝

元鑑兄 右脈滑大，左弦動，病三陰瘧已久，治以扶正法補
蓋六劑矣

製首烏 半 淡附片 八分 清炙甘 半 菟絲 半 炙鱉甲 半
上東參 錢 鹿角霜 錢 青蒿 錢 茯苓 錢 生薑 二 紅棗 枚

世溪 曝泄日久，加以食減，以人參敗毒散損益而療
之

茯苓　前胡　桔梗　苡仁　陈青

薄荷　杏仁　竹茹　杷叶

某星华叔郎　拱拱之　脉两关浮弦，尺沉，寸小弦，耳烟，小便涩，

大便不利，溲少，恐火脉沉

银花　连翘　桔梗　薄荷　苡仁　牛蒡子

柏子仁　麻仁　杷叶

复诊　加桴海，去二仁、杷叶，重加茯苓、谷芽

三诊　王壮斯　脉左寸关滑大，尺微滑，左三部滑而

不齐，兼有动数，参伍不整，恐有随坠胎之虞

五六日果堕

肺痈　右来足滑，中间热而皮诸寒，口苦，舌

白厚，胸前不快，小便赤，寒热而热，胸前长失调

肝肾心浮热　一剂敛之剂全

制首乌　桑寄生　苍术　炒楂肉　乾地黄二钱

杭白芍　广陈皮八分　地骨皮三钱　石决明三钱

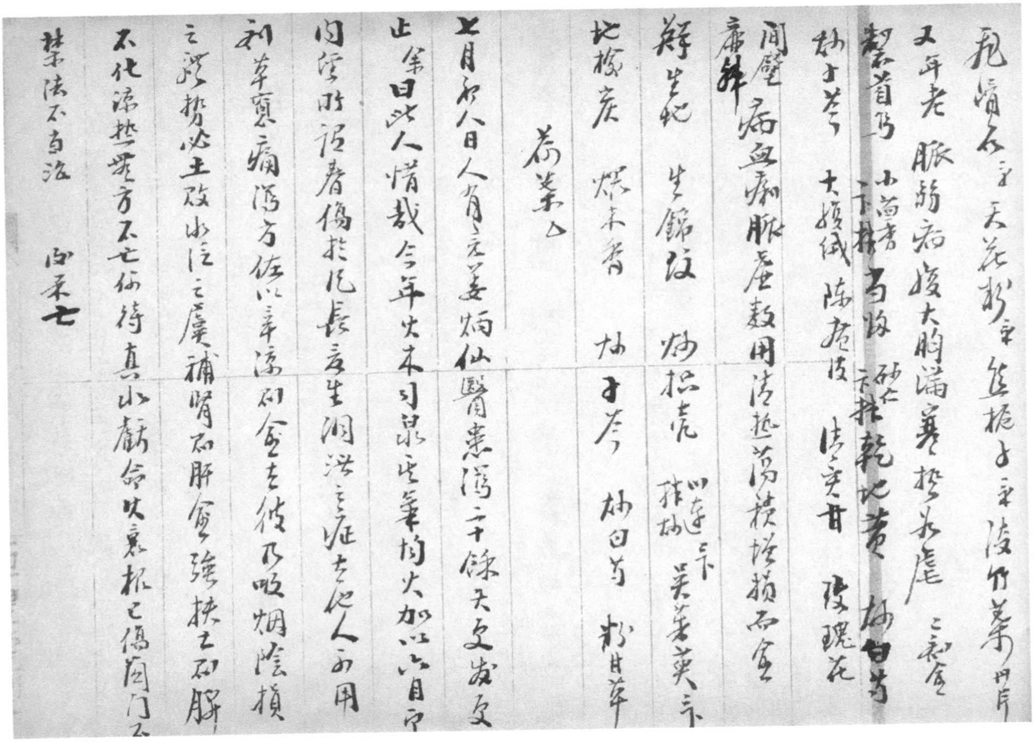
飛滑石三錢 天花粉三錢 生梔子三錢 淡竹葉四片
又 年老 脈弦右緩大 胸滿 寒熱如瘧 二劑全
製首烏 小茴香一錢同炒 當歸 砂仁一錢同炒 乾地黃 炒白芍
炒丹參 大腹絨 陳橘皮 清炙甘 玫瑰花
間壁 痢血痢 脈虛數 用清熱蕩積攻積而全
鮮生地 生錦紋 炒枳殼 川連四分 吳茱萸一錢拌炒
地榆炭 煨木香 炒子芩 炒白芍 粉甘草
荷葉△
七月初八日 人有言姜炳仙醫患瀉二十餘天更甚更
止 余曰此人惜哉 今年火木司泉 運氣均火 加以六月中
因暑所謂者偽於風長夏生洞泄之症 去他人所用
利草寒病瀉方 佐以辛涼所食去彼乃吸烟陰損
之證 勢必土敗水泛之虞 補腎而肝愈強 扶土而脾
不化 涼熱異方 不亡何待 真所謂命火衰 根已傷 關門不
禁 法不自治　向來七

炒蒺藜　痰　脈大而浮病瘧日久熱多寒少舌白而黃焉
青蒿症脾已發司擬平肝解表熱　不應宜取之陰分　二劑身涼而愈
地骨皮　丹皮　陳皮　生梔子　製首烏
炒枳殼　扁豆衣　淡竹茹　赤小苓　荷梗
又炒黨參
歸　脈均虛數病咳嗽吐血喘不能久立夜不能寐
五更吐血五碗　前面未覺喉中作癢上來　舌于是流以補血引經　血止
熟地　元參　西洋參　炒白芍　川芎　荊芥炭　茜草　山茱萸
繼用清金寧絡止咳金宜
麥冬　水玉竹　熟地　冬桑葉　白芍　百收
炒梔皮　天花粉
炒漢化橘黃　婦　脈兩手關寸皆平左尺不應右尺小病腹痛月　此平人病人健脈不能病在其花
事不調已久肉刺痛甚口乾飲冷而便溏　按
桃仁　下　中白芍　炒牛膝　辛　生白芍　辛　金鈴子　辛　桑葉　辛

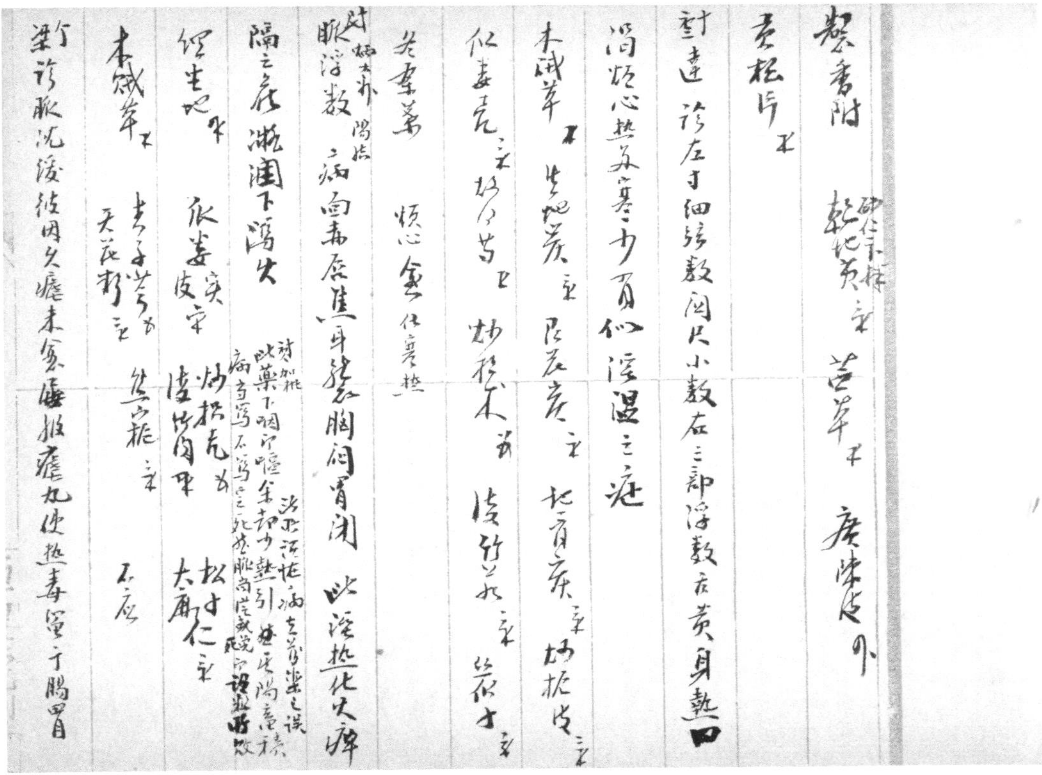
鬱香附　乾地黄　甘草　廣陳皮
赤柏片
對　達　診左寸細弦數關尺小數右三部浮數舌黃身熱口
渴煩心熱多寒少有似溼溫之症
木通　生地炭　丹皮炭　杞肓炭　炒枳殼
仙半夏　炒白芍　炒枳木　淡竹茹　茯神
冬桑葉　煩心　金
附　脈浮數　之病面赤唇焦耳聾胸悶胃閉　此溼熱化火痺
隔之症　濕潤下瀉火
鮮生地　依姜皮　炒枳殼　淡竹葉　松子仁　大麻仁
木通　赤芍　天花粉　紫花　石膏
對　診脈沉滑彼因久瘧未發擬瘧丸使熱毒留于腸胃

当胃腸癖之處，宜宗陰以瀉其熱，用生地、括蔞、枳實、銀花等
方。病者素嗜煙，初不服，至三劑，後遂為牙痛，痛甚，用
三四日，因依余用錦紋等猛下之，後利
此瀉極于劉，偶感熱邪，素體虛羸，慮其熱蘊之，故而病極
劇，右腹疼難以喧，前後用寒涼之品，甚屢，紫者肝胃熾盛之狀
雖有内火，不比外感陽毒，不宜過涼，所以安謂英沏。余[illegible]甚 枕廿八夜
實。唐仁菊先治，[illegible]至次日大便，因下，徒知前為肝風，入肋壁，日[illegible]
全 用 又[illegible]扶土平肝之劑，方用柳[illegible]木，而服參鈎，佐以桑葉、枳實，於一方
用外壹 加扶脾清化歡 角[illegible] 清化踏精枕蛇皮 服之而寒數日而復發，余以竹瀝錦紋等加之而大便得下矣
燗豆刺，持前依余而用犀角、羚羊角、紫草、枇杷葉等服之，又持劇疾甚
堅。余 道是極旺筋壁目浸，宗筋于肝，不得宗之金，二者歸也。用
大枇杷葉濃煎，加紅棗時服，食三日則氣之矣，以後不用別藥

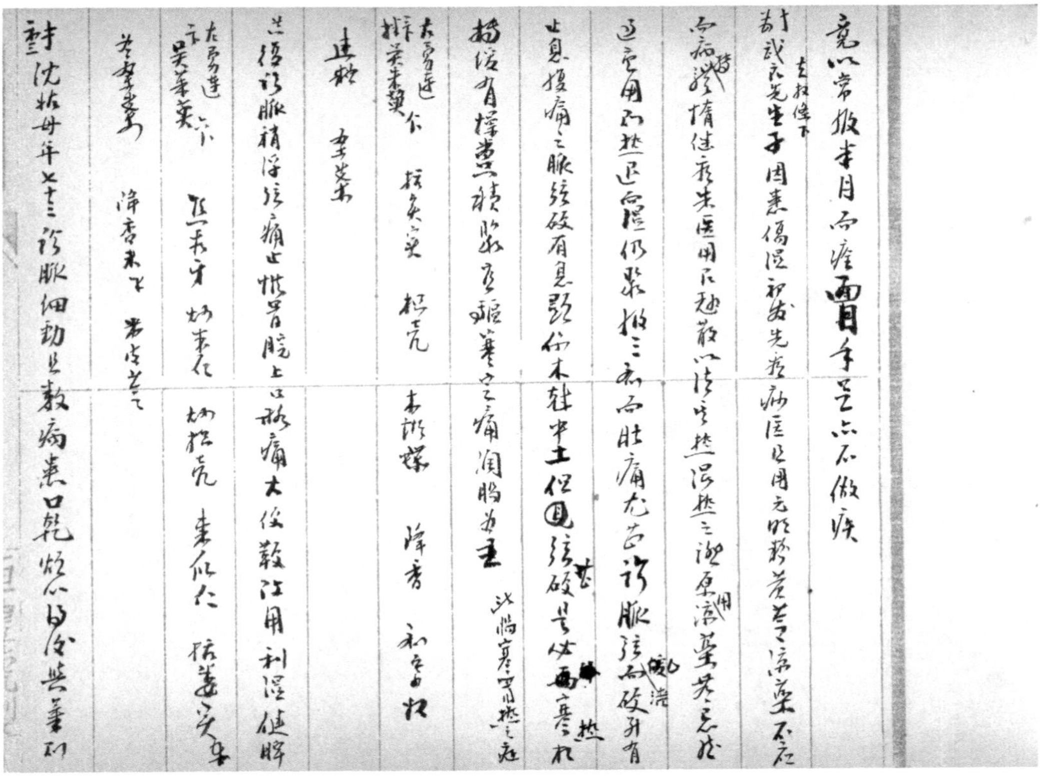

怯老衰但風寒襲胃厥逆上下散陽收陰化火以救
大便不利年高之人本體液虧耗以乾燥入而陽收体
液已從心腎水火不交加以脈一息八至為極法不治勉擬
育收潤腸陽結損益法之一柱參以補陰劑一法酌
政

金石斛 三錢 冬葵子 三錢 大麻仁 三錢

細生地炭 三錢 洋蓯蓉 錢半 柏子仁 三錢 鮮[illegible]

鮮竹茹 一錢 天花粉 一錢
去毛枇杷葉 二片

又方 復診脈稍收守養補陰潛陽

細生地炭 金石斛 麻仁 橘白衣 仁

洋蓯 生谷芽 鮮竹茹 一錢 枇杷葉 二片 冬桑葉

岐山本家二人年[illegible]因歲濕不熱暑之傷胃閉延至調治為熱至
暑中交癖痢之説因此濕痢而轉寒熱[illegible]為膿血

四月[illegible]

黄石港 小桉脈[illegible]
[illegible]
[illegible]
[illegible]

土炒於术　扁豆　大腹皮　赤苓

米炒苍术　炒薏苡仁　茯苓皮

炒陈皮　川朴　泽泻

对手　王牧印　脉浮滑而数　病咳嗽　舌黄　左胁下抽引而痛　夜不安　后吐血　下午知大便之溏　方不服　仍掯医在嗜症

而左不良　必瘀之也

不利湿化寒化伏痰之法主肺　治以清肺清痰润下收肺之法

淡竹茹　冬桑叶　生蛤壳　瓜蒌皮　川石斛

炒枳壳　括蒌实　麻仁　枇杷叶　橘红

王士　复诊　脉洪数　喉不清　咳嗽逆不止　舌白　因不闻苦[redacted]

[redacted]此胃火[redacted]气上逆所致　宜用　旋复代赭化橘红　而咳稍止　而后八剂

此间船大夜下之而愈　大夜病半载　不作后症

对手　射杨　医　梓　炒枳壳　冬桑叶　桑白皮　杜仲　川贝母　生打蛤粉　知母

旋覆花

对手　许诗贵　夜　手指掉紫　出冬　因病喘咳嗽日久　食欲不足　时有目

[redacted]五月后　乃宿咽痰[redacted]此系风寒化肺　湿大痰度

苏子　淡竹茹　竹沥半夏　茯苓　茯苓

化橘红　半夏　橘仁　枳壳　加竹沥三匙

对手　阅公报　有辛仙云妻先樊仁李叶高药樊　病挂是来满百

日來嗆咳身腫罕作，急當謝邪，方用採蘆花，併于肺胃。度第

此茶毫辛苦皮以外，栢香砂生香附，桃仁、薏苡仁、杏仁，非枯梗，須不必味為劇

往復仍用香燥之品，而死但李雲亭先生救療，伊妻病經一載，脈弦大且出矣。陰

兩關沈弦，又復弦細，脈來長數，因經諸氣慎鬱結于肺，諸病脹滿，皆屬于脾

又曰秋傷于濕，上逆而咳，又引仲景丹溪之法
又曰濕之重者上升生腫脹

故以理脾除濕，平肝舒鬱為主，兩者不決于懷，三日此病原因弱之人，感風寒而

肝氣素旺之輩

先病寒熱，乃傷寒外搏而為咳，挾傷濕之氣者，以一分陰虛，肝氣有餘，診脈沈弦者

心脈長大矣。陰虛病氣更不能言，故非此病之脈，且況病一載，再延久病止氣促

虛，此李氏之一生之身腫，過不得，為脾虛而脹，為痛，凡究根因，經仍不來，然後

未之註于此，乃見金令，診身腫，人之用于木，藥之不應，因經所云秋傷于濕

上逆於咳，遂成不到，傷于濕者下先受之，陰病下先極而上，濕未有不傷陰者也，所以方

遂先生有六君從脾，一解于降氣之法，收理納脾虛之咳，信哉言乎

肺閉王竹翁，素脹痛大之腹腫，四支腫脹，而擁胸悶，脇下無脇

相引而痛喘，形逆，悅佐田，余意以為亡之脹，皆因濕不得宅毫

而生，至臟腑已極，也津液充郭，不能獨居，狐疑于胃之氣施

而外，形不如舊，本相保此四極矣，而動作遂氣拒于肉

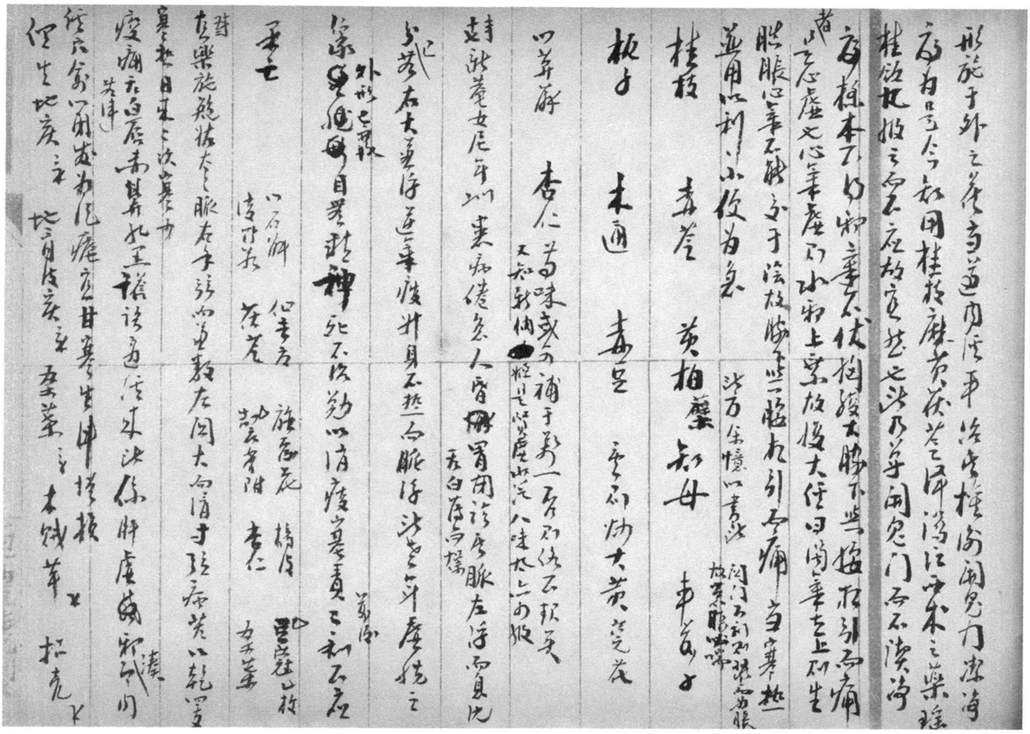

淡竹茹錢半　淮小麥　仁錢半　茯苓皮八分　嫩防風錢半

杏仁三錢　蘇子錢半

漏風　病始頭目汗出，五更甚，後入汗止，出右汗頭，右汗出（寒熱四更而來，發痛重）

欲作中風之症，汗泄離經

明天麻　嫩防風　白朮　木賊草　淡豉　浮[illegible]

（眉批）痞　脘腹痛及背，四肢下午寒熱，胃閉

金鈴子錢半　川芎八分　廣木香八分　烏藥八分　桃杏仁三錢

新茯苓錢半　製半夏錢半　陳皮錢半

濕痰滯痛　肢脹腹寒

紫蘇梗　延胡　木蝴蝶　七物[illegible]

廣木香　藿香梗　廣郁金

[illegible]痢特痢，日數十下，後痛甚，[illegible]

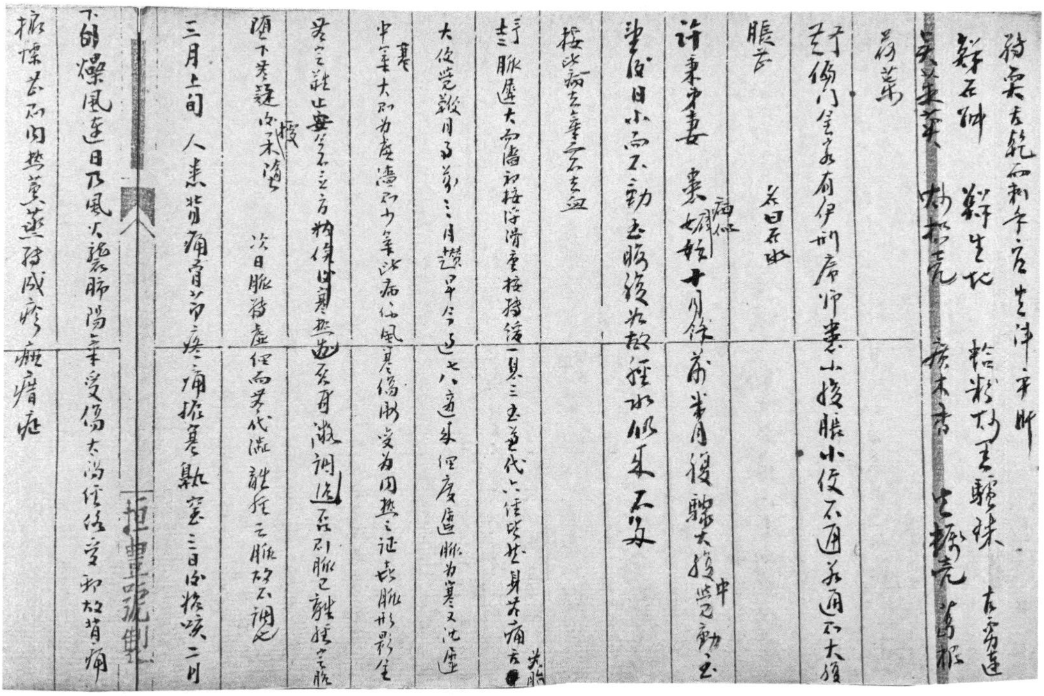
稻實去殼 [illegible] 生津 平肝
鮮石斛 鮮生地 [illegible]
[illegible]
荷葉
[illegible] 門生家有伊 [illegible] 小腹脹小便不通 [illegible] 大便
脹去 [illegible]
許東甫妻 [illegible] 十月 [illegible]
[illegible] 日小而不動 [illegible] 不安
按此病大產 [illegible] 去血
[illegible] 脈遲大而濇 [illegible] 身 [illegible] 痛 [illegible]
大便覺艱 [illegible] 三月 [illegible] 脈為寒又沉遲
中年大 [illegible] 此病 [illegible] 風 [illegible] 熱之 [illegible] 脈形影 [illegible]
[illegible] 止安 [illegible] 脈已 [illegible]
[illegible] 次日脈 [illegible] 脈 [illegible] 調之
三月上旬 人患背痛 [illegible] 痛 [illegible] 二日 [illegible] 二月
下部燥風 [illegible] 日乃風火 [illegible] 陽 [illegible] 背痛
振 [illegible] 而內熱 [illegible]

大便順而稀也。頭痛繞臍，致內經所名曰風根，定氣溢于大腸而著
于肓，或原于肝肺，故環臍而痛，甚之飲食不下，寒濕不運之故，年來
便不利，胃口不開，面黃赤腫瘦，舌黃粗燥，消瘦，藥不中病，所投諸
脈左三部小弦，關右浮數而虛，弦則為減，又為寒，滑則為積，又為痰，
又浮為氣，又為風，數則為虛，滑數相兼，發半疼脹，當疑因寒，若
寒熱陰涼，補好胃議，進法必驅逐之品，甚因以致已成之病，若
木莊，清牙脹潛，仁靜，撫尚根，帶病延年，反則雜藥亂投，
至半不盡述矣

全當歸 半　小生地炭 錢半　鮮石斛 錢半　杜招虎 仙靈皮 錢半

杏仁 桃仁 炒研 二錢　浮青末 下　木蝴蝶 十四片

西秦艽 下

範家方李錦帆脈接發言寸緩大弟德尺走，全談但皆不

倍今又用利濕藥，因常出疼，原非其味，于病極亦不切也，

脈不符者，以加乾燥，以浮數之脈，尺何為長，尺走，使病亦不捉

候人不滿，以黃粗燥，原是之脈，決之謬，非試問滑濕之脈是

何象？是以陰粗不通之去，務求名者之一笑也

以问而方皆不效，乃致於身重，亦用滋阴之品。按斯病形，兼滋阴
亦是佳法，先必养阴息风，根而后大便畅快，须补兼用，鱼而后
笔圆调之

封　冯姑娘　诊脉左手细滑，右三部弦动而左弦动者，若小腹（先天春瘥）
痛，右沉细滑者，沉涩者，阴虚於内，月事不利之常，下为而色或紫黑。
此按阴虚，兼风寒交于胞络之故。宜补肝肾，佐以清湿热。
炒生地三钱　赤小豆四钱　怀山药三钱　茯苓三钱　丹皮一钱　制首乌三钱
桂枝五分　炒白芍　白茯苓十钱　山萸肉二钱　薏苡仁三钱

封　姚寿先生　右弦实而长，寸关尺弦而滑，左细动弦，脉兼燥，孚迫而痛炽盛（是肝藏失职）
卧时素患小腹痛，大便不爽，大便燥，小便反短涩，脉来紧
疲，胃闭，言语低声，亮较虽尚可。余意为厄根之病，性不损年
方而仍用滋补之品，不应，反使汗而多，营小皮数度，诸病
状言语低声亮，较虽尚可，支撑病者说为损其人实，略将此黄
燥之脉，由伏于味，过于苦腑，兼燥胃等，乃厚肾之气而肺之气（滋补腑脏清润兼上焦）
言语渐爽，肺胃不伤，唯觉湿眉頞痛，岂必有积聚之病之为

脈弦中長兼弦頭偏風邪無滯之象並形瘦面黯脈大虛胸
中氣尚不調尚不為交且不中外責之然亦未釋真藏脈見今年
錫杭詳脈極因用 仙半夏 香豆衣 枳殼 新會皮 茯苓 保和丸 苦味消內又桑
鶯半錢 鮮生地錢 生歸須錢 沒附片錢 沙苑又味不語於定
服後再夜次日按服藥後復大痛病者為病之在之故素服
痛之復無痛詳脈右手弦兵弦仍不減左手沉細弦
滑按右手而診病有見癥左右沉滑病又表實血枯
胃亦不開脂仍煤炭近紅 余意復痛必是風寒之氣客于
腸外今不可攻於瘀滯導以去其邪氣補脾以開胃口
方用 炒青陳皮各 炒枳小檗錢 絳通錢 西秦艽錢 紫蘇梗錢 本瓜錢 佩蘭葉 生鍛 竹茹汁
各味仍甪又不服 苦參 翻津 滯陰 臍胃 噴沙痛本不瀉今乃甚投深補脈氣為
之藥然此病者所宜久而阻氣物化之常氣阻而久夭之害也
胃部至日來未有些信稱說及病日漸劇蓋
氣胃已不開大內陰下復痛不除此斷氣已絕不治之死證也
四月廿二刻罣死

荊 小防祥妻　病胸塞大便不通半月目赤身重脉滑先
裂出血凉而化之在兼咽痛口燥脉左沉细濇右弦小紧先
受寒不治继剧以致湿痰之症用泻法润下去火
鲜生地四钱　括蒌实三钱　原麦冬二钱　淡竹茹二钱　橘青皮一钱
炒枳壳一钱　滑石三钱　鲜芦根三钱　淡竹叶　大黄三钱
二剂而大便通　二剂愈

单太孙子　左脉濇右滑不择手病初发咳嗽腹中痛六年
上冲日夜不卧此先风寒而肺肾水上泛润药方色变出乃
用龙荟丸一概凉药又服橘医方猪胀脉法曰脉去丸消
不择手是大肠气亏不足也枣羹生而死人病一日食六
便下注是大肠气失传导之职加之腿肿周身膀胱又不能制水
重加灸病反收枇杷叶苗蜂之凉药是死候矣
总似一方以润帝

姜半夏 二錢　猪苓 二錢　蘇子 一錢　木通 一錢　燈心

茯苓 二錢　葉薇 十二錢　生地 五錢　白芍 大五分　仁元米

浮腫　不應

吐泄　走長數寸而瀉吃飯未(棉)脈間　腐爛而死

熱毒痢

延陵姓病者，前月廿二日，起身熱大渴，引飲，至六月初一二三，稍瘥，突外(感)而內熱，每日大渴引飲，病已七日，左小便短赤不能出，初間中覺暑(熱)注，每夜數十下，是日午後，延余診視，症見舌蒼，赤脈(洪)而滑數，次指深(紫)如(血)，後復碎亂白，色氣(衰)，延和(樹)間，每日泄青紅物，是因身半方(出)。先(以)元(如)究(此)發之，筋骨身熱，方除症乃日下數十次，如暴注下迫，(後)又以手熱脈滑，而後數，為大瘧大熱，法上為之，芩(連)後(藥)，觀其議，因(清)熱消痰，少消其(症)後，法而不應，將成斃症矣。

葛根　味辛平，外(散)　主治消渴身大熱，嘔吐，諸(痹)，解諸毒

炒黃芩 木　苦寒　主治諸熱黃疸，腸澼泄痢

只(枳)殼 辛 甘寒　荷葉包　苦　甘酸　加甘草　主治身熱，淫濡利小便

似(絲)瓜皮 辛　主治消渴，開胸悶

淡竹葉 辛甘寒　主治嘔(吐)，(頭)面寒熱

車前子 木 甘寒　主治氣癃止痛，利水道，除濕痹

象貝母 苦寒 二錢　主清痰火，咳嗽

橘紅 木　主治胸中瘕逆熱氣，利水穀，(計)(痰)(氣)寒(熱)

扁柏葉 辛　苦辛寒　主治寒熱，(瘀)(血)，(濕)痹，諸瘀，(濕)痹

蒿(葉)青 苦辛微溫　主治風(寒)毒，腹中(去)惡氣，(疼)痛

(膽)(草) 苦　苦澀　主治(除)(風)，(熱)氣，(瞳)痛

收一劑，去半夜，痰湧而亡。是日天暑炎熱，病人(卻)樓女，婢(扶)抱(起)坐，免病(人)氣(上)迫人，況身熱間，係內火(燥)(盛)，藥輕病重，今亦有(此)，(遽)抱(於)樓上，(速)(其)死之。

小兒身熱，目火之症，須參觀色脈雜(症)，非但告腹痛而(已)，(見)告不詳，最宜(細)察。

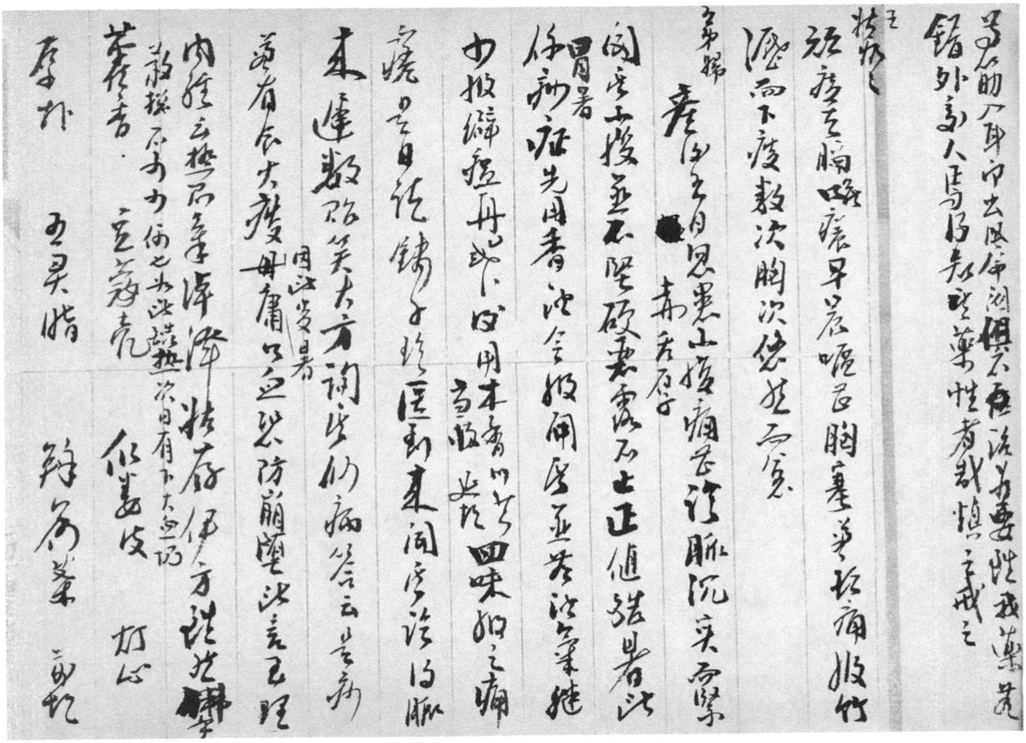
弟[illegible]日身中出風[illegible]俱不應,諸[illegible]要說我藥荒
錯,外邪入胃,仍先行藥性者,我慎之戒之
王
杭翁
近病在胸脘,痞,早晨嘔吐,胸塞,並脘痛,服竹
瀝而下痰數次,胸次舒,甚爲愈
弟婦
產後五日,忽患小腹痛甚,診脈沉實而緊 赤舌[illegible]
問之,小腹並不堅硬,惡露不止,值弦甚,擬
胃署
仿新症先用香附,今服兩帖,並無效,擬
加服[illegible]丹,[illegible]用本方,[illegible]四味,如之痛
瘥,是日往鎮,[illegible]到,來問,診得脈
未達數,晚笑大方詢此何病,答云是新
產有[illegible]大瘀,毋庸[illegible]血,恐防崩墜,此亦是理 因此[illegible]暑
內經云[illegible]
[illegible]
[illegible] 似[illegible] 切心
[illegible] 弟[illegible] 叩[illegible] [illegible]

陳皮　金山梔

此方惟厚朴　至蘇梗減

診　天圓目脈來濇沉而弱濇為血少弱為氣弱印為肝病振寒

四支內熱痠痛腰怯麻瘯手戰眩目瞬蓋燥蓋玄此肝腎

兩虧之兼不足暢本婦人之病男子雖有伊苦成於

是有火祝火生之勞治宜肝腎同補　丸劑

制首烏　三　甘杞　一　西潞黨　二　冬桑葉　三

乾地黃　三　女貞子　一　廣陳皮　一　金釵斛　一

原麥冬　三　炒杜仲　二　化橘皮　三　穭豆衣　又炒

此證受熱而冬發春出秋交瘧厥陽虛陽上逆上胸耳鳴頭眩

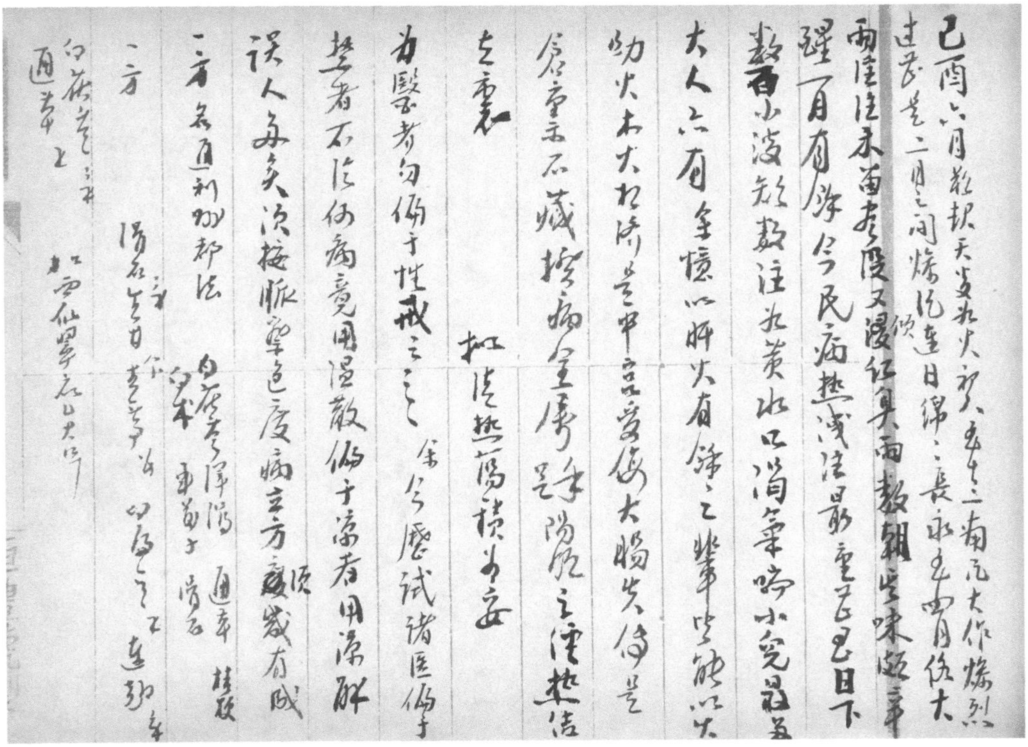

己酉六月杪天炎亢燥，初六、初七二日大作燥烈
迄今已二月之间燥气连日绵绵，长夏当月伏大
傾雨，虽经求雨者屡又渥红，冀雨数朝，皆味然
曙，日有暑，今民病热泻，注最重，甚至日下
数十次，泄泻数注，状黄水，口渴气喘，小儿最多
大人亦有，手震心烦，火有余之证，皆能以火
助火，而火在肠，是中宫受伤，大肠失传，是
令津不藏，损伤金脏，是手阳明之经热结
之为也。　　拟清热为主方安
为医者勿偏于性，戒之戒之。余今历试诸医，偏于
热者不治，仍为竟用温散，偏于凉者用凉解，
误人多矣，须按脉察色，度病立方，庶几有成
二方　名通利分部法
白茯苓　泽泻　通草　桂枝
白术　车前子　滑石
一方
滑石　生甘草　谷芽　白茯苓　通草
杜雪仙识

七月初痢疾大發　用川連茱萸白芍吹藿茅仁

伏盆殼　枳殼　乳香　滑石　茯苓　山楂　荷葉　竹化子東（廣木香　椿柳）

化皮　炙甘　用生地　錦文　荷葉　食七人

后　痢下白沫　先用香連　椿柳　炙木雞　黃芩（身熱不退）

湯下痢加重　臨時脈診僅綿滑數　舌絳　用白頭

翁湯加芩　蓮　錦紋　苦參（赤芍　苦參）留汁下熱陰痰覆（石膏）

而脈弦沉澀滑數　舌動痢仍不瘥　腹痛後重為故

痢疾去積滯下　濕熱阻遏于腸胃去濁　加以清熱化積

故腹痛後重　痢下膿稀　致古人用藥非通而濡

然痛不減　因邪不清　然苦寒法　但初進香連等

湯及藥後下徒進白頭翁湯　苦以堅腎　然以錦文等

通腑服二三竟然不應　似覺病勢力挽較大去前秘之間

痢疾必是暑熱濕破於搏於太陰下痢日有增無減（而成）（大可）

脈數而因形寒　大陽不舍陰　二藥斟酌盡投　且七日中

東火痢非宜熟擬救陳　自通賜一法　以俟高明裁定

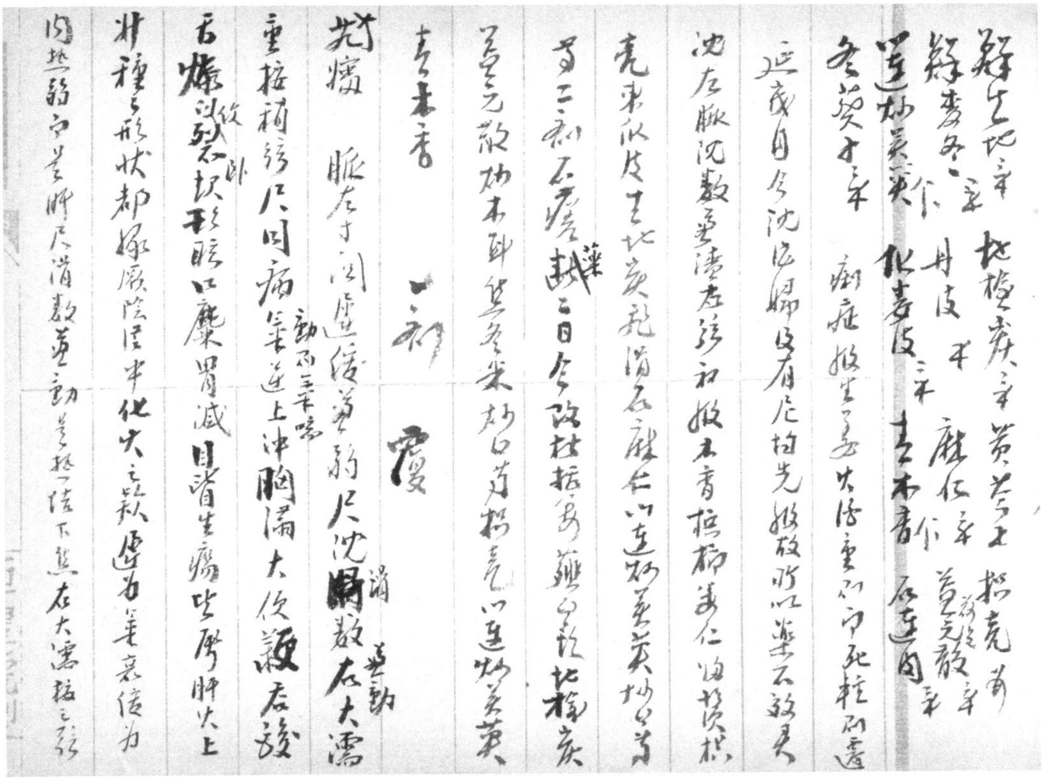
鮮生地三錢 枳椇[illegible]三錢 黄芩一錢 枳殼[illegible]
鮮麥冬二錢 丹皮一錢 麻仁三錢 [illegible]蔻殼三錢
黄連炒吳萸八分 化橘皮二錢 青木香八分 石蓮肉三錢
冬瓜子三錢 [illegible]
延[illegible]自今沈[illegible]歸[illegible]肩[illegible]拘先服[illegible]所以[illegible]不效[illegible]
沈左 脈沈數[illegible]左弦 初服木香檳榔[illegible]仁[illegible]
[illegible]皮 生地炭 [illegible] 麻仁 川連炒吳萸 炒白芍
又二劑 石斛 三日 今改 枳[illegible] 生地炭
[illegible]蔻殼 炒木瓜 [illegible] 炒白芍 枳殼 川連炒吳萸
青木香 二劑 [illegible]
[illegible] 脈左寸關虛[illegible]弱 尺沈滑數 右大濡
重按稍弦 尺同 病氣逆上沖 胸滿 大便澀 右[illegible]
[illegible] [illegible]裂[illegible] 目睹生瘡[illegible]
[illegible]種種形狀 都緣厥陰[illegible] 化火之故 [illegible]
[illegible]尺滑數[illegible] 右大濡[illegible]

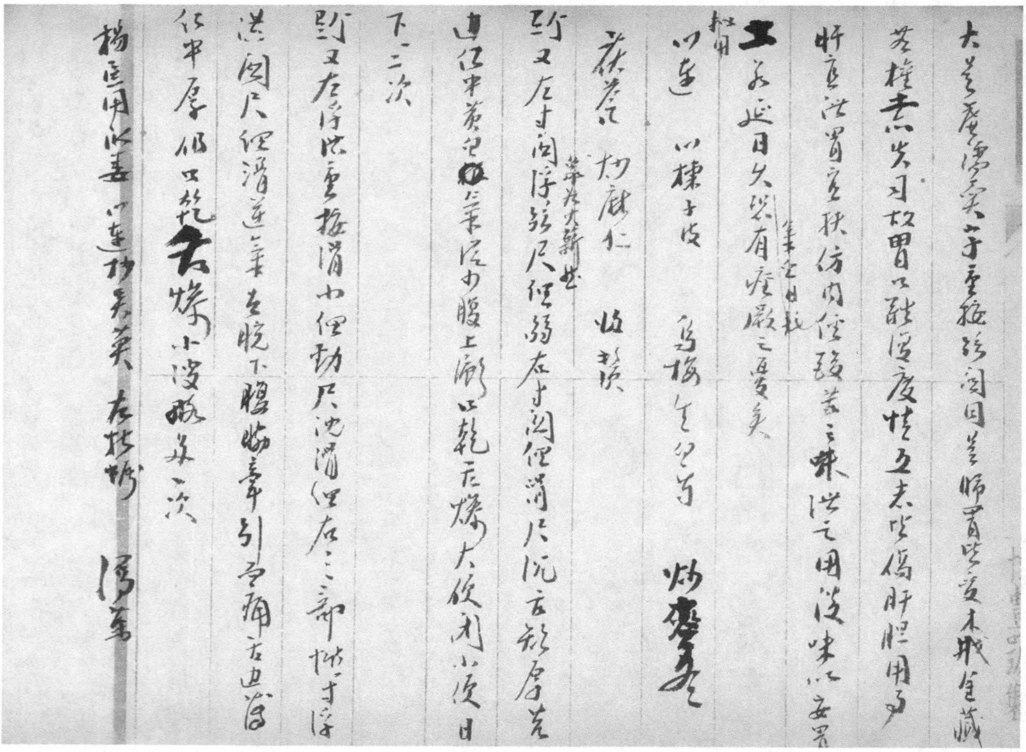

大差虛實之象予診按弦關因肝胃受木戕土藏
苦楂寒涼太過損胃以醒脾度性五志火偏肝膽用多
肝鬱胃虛扶傷肉經絡營之脈從之用後味以安胃
土木延日久終有痞嚴之憂矣
川連　川楝子皮　烏梅　生白芍　炒麥冬
茯苓　炒棗仁　收　枇杷
診又左寸關浮弦尺經弱右寸關經滑尺沉右弦厚黃
連經中黃白從少腹上衝口乾舌燥大便閉小溲日
下二次
診又右浮洪重按滑小經動尺沈滑經左二部惟寸浮
洪關尺經滑遂黃白晚下腹腸筋引而痛舌邊苔
經中厚很口乾舌燥小溲跡好一次
揚臣用以善　川連　炒吳萸　左牡蠣

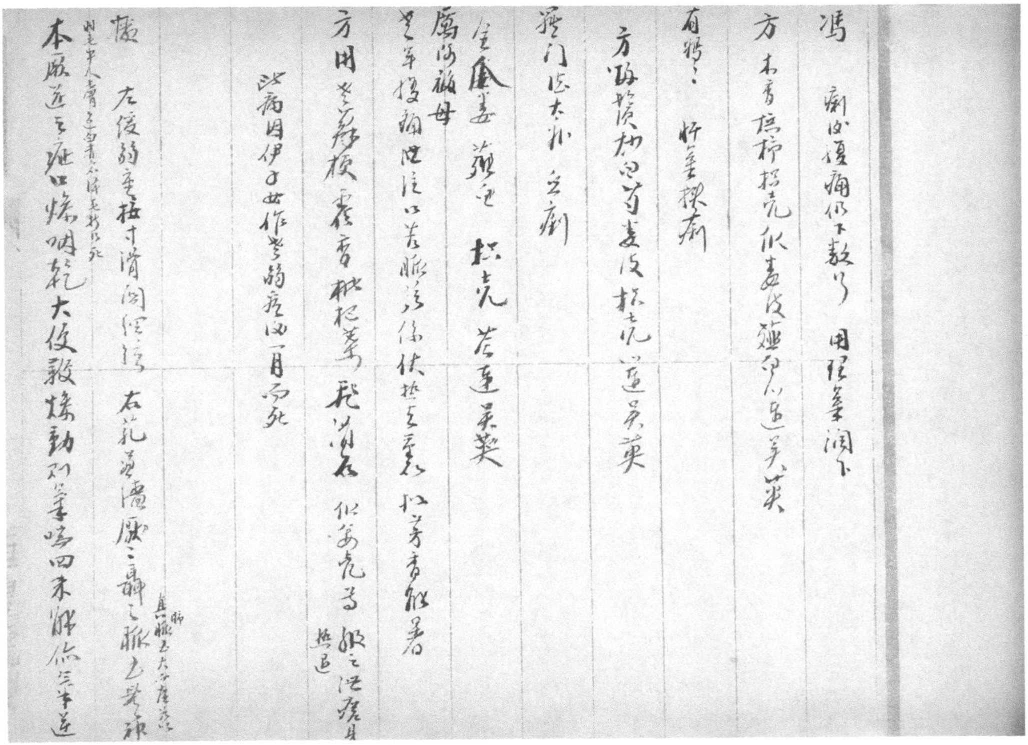
馮 痢後腹痛仍下數行 用理氣潤下
方 木香 檳榔 枳殼 陳皮 建曲 白芍 通草 吳萸
有積之 [illegible]痢
方 厚朴 檳榔 白芍 [illegible] 陳皮 枳殼 黃連 吳萸
[illegible]門 [illegible] 久痢
金[illegible]妻 藿香 枳殼 黃連 吳萸
[illegible]何母
老年胸腹痛 泄瀉口苦 脈弦 係伏熱未清 擬芳香解暑
方 用 紫蘇梗 藿香 枇杷葉 飛滑石 [illegible] [illegible] 熱退
此病因伊子出外作[illegible] 弱病[illegible]一月而死
[illegible] 左侯弱 重按寸滑關弦 右[illegible]
本[illegible]

診脈厥陰直來不實，寫公楊醫國首用以牽連枳實英全仗姜 半

麻仁 郁李仁 脈(方)弦數，從用生地大之參甚仁者隨筆(鮮) 當(半)

因濕熱犯肝(原案先後)服三劑大效，積水往後痛全反上逆，四月閉度

此屬本肝後脾弱，並以三陽脈衰，地道已絕之據，陰陽藏

病後咳嗽損犯肺衰衰熱不止攻，按右脈之似氣仍嚇然

後成痿弱之病矣

瘧癖強消無死

范全榮先生 上春後中肉過多而吐血，嗽咳，市延楊醫

市有沙參馬兜鈴之屬

臨方用補肺止血之藥，服之而咳更甚，痛引胸脇，遂余診視脈

沈任動數，余曰此胃絡受傷，服熱後過多，故吐血，理止應無皆

脹肺鬱補阻放嗽更甚，庚脈而清，病已去衰，難以速效血

又嘔痰 只用吐法以去痰血，不然恐血凝阻成塊，以成勞瘵

中無雲葛枇杷葉仗姜皮

此後病前胸部四五月

病家不敢聊用清火安丹之方，服之稍之痊，五月而血又

此病因痰熱上升，故胃開之而痰飯之故

大吐，延李□延而服下血之方數十劑，血止後而後成瘵，乃左下

兩脇脹滿，按之硬，更動則喘氣行勞，則血仍上吐，至余家診視

診左脈兩手弦細數而沉，方用茜根、荊芥炭、仗姜皮等

生地

先通氣後以補之止從用木香杞(?)亮(?)阿膠當歸清補以導
氣乘機先以十味剂協滿肢將而痊(?)(邑)(勳)以安吐血近間左
郎医而痛愈抆(?)　此症成勞必矣
（又延别医因述安諸用大表）
（戟木三棱紅花等藥敗疫）
（大虚痞之小也未有吐血亡）
衛春庭　辛　上春患吐血服草藥而後止已秋患瀉日下
若干度求許欽臣按(揿)瀉不可止方(房症)不見服(接)之六剂而病胸肩
不爽食下而腸脹滿大便溏小溲黃數舌黃燥四支麻而身
述服蒼术青鹤(?)虚(?)等覺胸次積寬診左脈但數而沉
右弦勁此痛(寧夫)由肝侮脾而作瀉肉之累(?)虞偏脾以致氣
（弦而有減之當寒大剂而純(?)七者庸者虞之寒卑(?)抆(?)指(?)之各為氣）
不直通故右脈見弦者見但數將有勞瘵之處矣用
（痊(?)下陰陽(?)氣(?)）
砂仁　桂　生地　山萸肉　當歸　香附(?)　炙(?)
（以上二症皆偽(?)食所致大凡用藥撥攻積）
山藥　炒白芍　銀灰炭　生左牡蠣　炙甘草
杏(?)有馬（不知）　服之寒(?)後不爽(?)（往(?)消）必死
（此症迷難之不其(?)比(?)紀(?)）
（陸有初(?)後必不知矣）
（然(?)消補兼施是為法(?)）
馮姓淑(?)　診脈弦遲往來脈滑而遲萎瘦带
下傷之不止四支瘦甚食減之味常多近來白水凍(?)挂(?)
本黃水泥水此肝鬱(學)故脾之後不能生血氣鬱下

隨以投芪黄芪法方用補脾生芝薑棗汁酒扣
脩脾道達補中益氣三方合法 外加益智炒黑
黄柏杜仲以堅腎陰火 服二劑補方 丸方加五倍
滑服 脈右手洪而大重按有力尺關來去串左關滑疾不甚 脈見左關弱于右
是脈胥惟口燥四支乏力皆由陰虛火旺肝竹菜
此方益湯服七日合服龍眼肉加打菜汁益之補
脾方 按左強于右 撤生男 米生斛加男
困樽 素有痰疾人長夜長上哮感冒風邪咳嗽服藥
五載遂成痰喘屢發擬區宜作肝氣治方用肝之利外
佐以防已服之青緇生見鬱 余診視脈兩手弦滑而牢
病象邊上喘咳嗽痰多黄厚四肢瘦疲夫背連背表
元寒熱年日然疾久之病状胃元服濕滯之味而成
現在四肢疲痛脈脾以致痰火以致年上嗽脈
風之症宜用滌痰之藥而豐一劑安然病久日深
人體羸瘦嗜藥難于速效擬清痰大佐以溫潤

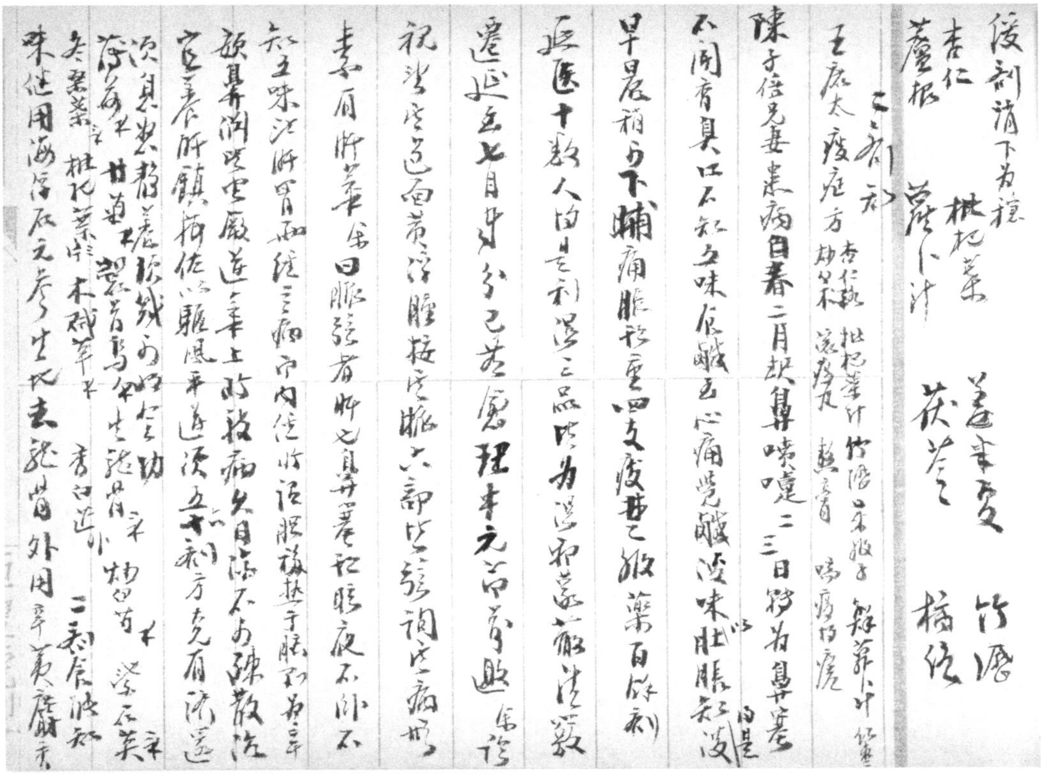

茅白 橘葉 蒼耳 二錢 又 白蒺藜 胃和 夜 蘇 茯苓

又復診 脈弦已減 口苦 方從阿膠 雞子黃 辛 蔗 五甘

菊 又二錢 和 羊 力 放

又診 脈已漸和 脹楚 弦尚不甚減 擬前法 加滋腎

滋燥損 方用 加 桂圓 茯神 蓮 先煎 約五十 和癒

家

又 青蒿 藥止 服後 因有積勞碌身 遂夜半

受寒痛作 寒熱作 熱咽燥 數日 口渴 舌乾 診其脈

虛數 此肝虛已化為火 擬甘寒法 因熱以平 肾濟佐

平肝驗和

知母 桑 辛 陳皮 清鼓 半 母 牛皮 桔梗 桑葉 三片

荷葉 以朴 生地炭 三錢 辛 麥冬 甘草 三分 三錢

木 葉 丹皮 川 似 皮 辛 二劑 咽痛已止

又復診 脈弦虛已減 惟胃中覺熱 口渴已退 宜清

內熱 石膏 以 陰

地骨皮 生地炭 知母 一錢 陳皮

炒 一錢 炒白芍 仙 皮

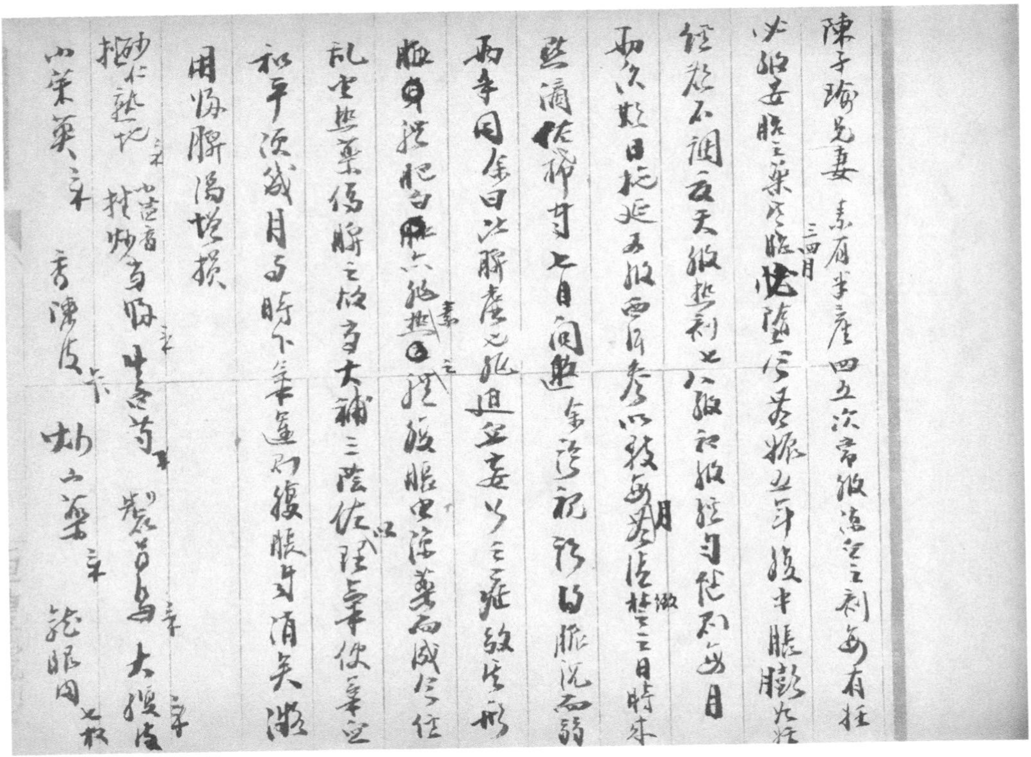

嵇叔翔 三診 二和復減

又後診脈形稍狹，覺寒熱了舒，精復脹已減吉二寸

前法加雲茯苓、炒沙苑（北杜仲五錢）以補三陰，並又炒柴胡四

分、升麻湯先服四十劑，後自復脹全消

陳左 丙午六月 診脈沉遲而數，病咳嗆日久，肘腫三年咳

胃閉，寸口脈伏，左尺虛，更屋十數人未効，今用補脾

消痰二劑知，繼診右脈稍大，寸遲，腸痛及肩之痕

胃口已開，痰亦吐出，惟心悸不暢，此仍肺不通調

仍用照單消痰，佐以通府。伊親小家之安利

浸薜荔根酒子半夜，屢虛人未依弓用（峻藥）未改

無方，中條通脬，卻次日（又來）改方一劑，無有辭卻

改開上下三年不達，續服偽數（日）而猶，據此以後

補子半夜矣，先方開左

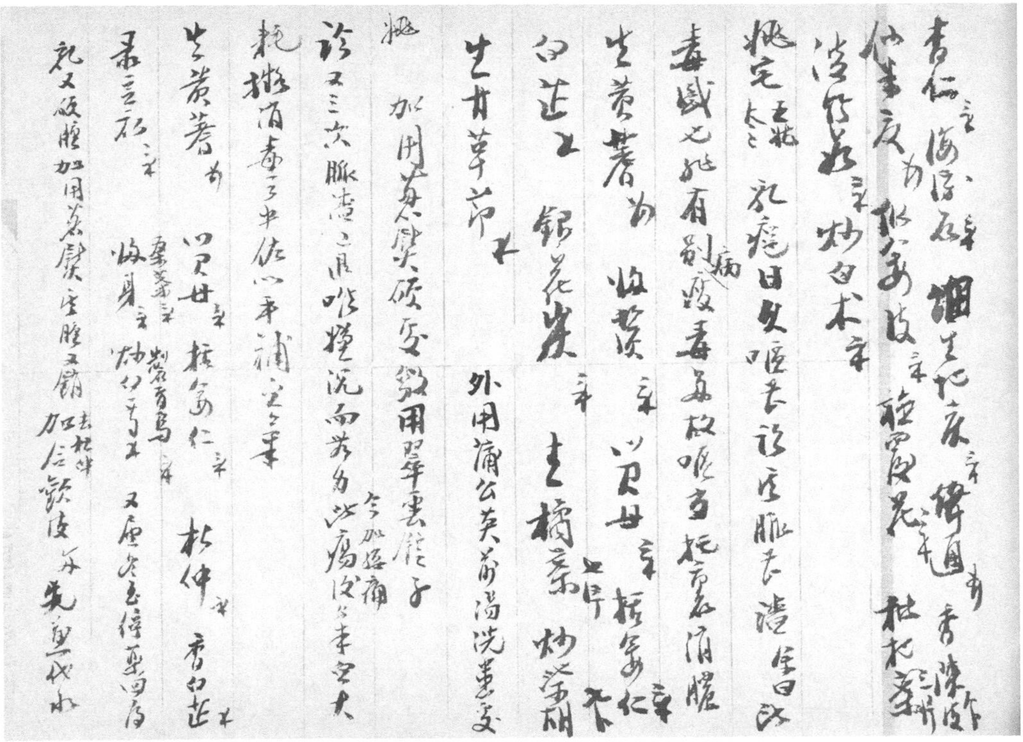
生黄耆　白芷　银花炭　生甘草节
外用蒲公英煎汤洗患处
川贝母　杜仲　香白芷

王四少爺　九月間診脈弦而沉大兩四支痠楚手指麻木

惡風背冷胃呆口味咳嗆痛夜寐不寧氣逆痰多而黃[illegible]　手足冷　諸[illegible]不續[illegible]

屬[illegible]濕痰厥之証本由肝虚而致肺病以致土脾不歸[illegible]

日[illegible]脹氣逆而胃火上逆上冲不降肺氣[illegible]

通不[illegible]肺病[illegible]積皆[illegible]喜陽吸逆不卧不安夜人治症[illegible]

滋陰之品用平逆理氣佐以補肝腎

元參　石決明　生地　桑葉　白菊花

蛤殼　海浮石　川貝　茯苓　生白芍

龍骨[illegible]　服四劑頗紅[illegible]因[illegible]枝[illegible]安[illegible]

[illegible]別八方用攝藥[illegible]動[illegible]十日又[illegible]診[illegible]

脈左虚而濇右弦數痛已漸[illegible]不[illegible]麻胃[illegible]痛[illegible]

氣逆[illegible]痰[illegible]不虚又四風[illegible]外有[illegible]

[illegible]已[illegible]已成五藏[illegible]肺[illegible]

而成[illegible]平[illegible]補[illegible]不平[illegible]　[illegible]以[illegible]

元參　[illegible]　生地　[illegible]

[illegible]　[illegible]　菊花　[illegible]

海浮石　[illegible]　茯苓　[illegible]　生白芍　[illegible]

[illegible]　又診左脈[illegible]花[illegible]加[illegible]

[illegible]　[illegible]　[illegible]　[illegible]

[illegible]茯神　[illegible]仁

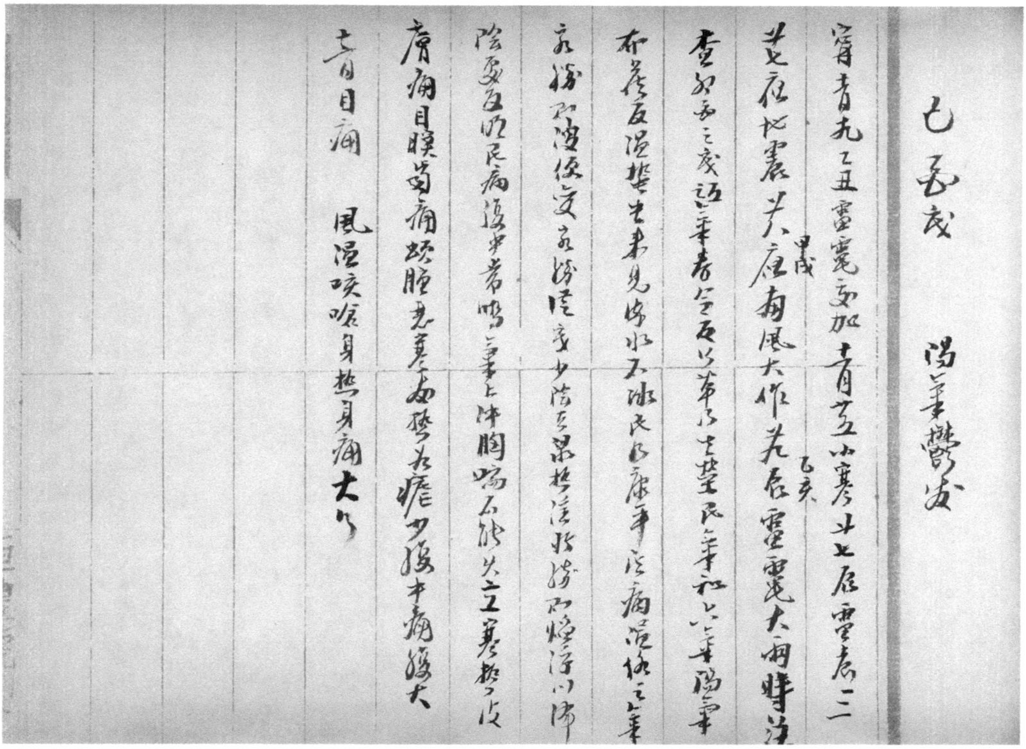

乙亥　渴筆醫案

宵青九乙丑雷霆交加　十一月五小寒　廿七夜雷雨二

廿九夜地震　甲戌　廿八夜雨風大作　乙亥　兼夜雷霆大雨時洊

查卯亥之交近三年春令反以節氣生發民氣和之三年陽氣

亦若反溫熱生來見冰水不冰民多疾病患病溫熱之氣

之勝而陰液受之勝漫少陰之界熱溫於勝而燥浮以沸

陰虛受邪病後中常鳴之氣上沖胸喘不能安之寒熱皮

膚痛目瞶齒痛頰腫惡寒發熱痰多後中痛後大

十二月目痛　風溫咳嗆身熱身痛大作

又王加邢診右脈順左芤，爲初天以消宇鬱，劣病亦在之境，受此病久日深最足之區，非攝之五藏，用肺布菜寫而成疳，璧宮通內使獨奴湯收有之

元參　細生地　炒香橼皮　石決明　化橘皮

川連同炒桂心　原麥冬　原茯神　生白芍　合歡皮

炒桑葉

時又診兩脈均見較遲，心悸煩倦已屢，胃動惕緩之乎動不喘，氣診不達續，寒又不帶，歷治無來

見動仍宗前法加減

元參　生地炭　石決明　青陳皮　生山藥

麻仁　川連同炒桂心　吳茱萸　原麥冬

生白芍　合歡皮　川石斛

謝衍公樹下陳女科　病由素积咳嗆上年見血使用
范星躔先生經通咳未愈至六月經又停咳嗆益劇
寫今春初作止而溶黄之痰每咳嗆甚不吐之癸閉六
月矣診脈左細弦滑右虛細帶滑舌白嫩此肺痰
飲脾腎為生痰之源痰聚不降虛而[illegible]生疫今年近不
心上年不得下降痰無所歸而濁上攻月事不來之議用清痰
扶土平肝法以為主　然此方只白术桃仁並用　少附子　此症不治將有化積之勢
蘇梗　杏仁　茜根　桃仁　炒白术　萊菔子
仙半夏　陳皮　[illegible]香附　滾痰丸　收膠
此症由之經滯而成咳嗆用溫劑以潤肺肺[illegible]不[illegible]因
寧血亡瀨矣經不通則將成積塊而為[illegible]喘胀虛痰[illegible]
及矣　[illegible]

王（四月初七）右脉数坚左稍动，尊体无违，精液不得经来能平服

今凝取汤液之中，佐以补肝而通冲任之法

鹿角胶 钱半　青蒿 连米 一钱　枳壳 芩 一钱　乾地黄 三钱　柏子仁 三钱

炒杜仲 三钱　肉苁蓉 三钱　川石斛 三钱　鹿衔草 二钱　大麻仁 三钱

生白芍 一钱　茯苓 石 一钱　白茯苓 四钱　石决明 四钱　左金丸 一钱

合欢皮 一钱　先煎代水　四剂

次加龟版胶 二钱　四剂　廿止

寓祠门 三岁孩 病而来，偏身痛剧，目赤，时时饥渴躁，大便闭。

脉两手皆平，身速当风，饮食身热而现，余辨不胜思谅。

别治病也，面赤目赤是内热也，肌肤痛痒是外风也，风

热交炽，脉不见洪弦，宁家反致冥知，正气伤之，症曰

病人脉健，谛行尸，知治入卑陷之症，勉拟一方以通回治

存治。拟一剂，不应，仍闻不服药，至七日而毙。

桂枝 招花 麦芽 淡豉
金银藤 骨皮 栀子 防風

庚戌

元丁廿二漢化鄉黃婦年廿作病起血崩虫然而留下諸鍼痊醫治

悔扶生撫子書用藥寒之藥八下宫嚥從用口不解兮一派表胃之藥

將之補安而渴執握震表济于病診后脉左手虚芤而弦

右滑大易滑病喉頸痛連顱若及背脊大筋疼痛四支

一身痠楚不寐等症時時背寒惡風食飲不下面唇腫赤白淡

舍汗由之抗肝君行表肝虚以致筋痛頸痛衛氣上扶胃失

逆故喉疼微先降陰火以平胃逆補肝以驅風佐之

炒桑葉辛去玄枇杷葉苦 炒首烏甲 炒甘菊丁 木賊草甲

炒白芍下 生地炭辛 紅棗二枚 伏姜皮辛

此劑諸症皆減嚥止

脉診左手虚象稍退形弱濡弱右沉數兼滑並述過
坐勞力復又受暄熱腹滿胃口未開口乾舌燥此次血
枯津衰若欲上蒸肺法乾舌燥加動而肝陽上升治滋補
肝腎以養之清胃火以生津液盛血足則平方克有
濟

合歡皮 錢半 先煎　製首烏 三錢　炒甘菊 一錢　生地炭 三錢
炒白芍 一錢　炒元參 二錢　原麥冬 二錢　黑穞豆 三錢 拌炒枸杞
鮮石斛 三錢　枇杷葉 去毛 二片　茯苓皮 三錢

又診 三劑症象退胃已稍開再診左手弦右平微弦之
双潤滋降肝火
合歡皮 一錢　製首烏 三錢　炒山藥 三錢　炒棗仁 三錢
炒白芍 一錢　炒元參 二錢　原麥冬 三錢　黑穞豆 三錢 拌炒枸杞

香櫞皮 川石斛 米 原生地 辛

王孺子 脏毒生上次前阴状如红瘤大似拳石其坚不

由病仲秋上回门不知身手有时发痉迷节 余曰此脏病

阻瘤窿之脉中毋服药物甚广时被不活变作外科

斩用 云 炒 病发热甚寒口苦小便变咽癍脉白沉弦无候

治风温证将发咽喉先泄后风大

木贼草 白甘菊 僵蚕 蝉蜕 淡豆豉

仙半夏 天花粉 淡竹茹

十二 复诊脉仍沉弦咽痛颐肿

银花 连翘 象贝母 僵蚕 蝉衣

天花粉 牛蒡子 橘红

住西华牲弄耳板先室

陈姓太太 久病三年只痰不收口喜痰早晨胃不

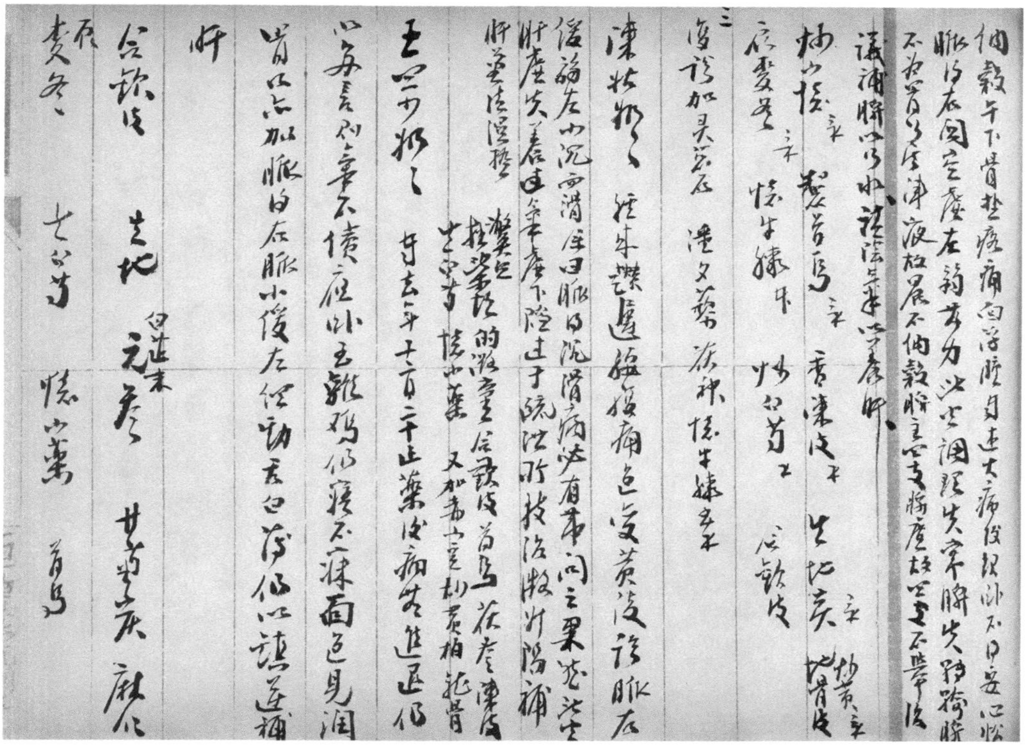

納穀午下胃脘痠痛四肢腰身遍大痛[illegible]不甚安心悸
脈仍右關空虛左弱少力此由陰陽失宰脾失[illegible]脾
不為胃行其津液故晨不納穀脾主四支脾虛故四支不舉[illegible]
議補脾以行水諸恙當漸除
炒山藥　製首烏　青陳皮　生地炭　炒黃[illegible]
廣藿梗　懷牛膝　炒白芍　[illegible]
三
復診加吳茱萸　淮山藥　茯神　懷牛膝
陳枳殼　[illegible]　腰痛[illegible]脈左
從弱左如沉而滑[illegible]脈日沉滑病決有痰問之果然
肝虛失養[illegible]下陷[illegible]補
[illegible]
[illegible]
王四少爺　十二月二十止藥[illegible]
心[illegible]不[illegible]
[illegible]加脈[illegible]右脈小[illegible]
[illegible]
合歡皮　生地　元參　甘草　[illegible]
[illegible]　[illegible]　懷山藥　首烏

周 雲 外寒濕發躁脈弦沉滑宜清熱解毒

元參 僵蠶 銀花 連翹 赤芍 土貝 滑石

荷葉 馬勃 牛蒡子 橘紅

又 加山梔 白芷

封 咳嗽脈平 照前方 以川貝母 枇杷葉 去牛蒡連翹

又 王四根 脈來左手弦動沉小 右寸關濡尺虛按之滑 似半產雜症之脈象似

大腹小腹痛飲啜作痛口苦畏寒此是厥陰氣[illegible]痛

着了風寒所致 法擬驅邪之中佐以平肝

川連二下 拌炒吳萸六下 大腹絨 西秦艽下

元胡索 蘇梗下 川芎二下 青皮六下

封 復診左弦滑右滑大腹痛已瘥 諸證悉退頭偏

厥陰氣痛 詢及經期每每去之月餘後未來 近有二

月致瘀痹之症宜以養血乾枯用宜清法

獨取陽明不惜十分寬健脾生胃 今脈見滑數有喜

參 白蔻 炙芍 黨參 去青皮 大腹絨 加木椒 七分

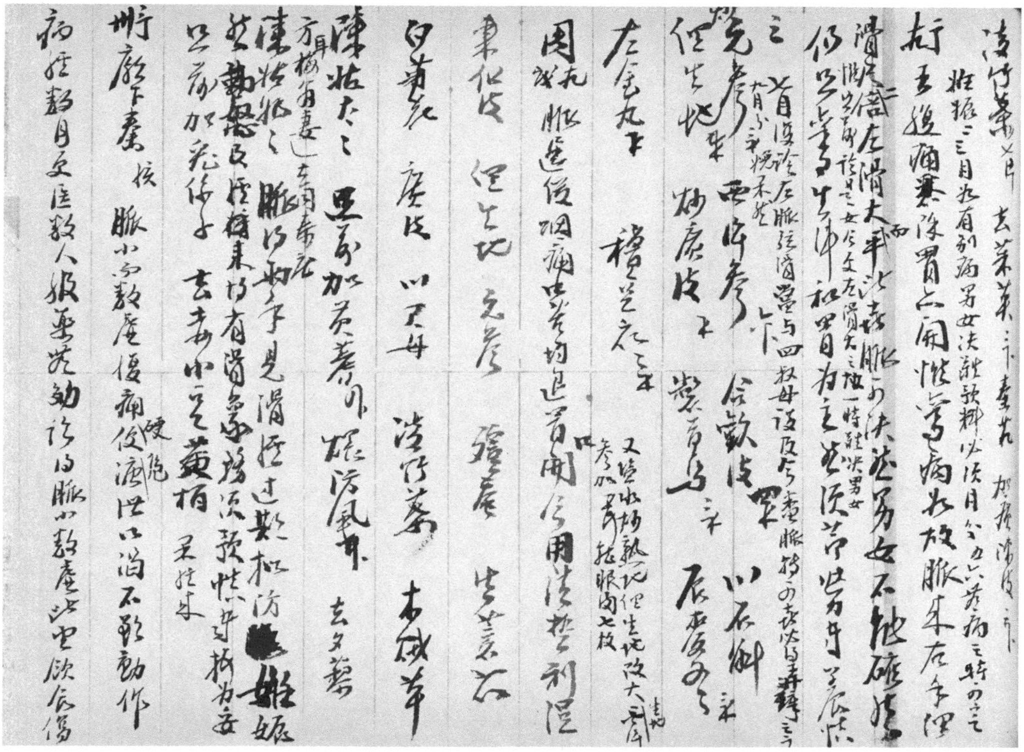

脾虛積不化故腹痛宜消積兼以補脾不足用劑之
藥因脈數小而虛恐動脾陰也
大腹絨 三錢 廣皮 錢半 炒麥芽 焦建麴 錢半 枳殼 一錢
炒山藥 三錢 炮姜炭 三錢 廣木香 六分 白茯苓 三錢 香櫞皮
棗仁 三錢 貳劑腹軟痛緩
初三復診 脈不減 惟腹軟痛緩 仍宜守前法加減
木蝴蝶 川連三分拌炒吳茱萸 大腹絨 三錢 山楂肉 一錢 建麴 錢半
金鈴子 錢半 炒廣皮 錢半 茯神 三錢 炙厚朴 一錢 炒麥芽 三錢
草果 四分 砂仁 三分 榧子 七枚
初六復診 加丹皮 錢半 甜石蓮 三錢 二劑
初九 胡濱生先生初診 右脈數實左弦上唇腫破痛引鼻內
此由風毒客于陽明之經宜清解祛熱兼以解毒
苦桔梗 三錢 銀花 錢半 連翹 錢半 綠豆衣 一錢 殭蠶 錢半 馬勃 一錢
白芷 六分 薄荷 錢半 生甘草 牛蒡子 錢半

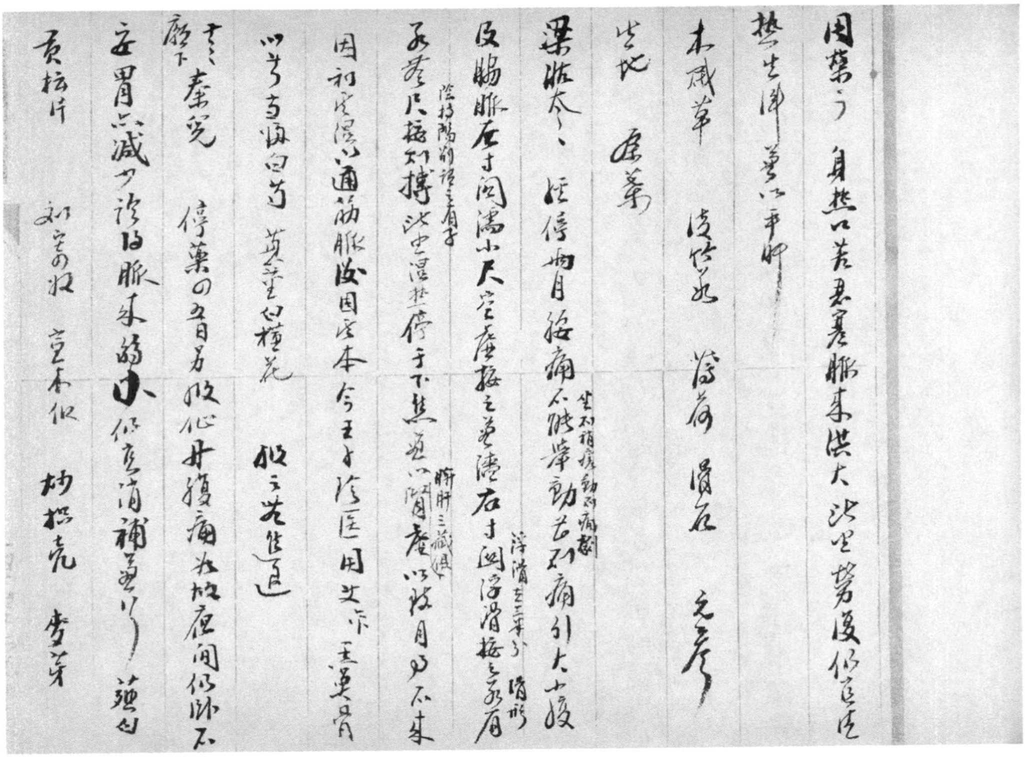

括蔞仁　川連拌吴萸　大腹絨　生薏苡

錢尚明　右脈弦而小 左小弱 胸痛不暢 食飲下口痰甲

上湧氣喘 便泄不復 毒痰泄出 濕熱上蒸 停住中焦

清濕大以通胸陽

全瓜蔞 三錢　炒枳殼 一錢　淡竹茹 三錢　東瓜子 六錢　川姜半夏 三錢

茯苓 三錢　焦山梔 三錢　赤芍苓 二錢　橘紅 一錢　鮮生地 [illegible]

大豆卷 三錢

[redacted] 孩 身熱嗜臥 面青兩目緊閉 [illegible] 痛 小溲短大便

腸鳴手足覺癢

閉喉煩心 日夜啼叫 此是辛溫表散 肝經痰

蘇子 三錢　前胡 一錢　茯苓 一錢　橘紅 一錢　淡竹茹 三錢

甘菊花　冬桑葉　田螺 [illegible]　新絳 用 [illegible]

瓜蔞殼 去蒂 [illegible]

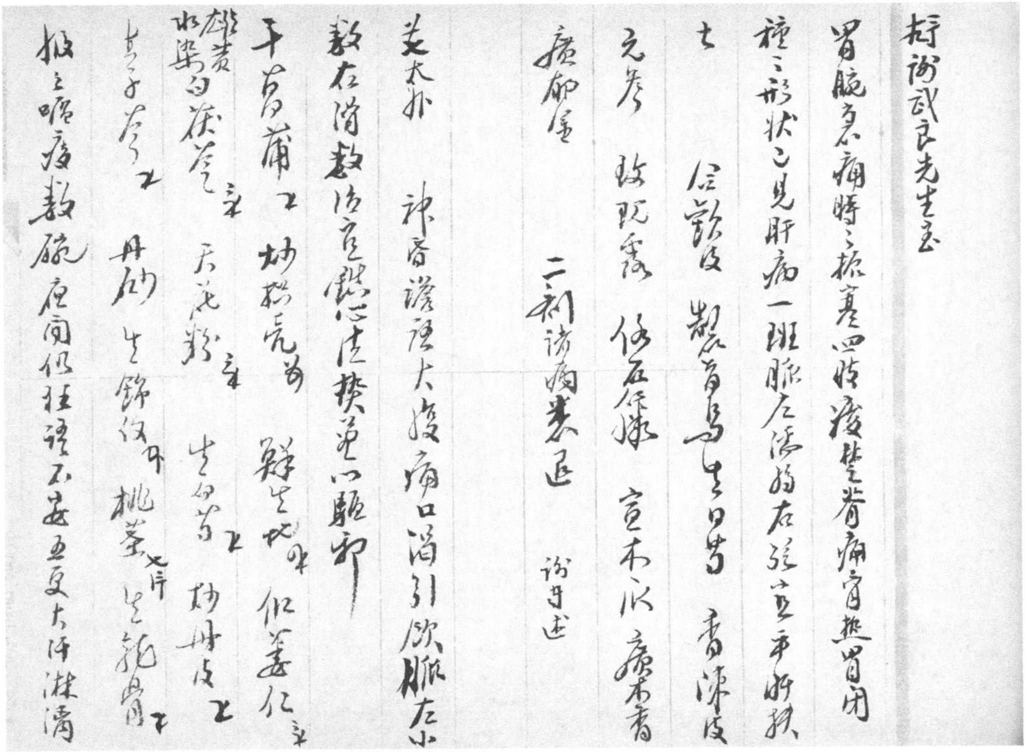
柯謝武良先生去
胃脘及心痛時時振寒四肢痠楚脊痛胸熱胃閉
種種形狀已見肝病一班脈左濡弱右弦宜平肝扶
土　白歸身　制香附　烏梅肉　青陳皮
元參　玫瑰露　佛手柑　宣木瓜　廣木香
廣郁金　二劑謝病告退　謝君述
姜太和　神昏譫語大便痛口渴引飲脈左小
數右滑數治宜鎮心清熱兼通心竅
干菖蒲 一　炒枳殼 錢　鮮生地 半　瓜蔞仁 三
雄黃水染白茯苓 三　天花粉 三　生白芍 一　炒丹皮 一
麥門冬 一　丹砂 生錦紋 半　桃仁 七片 生龍骨 一
據之昏痰數發夜間似狂譫不安五更大汗淋漓

热退早晨稍安

二十 复诊脉左弦数右细弦不调，四支觉痛，舌胎白厚，胃逆呕痰，口渴，大便红痢，势已达出于外，然神昏谵语不止，今拟用芳香涤痰泻逆为主

石菖蒲二钱 连翘三钱 炒枳壳一钱五分 益元散三钱

原石斛二钱 厚朴一钱五分 金银花二钱 鬼箭羽二钱

牛黄至宝丹一丸冲 橘红一钱五分 柏子仁三钱

撮要：初发谵语，鼻衄汗出，身倦不能服药，加腹痛泄泻甚前

盛热之际须饮以伤肠中，甚盛热极

二十一 复诊左脉细涩，重按则数，往来不调，右仍细，大腹痛，时有心烦，下注日数十次，恐泻久正虚，欲止痛

拟吴茱萸六分 原茯苓三钱 炒枳壳一钱 广木香一钱 广皮一钱五分 炒白芍一钱

以达可

干菖蒲一钱五分 生麦芽一钱 炙厚朴一钱 木瓜 陈皮

、未全

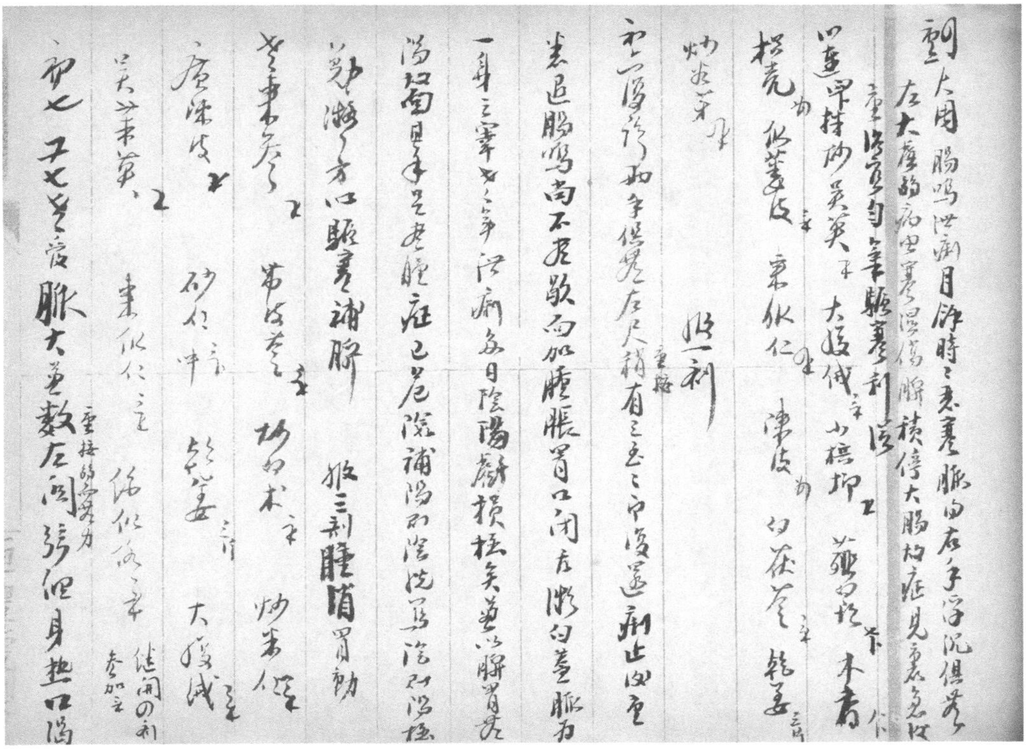

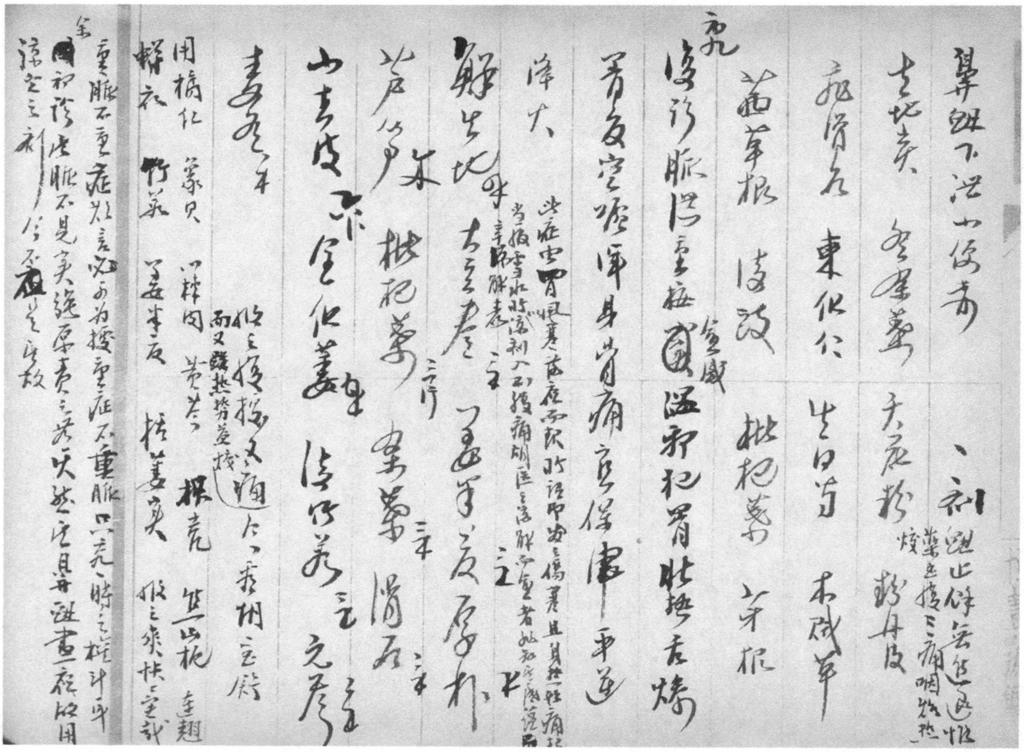

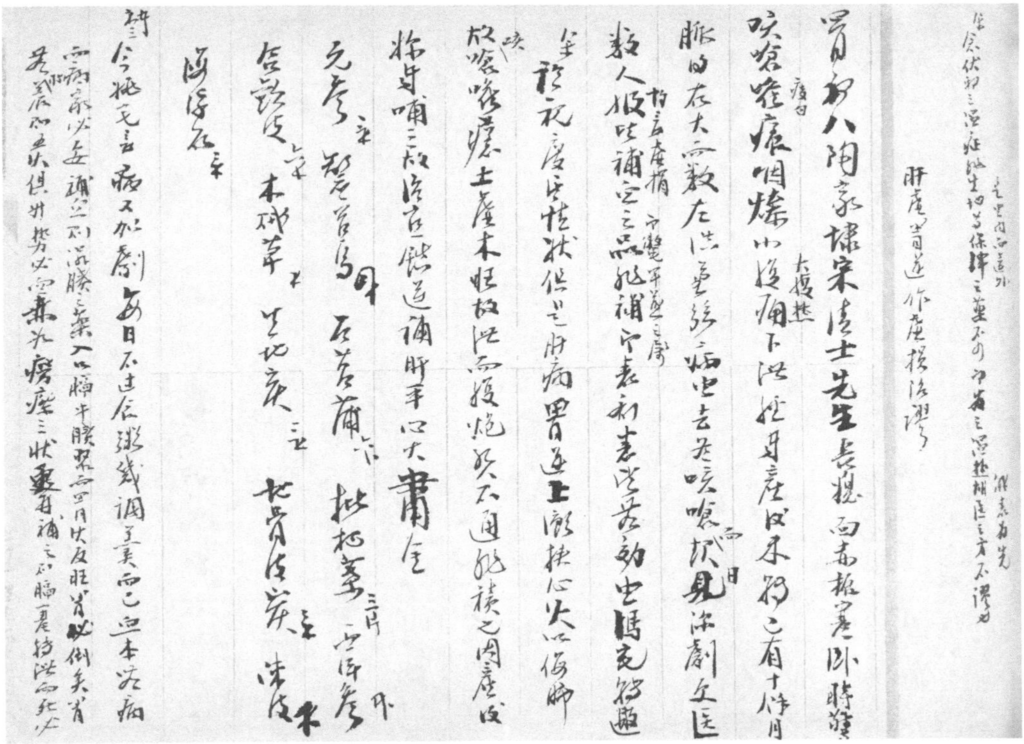
胃初八 陶家埭宋清士先生 素禀向來極虚，卧時遭
咳嗆痰瘀咽燥，小溲痛下泄，經事屢不行，已有十餘月
脈向右大而數，左濇，無經之婦患去年咳嗆，現漸劇。夫醫
杂人概以補宜之品，殊不知補宜初害，漸益動其膽克……
全……脾……病胃逆上……心火……
故咳嗆痰……土虚木旺，故泄而瘦……不通……之內虚……
將牙哺之故……補……手心大熱
元參 ……石斛 ……枇杷葉 ……
合歡皮 ……木蝴蝶 ……生地炭 ……地骨皮炭 ……
海浮石 ……
……今桃花已病不加劇……

又宋氏長孫二 變慢脾風 痘疹之後同作者 向白牛黃痰痙手筋化

目反於仰 前後傍仲氏論治 病因宜清導之法 方中用蒼术子滾痰丸之

蘇子 傷乳脾之必針之 交泰丸 [illegible] 偏亦不宜 桃 亦數遍余診視說急

及手足動作搐 不是肝火上逆於脾陽 [illegible] 不在如花 難 [illegible]

痘盛熱而補脾 此用消痰平肝木 首最難 證已危不治 揀延七日而死 下帖

秋角 參 [illegible] 三錢 半夏 二錢 竹瀝 生姜汁 茯苓 [illegible] 陳皮 [illegible]

橘紅 [illegible] 只二 殭蠶 [illegible] 天竺黃 [illegible]

鉤 [illegible] 今閱 [illegible] 胃十六死

次葉氏風温者往往者病 [illegible] 上焦肺位最高 初必先傷以手太陰 [illegible]

[illegible] 先病 [illegible] 傳太陽 [illegible] 人 [illegible]

[illegible] 傳心包 [illegible] 人 [illegible] 咳嗽 不知肺病 [illegible] 上 [illegible]

[illegible] 麥 [illegible] 報 [illegible] 有見痰 [illegible] 大

黃 [illegible] 細 [illegible] 化 [illegible] 汁

[illegible] 用 [illegible] 三 [illegible] 脾 [illegible] 陽 [illegible] 痛 [illegible] 者

多矣

首用 [illegible] 上焦 [illegible]

[illegible] 消 [illegible] 病 [illegible] 日 [illegible]

[illegible] 用 [illegible] 和 [illegible] 中 [illegible] 目 [illegible]

[illegible] 急 [illegible] 丹 [illegible] 牛黃 [illegible] 丸 [illegible]

[illegible] 胃陰 [illegible] 矣

上海辭書出版社圖書館藏中醫稿抄本叢刊

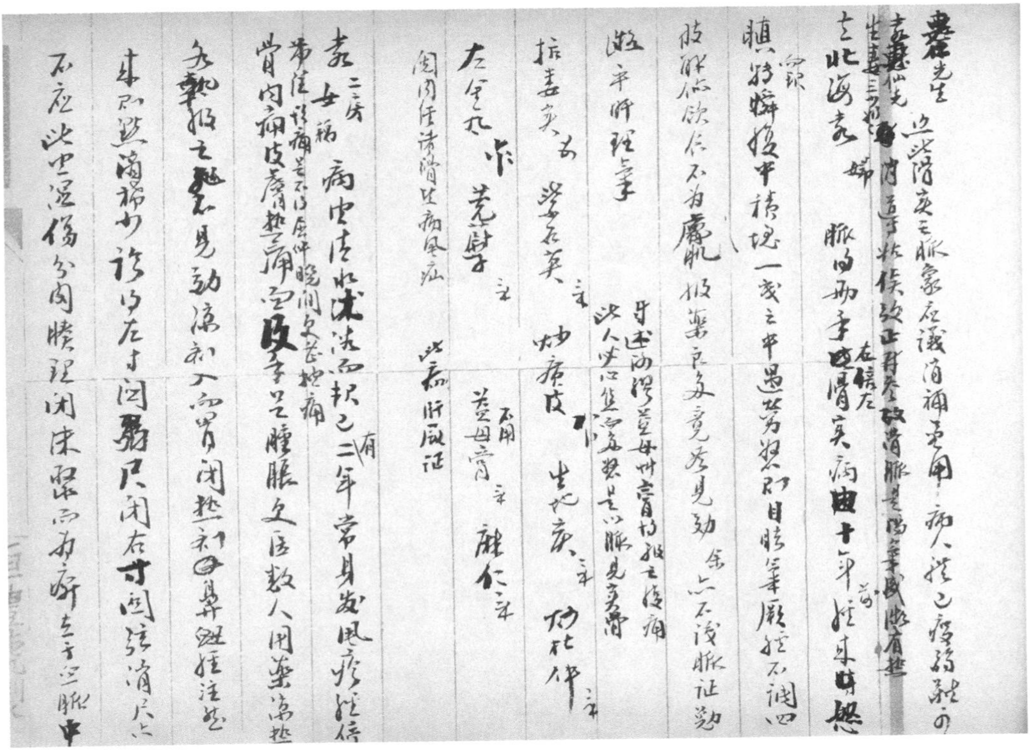

袁春先生　近以消痰之脈象右濇消補兼用病人體已瘦弱雖[illegible]
袁慰仙先生[illegible]消導[illegible]俟效正再參致消脈是陽氣[illegible]有熱
生妻三十九歲　婦
之比海袁　脈由兩手皆滑實病由十年經來時怒
膹將[illegible]於中積塊一載之中過勞怒則目眩[illegible]厥經不調四
肢酸倦飲食不甘瘦肌服藥良多竟無見效　余亦不談脈證勁
散平肝理氣
[illegible]青皮　[illegible]　[illegible]　炒麻皮　生地炭　炒杜仲
[illegible]述[illegible]溫[illegible]母[illegible]宿[illegible]之後痛　此人[illegible]是以脈見[illegible]
左金丸　[illegible]　蒺藜　[illegible]　益母膏　[illegible]
開閉經清滑肢痛風症　此為肝厥症
袁女　二房　福　病由清水浴沐而起已有二年常身發風疹經信
[illegible]往作痛[illegible]晚間更甚[illegible]痛
背肉痛皮膚熱痛手足腫脹更醫數人用藥清熱
無效服[illegible]見功濕邪入而胃閉熱邪由鼻經注然
未[illegible]消[illegible]診脈左寸關弱尺閉右寸關弦滑尺[illegible]
不應此中濕傷分肉腠理閉[illegible]而為病[illegible]脈中

溼及肝經始見症兆足少腹脾皮之風溼以舒經爲最

炒防風一錢　生黃耆錢半　絡石藤三錢　茜根一錢　橘絡一錢

桂枝尖　桑枝　海桐皮三錢　炒薏米三錢　炒元參三錢

按服此藥後甚進退　到晚足跟抽痛仍甚

外用蒼朮研末和葱痛止宜煎服又針灸救治

令安療(?)癧(?)痛缺(?)

陳大奶奶　喉痺（表受腫）脈來弦細宜驅風溼肅肺

紫菀　木賊草　射干　山豆根　銀花　連翹

象貝母　白僵蠶　鮮荷葉　薄荷

復診　脈弦滑　喉痺已寬去黃

嫩前胡　木賊草　山豆根　紫菀　炒銀花　僵蠶

鮮荷葉　元參（白芷末(?)）　甘菊花　炒黑山梔

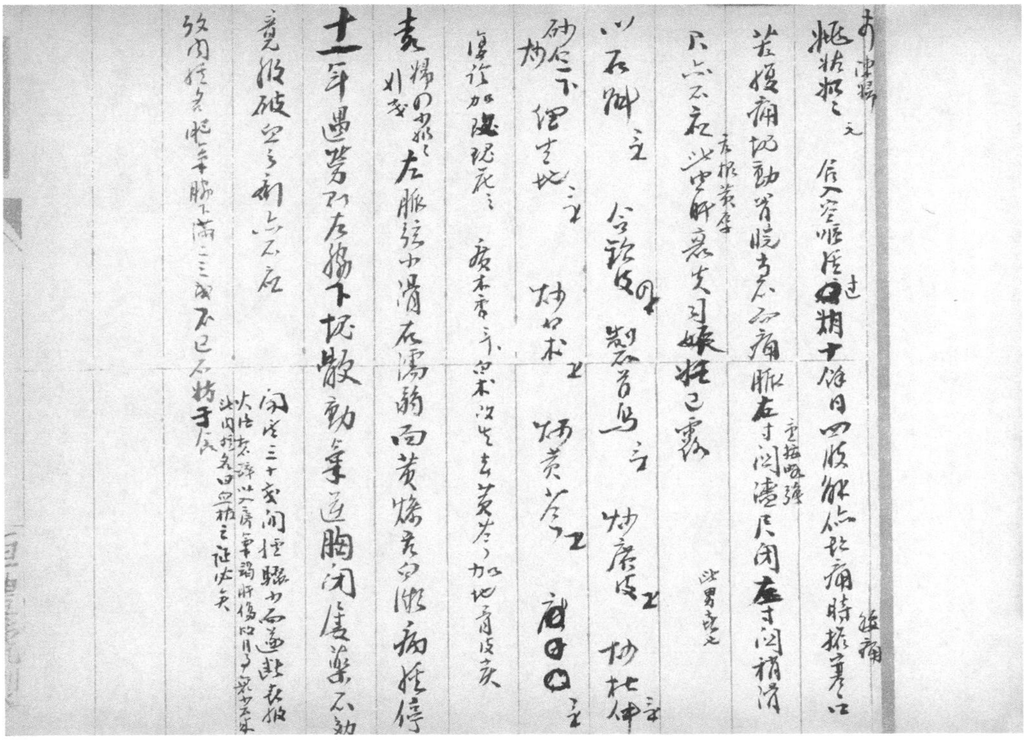

表嫂　心懸胃反，自心而痛，掖脇脹延，四肢微作大作疼。時
遇勞即發，中仍生瘡。診得脈右大而弱，重按則滑，左
弦滑，舌白。病爲肝木旺，金虛津液鬱耗所致，宜
生津以平肝之法。
原麥冬三錢　元參二錢　砂仁拌生地三錢　茯神　大腹絨二錢
炒蒺藜一錢　製香附一錢　合歡皮三錢　川石斛三錢
玫瑰露沖半　柏仁三錢

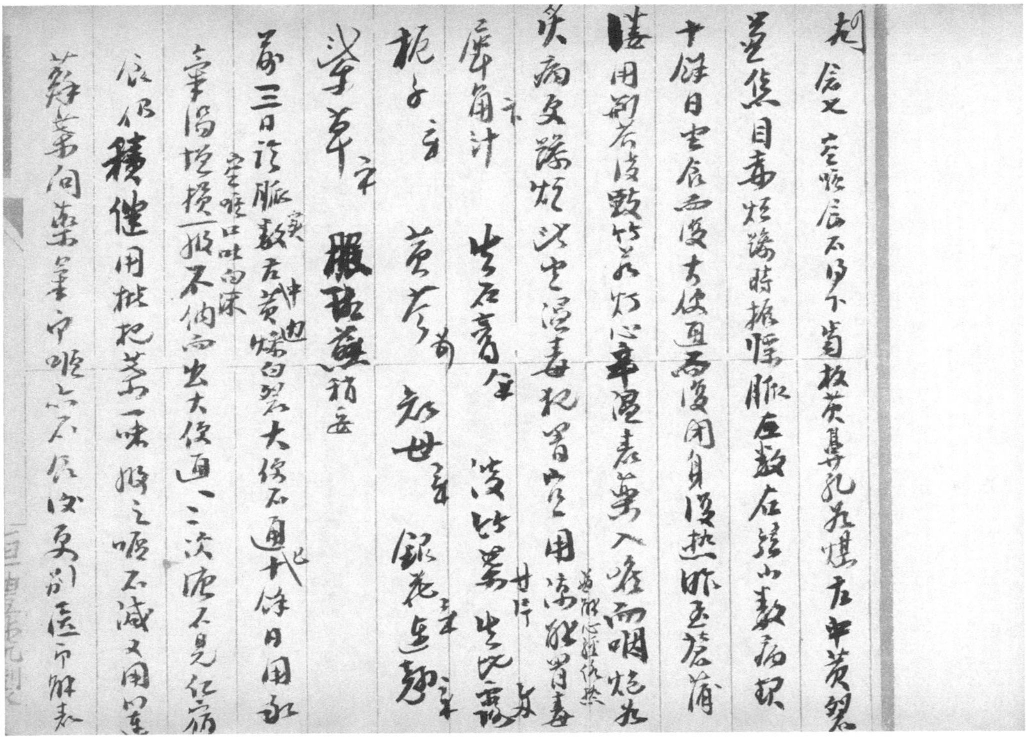

廿六診脈弦緩身熱雖退內火尚盛以致咽燥舌稍潤

齒板有津鼻煤亦減仍守前法　石膏減用錢半加天花粉

三錢　炙甘草去　知母錢　　加之亦妥哉

枇杷葉二張　空嗆口渴喉痛較停二月胸次熱而痛喉癢咽

乾俱減時時振慄脈左但數右濇重按稍清兩尺不應舌白

苔此是風火上升故脈未可決之宜先平肝火肅肺清心為主

主　生地露錢　銀花露錢　連翹錢　淡竹葉十四片　木蝴蝶

冬桑葉錢　炒杜仲錢　玫瑰花三朵　川石斛錢　炒子芩錢

廿八診脈右關弦滑尺微滑左遲小腰痛引經下佈以

苦寒傷安眠為主　右關弦亦不甚脈以五月有妊

生苡仁　合歡皮　炒黃芩　生白朮　何首烏

炒杜仲　甘菊花　炒川芎　冬桑葉

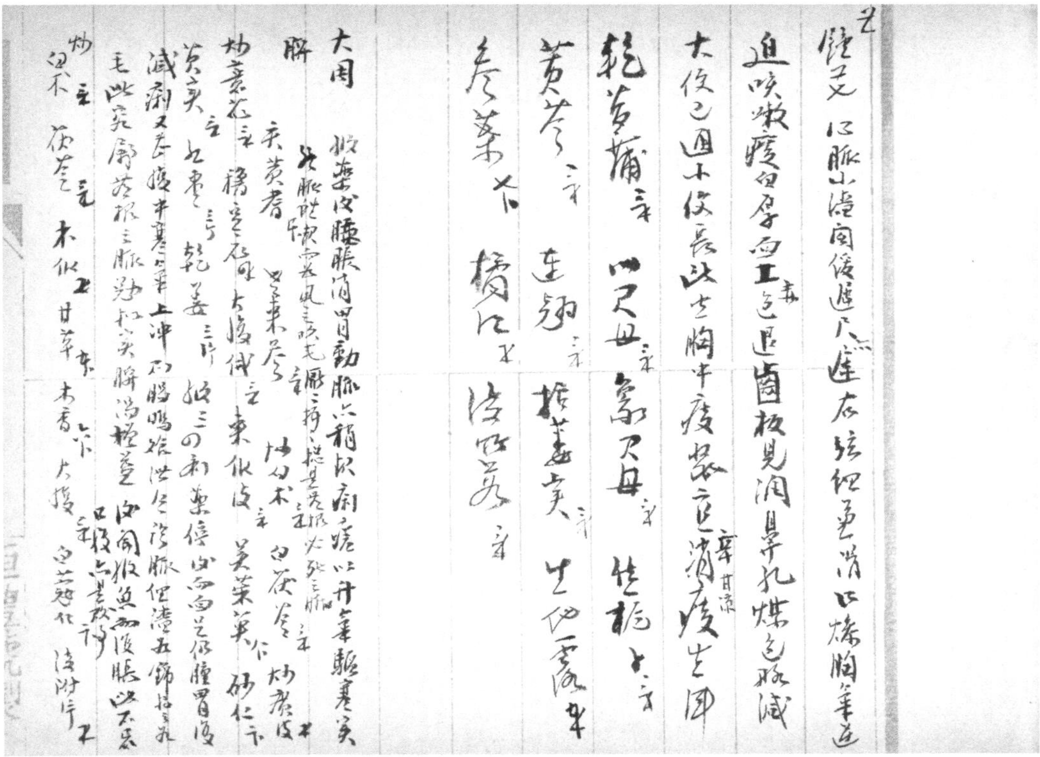

炙厚朴 五分　乾姜 三片　紅棗 二个　杏仁 半　車前 五　茱萸 五

袁 沐氏精　脉來兩手沉滑，肌膚漸瘦，色白面黄，夜驚而汗，溲縮[illegible]

年已衰，汗出心怯　腫胸次痞塞，兩脇痞滿，氣由小腹沖心，大便破瘀痛泄，傷肝筋　食走

桂枝 脉　肉桂 乾姜 逆 補肝 三之

炒橘核　川楝肉　黄小茴　鬱金 青皮

桂姜化　茯苓　桂姜仁

許舅父　病由左脇痞梗而起，延及胸下，梗梗氣上衝逆 去秋

小溲赤，大便艱澀，中脘[illegible]，[illegible]

胃脘急而痛，上支兩脇，膈咽不通，不能食飲，食覺咽但食下胸中

亦痛，見嘔噦，不任地，面色白瘦，目黄，但碎，飲尚濡潤，[illegible] 敍過

而脉左弦，浮部大，弱中弦，沉滑數，左寸虚數，關細弦，尺弦

牢　經云：胃病者，胃脘當心而痛，上支兩脇，膈咽不通，食飲不下，當

取之三里。此病由乏飢飽傷胃，脾陽受傷，不沖漸已虧

[illegible]理濕潤，中脘痞，左寸虚數，肺虚也，虚關細弦，木實

土位，尺弦，寸不足，火不旺，土不生金，元氣之虚，以扶脾土，上疾[illegible]肺

肺受火燥，沖淡日少，日常之虚，虚失收，痞塞之症[illegible]，徒症疊

之矣

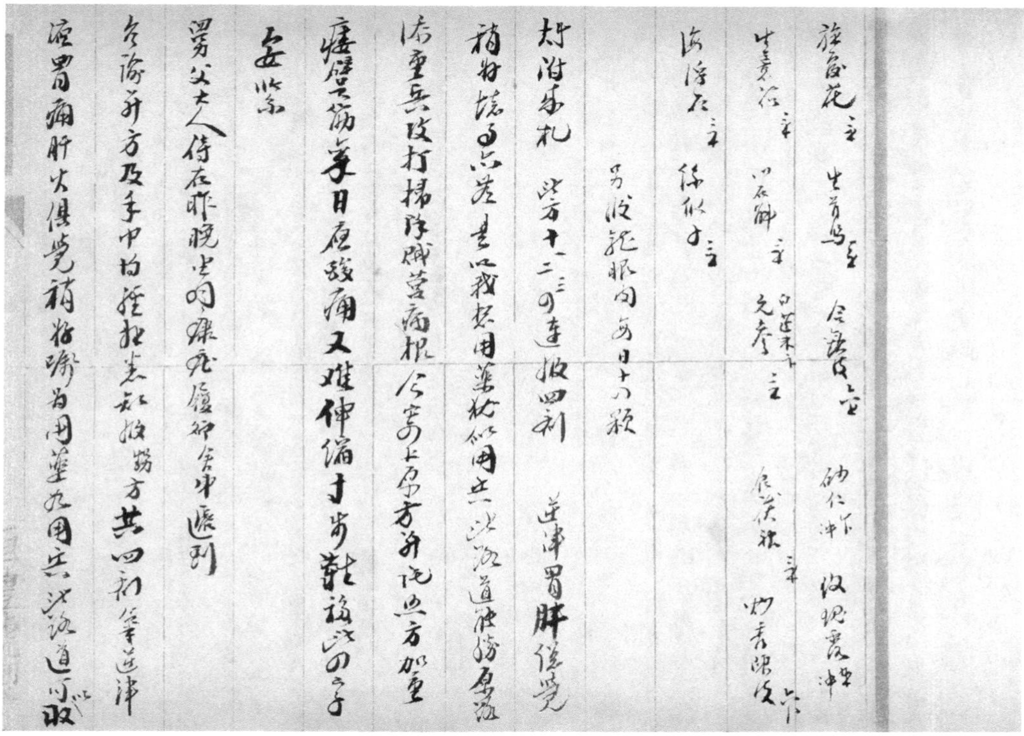

膈病論溪重兵攻打城堂病論若去理[illegible]原方加重之

通達病機[illegible]東方先儒[illegible]定是見諸達

蒸鬱[illegible]膈[illegible]之因二者最為切當因屈伸不得日痛

痛寸关難核男旦不知 大人之難[illegible]也 男女之病二症

原在胃[illegible]物之膈膈之者[illegible]因從回逆而來則[illegible]陰不藏腎之猶

沉迷之則傷胃脊為膈膈症生者少肝木生于氣水主者生之氣

子宮藏[illegible]膈症而[illegible]上達也 胃之受证也

以[illegible]膈病失運[illegible]膈則為痰故下膈者肺脈必見屢數胃經上

通于心胃疾則火亢胃火迫心則[illegible]時驚 肺為心之蓋 心火旺

則迫肺之受火蒸則津液日衰 心氣熱則下脈厥而上之則下脈虛疼

則生脈痿樞折挈脛縱而不任地也 故曰五藏因肺熱葉焦發為

痿躄 此之謂也 是致之則筋之[illegible]濕胃和而但已之極又曰胃

病者胃脘當心而痛上肢兩脇膈咽不通飲食不下取之三里三

里者腹中胃經穴名之取[illegible]引[illegible] 胃之氣[illegible]之因藥

並因兵者則在山出則塞淵泉在地陷而把渡口去平以康[illegible]

立青路千里塞淵泉者[illegible]谷穴把渡口之摩病發時

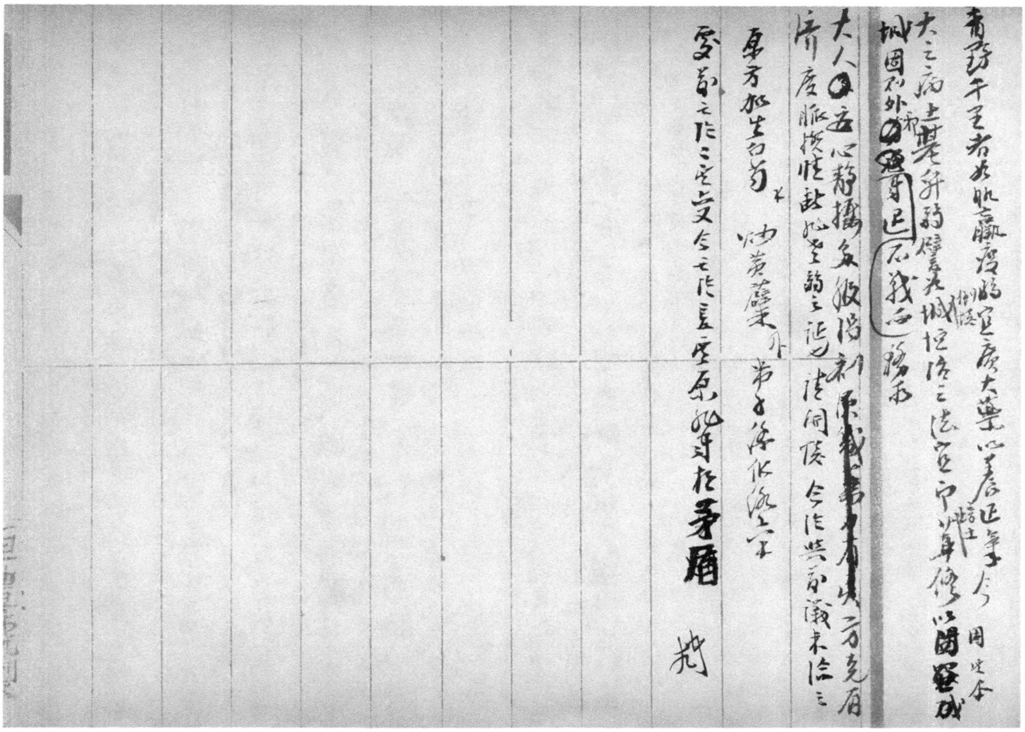

三毛先生 侯 患熱濕病發痙鼻扇神昏此由濕熱犯肺逆傳
心包延醫科診視熱嫩是屬秋之不應 寒邊延日久生
余家診視閱其筋紫埋破哉上目閉耳聾筆擬人參
大便色黃肺不通調腑似與肺與心包並太黃龍湯主 鼻竅煤黑五六
治後換生熟目黃痛已久痢猶不堪嗽藥送
然之改用 生蒡苗毛枇杷葉萬根 藕節 橘紅炒黃
芩之類 服之不應
至家鴉之 左脈滿右脈虛數重按細弦滑大如滑空豆
恢情置藏勞不從伊其出外不得衣淋漓往來
八孫力甘 三日于茲

翁 霍乱腹痛吐泻数数，脉微虚，气少不语，已属险症
宜安胃定痛
川连小拌炒茱萸八分　厚朴　藿香　扁豆衣
广木香　砂仁　炒白术　茯苓　[illegible]
复诊　脉浊色平，惟身热口渴引饮，脉软带大，宜用清
解暑热法
炒薄荷　川连小拌茱萸六分　六一散　砂仁
天花粉　炒枳壳　藿香　连翘
淡竹叶　复诊口渴腹痛均瘥，惟精气

近日覺背亡抽痛偏身經絡掌絡脈亦積中
身凉
羚羊角下　冬桑葉　甘菊花　鈎勾
生首烏　合歡皮　絲瓜絡　炒黃芩一
宣木瓜

萬罗氏　五十二　氣痛　脈滑數筋緊不和內熱科針
刺痛今陽擊奕牙串屢不去每以脈是實火瘀風逗傷
心包當用　紫雪一下　牛黃一下　膽南星二分　竹瀝半夜二分
枇杷二錢　橄欖二錢　鈎勾二錢　黃芩　枳殼　點下
橘紅甘　、初氣緩　珍珠人目動二錢入味老蓮
朱三十　塞濕下痢膚茂熱食急不免
凍後痛脘腹舍下中洩擾痛虛系急以更痛寺五
月間紋不瘥身瘦弱不能先天飲用涼熱溢積
然亦不致

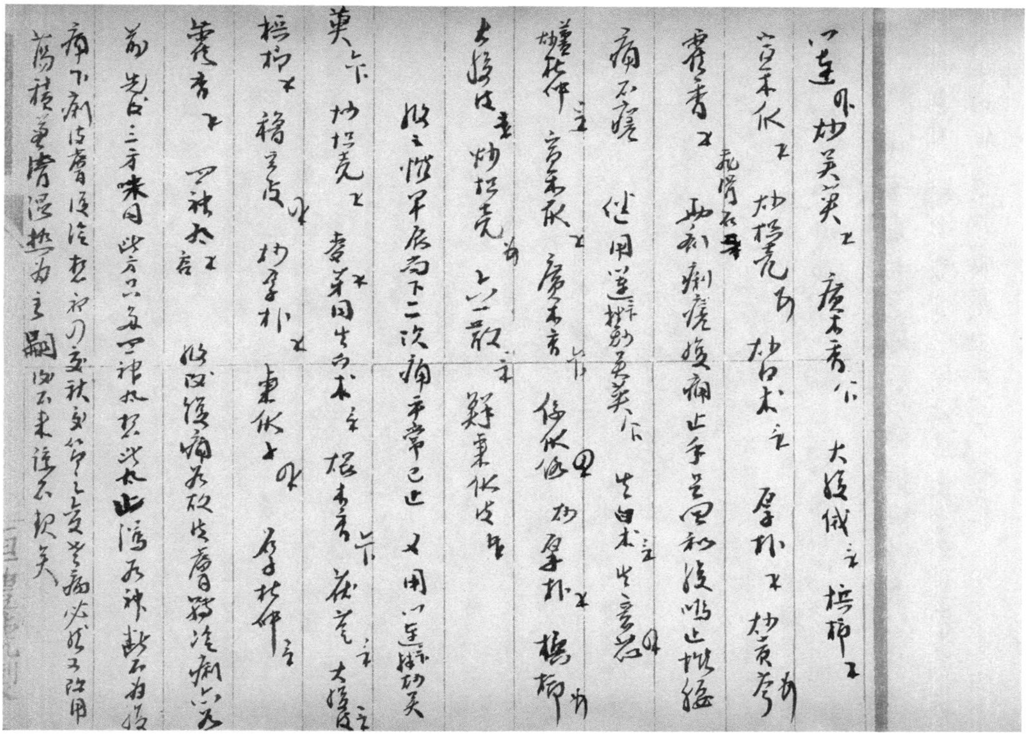
川连 炒吴萸 七 广木香 八 大腹绒 三 槟榔 七
宣木瓜 七 炒枳壳 钱 焦白术 三 厚朴 七 炒黄芩 钱
藿香 七 [illegible] 血痢[illegible]腹痛止[illegible]
痛不[illegible] 仍用[illegible] 吴萸 八 生白术 三 [illegible]
[illegible] 宣木瓜 七 广木香 [illegible] 炒厚朴 七 槟榔 钱
大腹绒 三 炒枳壳 钱 六一散 三 [illegible]
[illegible]下二次 痛[illegible]已止 又用川连[illegible]炒吴
萸 八 炒枳壳 七 [illegible] 生白术 三 [illegible] 大腹绒 三
槟榔 七 [illegible] 炒厚朴 七 [illegible] 厚朴 三
藿香 七 [illegible]
[illegible]
[illegible]
[illegible]

沈河毛婦　脈弦滑大而數身壯熱骨節
病始於痛身熱不寐（舌苔白）口渴乍寒乍熱交作此為病暑
以白虎湯加減
木賊草一錢　知母三錢　黃芩三錢　冬桑葉三錢
生石膏錢　瓜蔞仁三錢　六一散三錢　竹茹三錢
鮮藿香（一錢）　鮮刮淡竹葉三錢　枇杷葉二片
服二劑身熱稍減夜寐汗出而安（舌苔除大便通）惟氣逆不減
次日再診內未全愈診視無汗未痊（痕）而身復
熱為矣余以前方加鮮生地去枇杷葉而身熱不退
夜又不能寐大便不通亦役救
又診仍用生地麻仁松仁潤下大便乃通而身熱不
虛余為疲喉口渴舌苔黃脈浮洪滑
方仍用半夏黃蒲氣不能挽竹茹藿香
黃芩橘紅桑葉以達其邪表一劑身熱稍
減夜寐繼則身熱來故不能寐

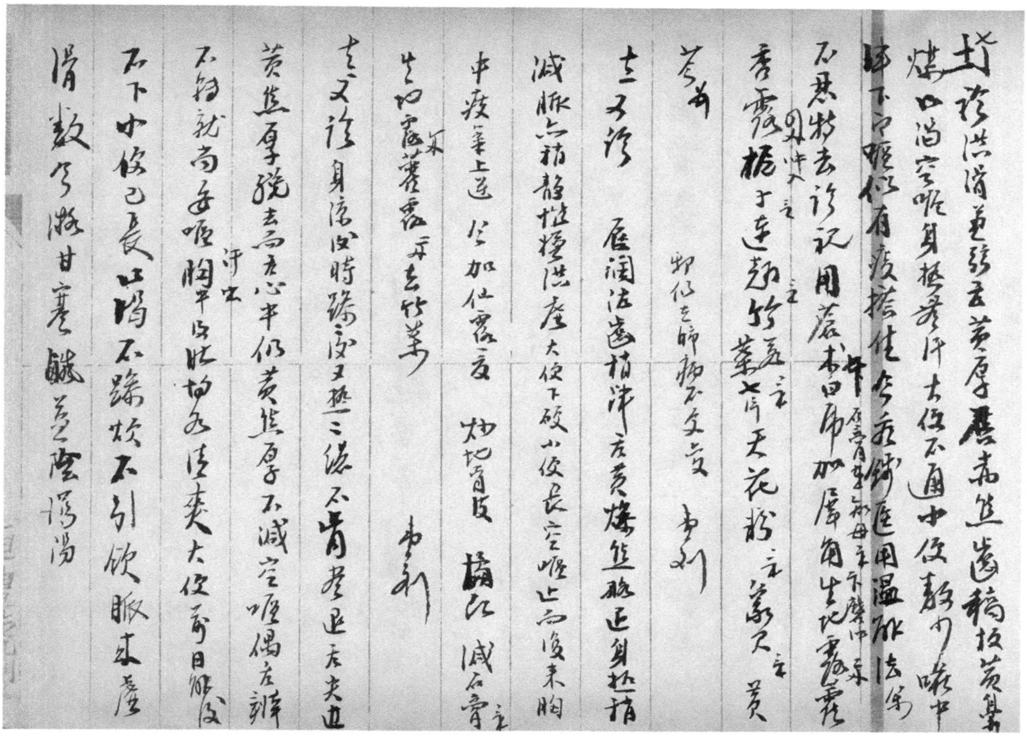
廿一診 洪滑兼弦 舌黄厚[illegible] [illegible]邊稍[illegible] 黄[illegible]
[illegible]口渴[illegible]身熱無汗大便不通中[illegible]較前[illegible]中
[illegible]下[illegible]似有痰[illegible]
不甚[illegible]去診[illegible]用[illegible]
香豉 梔子 連翹 竹葉 天花粉 [illegible] 黄[illegible]
[illegible]
廿二診 [illegible]
減 脈[illegible] 大便下[illegible] 小便長 空嘔止而後來胸
中痞[illegible]上逆 又加竹茹 炒地骨皮 橘紅 減石膏
生地[illegible] 藿香 再去竹葉 [illegible]
廿三診 身[illegible]時[illegible]又熱[illegible]
黄苔[illegible]去而[illegible]心中仍黄苔厚不減 空嘔偶[illegible]
不[illegible]胸中[illegible]大便[illegible]日[illegible]
不下 小便已長 口渴不[illegible] 不引飲 脈來[illegible]
滑數[illegible]甘寒鹹[illegible]陰[illegible]湯

羚羊角一錢　金銀花三錢　薄荷八分　枇杷葉三片　冬桑葉三錢
生石膏五錢　知母三錢　鮮赤茯皮三錢　淡竹葉二錢
梨汁一杯　生地露一兩　薔薇露一兩　連翹三錢
青蒿三錢
又　前投鹹潤化液之劑，潮熱不退，脈洪，今擬
用竹瀝　蘆筍　鮮橄欖　去犀角　枇杷葉

周氏　初離月二日投之，又月小後，溺黃，已厥逆，
知飢餓已八九日，又後西醫要以傷不效，來余處診視，
診得脈小沉而澀，熱在肝經病也，宜平肝養以補
竅佐之
生地　首烏　白斂　冬桑子　生白芍　金銀花
茯苓　元精石　知母　雨前小後通
繼用螺殼桂冥珠以下行　荷那前全愈

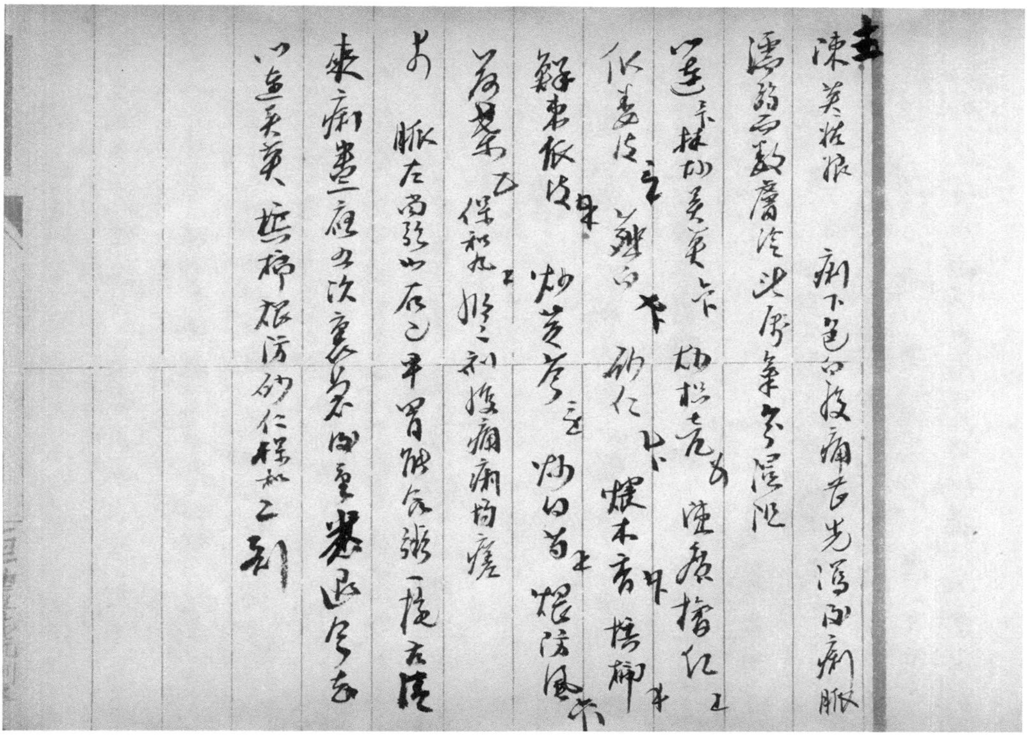
陳　英姑娘　痢下色白，腹痛，先瀉而痢，脈
濡弱而數，膚冷，此脾氣虛濕阻
連　吳萸拌炒 六分　炒枳殼 一錢　陳廣橘紅 一錢
茯苓皮 三錢　薤白 一錢　砂仁 八分　煨木香 八分　焦楂 一錢
炒黃芩 一錢　炒白芍 一錢　煨防風 一錢
保和丸 三錢　服之，腹痛痢均瘥
又　脈左尚弦，右已平，胃納食減
來痢色五次，裏急後重甚
吳萸　焦楂根　防砂仁　保和丸　二劑

附喉症

昨夜喉症觀諸医方皆用安角子以貝母甦饑之劑

俱不應。予查昨四月雨濕過多，人病喉者多兼先寒

室瘖，舌色白，喉中肉浮腫不赤，法不治，予將滲濕喉

透身熱，後痛稍以濕温為師，救治不效，旋任大腸

而亡。表裏之症，用于苦瘡，蕎麥度多，貝母桔梗

法快藥，蔚、茯苓、蒼、山梔之類，咳嗽不已加銀

種補脾，次之身凉汗出而愈。

濕病

初每先起痛或喉或瀉，反不應，其師遂傷心包，小便

赤，雖大便不通，反用辛温之劑，以痛轉喉水瀉不

入。予告以舌赤目紅，反觸眼身熱，反焚反用通

下藥，雖大便不得通，下卷更甚，反使神昏狂譫隔

咽不納，反用生地、羚羊、陰液之劑，而下後（藥）而大上

衝。予閱諸医用下藥而危亟也，受害者實多。

何也？蓋昨歲雨濕太陰為病，甚風濕之邪犯肺，久

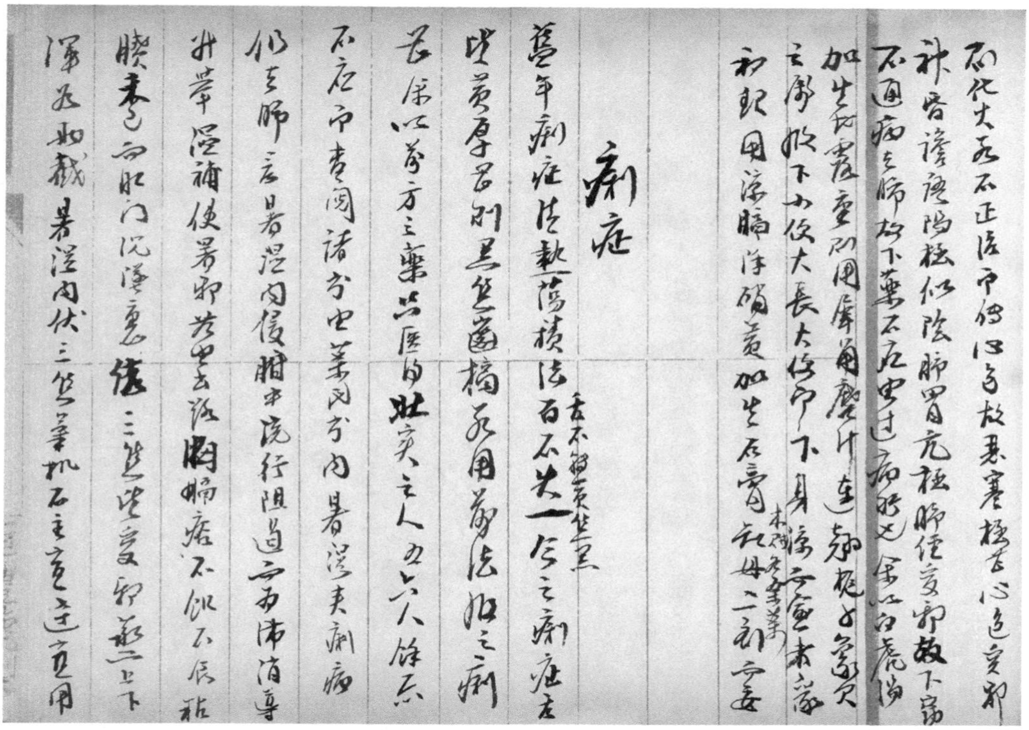

不化大便不正治亦係心虛故畏寒極苦心血虧耶
补昏譫語陽極似陰肺胃充極肺經虧耶故下痢
不通痢之歸於下藥不應虫過痢形之鬱也白虎湯
加生地黃重用厚朴磨汁沖送驗效如意只
之劑服下小便大長大便亦下身涼而愈未嘗
初起因濕熱津液虧加生石膏知母二劑而安

痢症

慕年痢症法執通積法百不失一今之痢症古
皆黃厚君別具見識梅花用藥法此之痢
若係以前方之藥非醫治壯實之人九十六人餘不
不應亦甚因諸方也蓋因今內暑濕夫痢病
仍支肺之暑濕內侵脂中流行阻道而爲沸消導
并帶濕補使暑邪無出路胸膈痞不飢不食粘
膩黏之而肛門洗澡患後三焦皆受邪藏之上下
深及血分暑濕內伏三焦氣機不主宜通之宜用

分理氣已少不見效以致滯下澀惟是今年

濕病不安是病宜以夷暑寒之以化裏皮蔻

白炒芍　炒枳殼　炒白芍　木香　羌活　葛根　廣橘皮　脈濡數　腹痛

加炒仁下　保和丸　脈實　強加丸滑　木瓜　滑加茯苓　檳榔　川連　吳萸　罌粟殼　瀉

用白扁豆　蒼术　厚朴　廣皮　木香　白术　炒之

病產痛過性攣痛者說必藥枳鱗炒之芍

以餘用六君湯　又是正月後但用香連丸

其六枳殼　通橘皮　大腹皮　厚朴　炒扁豆衣　連翹　滑

右六味用苓　五芍　枝肉之而愈

桃五味七帖　咽　脈右脈澀減緩大左但強脈弦而弱

病高齊已開竟有胃臟　演學已痊　而上反此肝木侮土然右脈虛候

于右女在吉好　未時

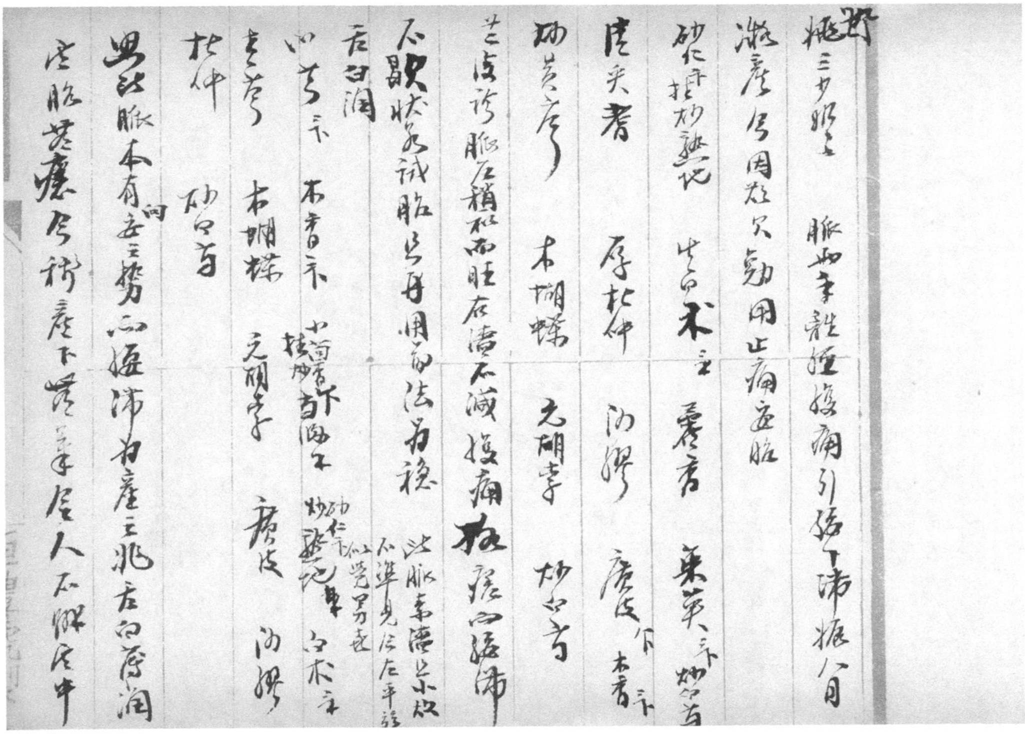
邵[illegible] 三月[illegible] 脈[illegible][illegible]經[illegible]腹痛引腰下沛[illegible]八月
[illegible]虛肝因[illegible][illegible]動用止痛安胎
砂仁 杜仲 炒熟地 生白术 桑寄生 吴萸 炒白芍
[illegible] 厚杜仲 川斷 廣皮 木香
炒黃芩 木蝴蝶 元胡索 炒白芍
二診 脈左稍和而[illegible]左濇不減 腹痛[illegible]而[illegible]沛
不[illegible]狀如識胎[illegible]用和法為穩
[illegible]脈來濇[illegible]不準[illegible]
[illegible] 木香 小茴香 砂仁 炒熟地 白术
[illegible] 木蝴蝶 元胡索 廣皮 川斷
杜仲 炒白芍
[illegible]脈本有[illegible]勢而[illegible]沛[illegible][illegible]左白[illegible]潤
[illegible]胎[illegible][illegible][illegible]人不[illegible]中

定有錯差　今詢其情，實係不能而轉為□　春脈日小，熱湯不除之

王四七太女
住下方橋　有一門　十二

據保大先生　性躁，心悸如饑，口渴消穀，一晝三次而未身　早饑尤常午晚

熱極積陰，□脈不寐，善驚善恐，動先熱後寒，脈速□

按滑數者也　先從肝□□□□，從以夫婦不和，受知日深。故宜□□□□□□□□□□補

石決明　桑葉　蘇梗　大腹皮　炒□

砂仁　茯神　心石斛　橘紅

合歡皮　元參　紫石英　廣陳皮

復診　去元參、紫石英，用海浮石二錢

陳二少奶　年過九月，初一夜間受驚，觀之□

□□□□□□□心□□，□□入口□口有□□

黃色，黃脈之□平，惟□小弱，□□平□通心□

又復診脈之□，□□□脈□□□□□□□□□

方□用藥，當用伊信人□□□□□□，□□大少奶之

□□□□□□□□□□□□□□□□□

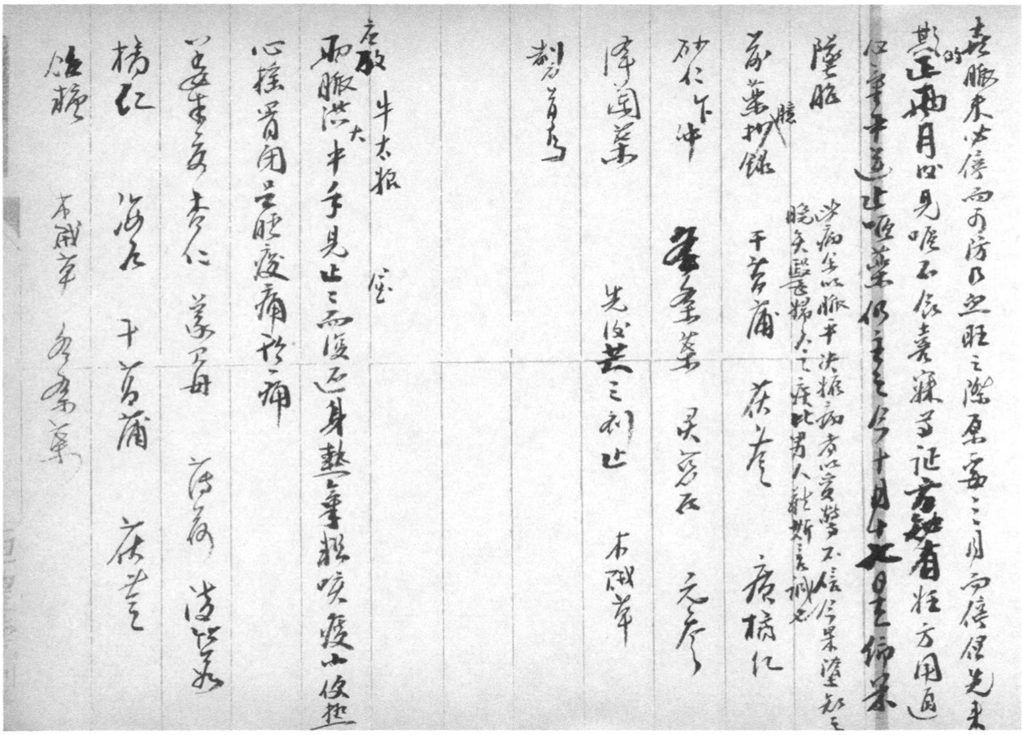

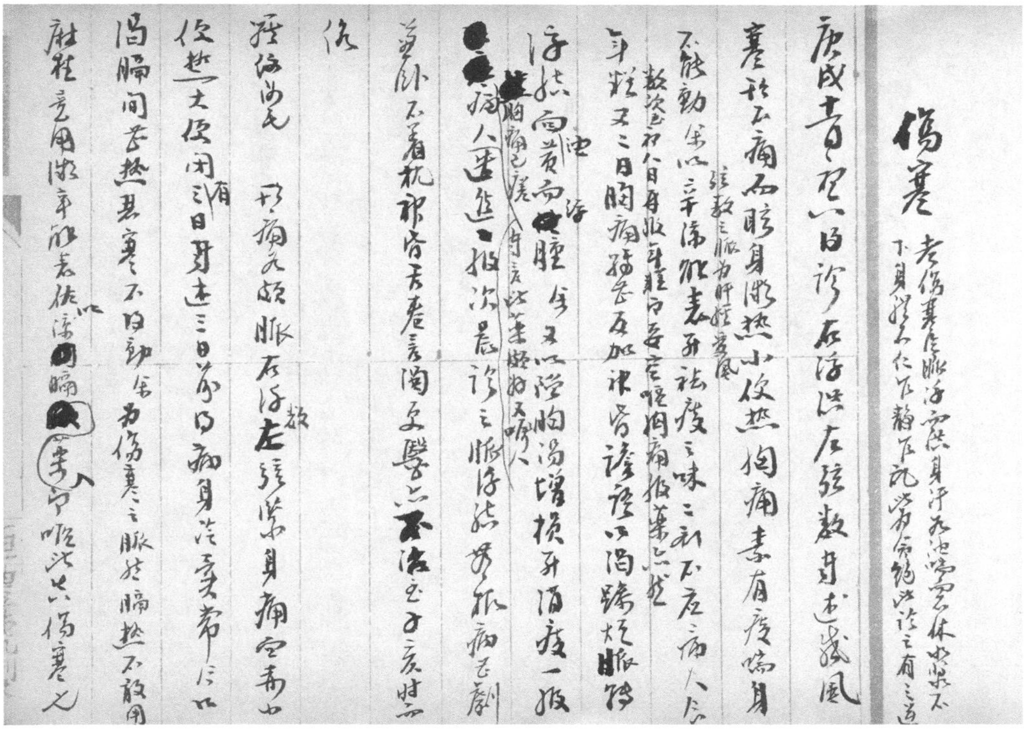
傷寒

先十二日同切留意左脈盛紫而弦為傷寒戴陽
格陽而假解必須莫致藥其人躁渴而不解[illegible]
（治風）手足而稔先左脈之弦數（于）似血盛紫血苑經瘀不消
是而盛（沉弦之 其脈若小弦數兼心悸）[illegible]有盛之處為匿者而不同時完全
傷寒脈必緊之數之脈指下切要浮滑數以為浮緊以為之
連用太外　病寒熱欲從匿方藥亦喉
從特延高匿病氣之耗血[illegible]許日而手脈此
經而清右關弦長又極瑕疑全紅伏邪等道瘀
（耳聾）盛之脈瘀不堪更而未遠全日必內傷之橋有胸胃
筆病多痛人良法未事實此痛仍因筆而轉（生）
寒之熱不依分明矣全胃等將之以其花
而驟補喝於肥共飲（米）湯以表胃等而望生
理其以寬羣先宜平過降疫為安

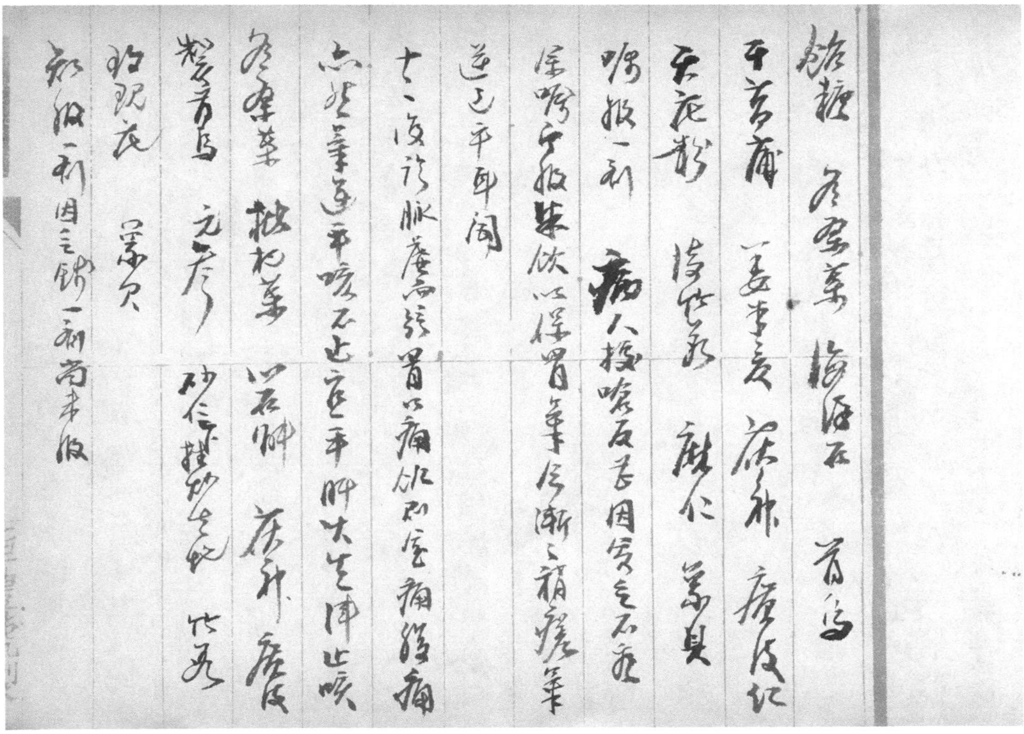
錄按　原案某　接后云　前方
平昔肩　一[illegible]未發　茯神　鹿[illegible]紅
天花粉　法半夏　酸仁　[illegible]
嗎服一劑　病人接嗽反甚因寒氣不舒
[illegible]予服柴飲以保胃等各漸漸稍瘥等
並已平和問
十一復診脈虛而弦胃口痛作則痛[illegible]痛
亦非善道平咳不止尤平肺大生津止咳
冬桑葉　枇杷葉　川貝母　茯神　鹿皮
[illegible]　元參　砂仁　桔梗[illegible]　竹[illegible]
竹[illegible]花　[illegible]
新服一劑因之鈥一劑尚未服

時
陳二少奶　左衝收之處　產後十餘日崩止子宮後腹疼著
熱已多數十利而胃不動不飢夜不能寐腰腹脹
二診　脈微多診視　診由脈氣甚虛小腹痛口渴
大便五次菜汁　西月一日又去　小便數　余四脈氣後之胖產後
小溲痛前之脐血後筆澀脐不通淋相口消谷蒙
治宜速補脾溫以養血　暫胃強增叔
霍薑　一　茯神　三　砂仁拌炒黑生地　三
大腹皮　一　蘇梗　一　焦白芍　三
杏仁炒杜仲　三　廣皮　一　補骨脂　三
生白朮　二　山萸肉　一　炒歸身　一　生甘草　四分
元胡索　三　二劑胃稍動能食飲渴亦少錢
痛止
三診　二復診脈虛不減　去大腹皮加炙黃芪
用之初服二劑而果能稍動止陽　易
寒熱雜診三次矣　診視二云肝火未熾用猶
生地薑皮鼓　紅生地　澤蘭　茯苓　稽生歧

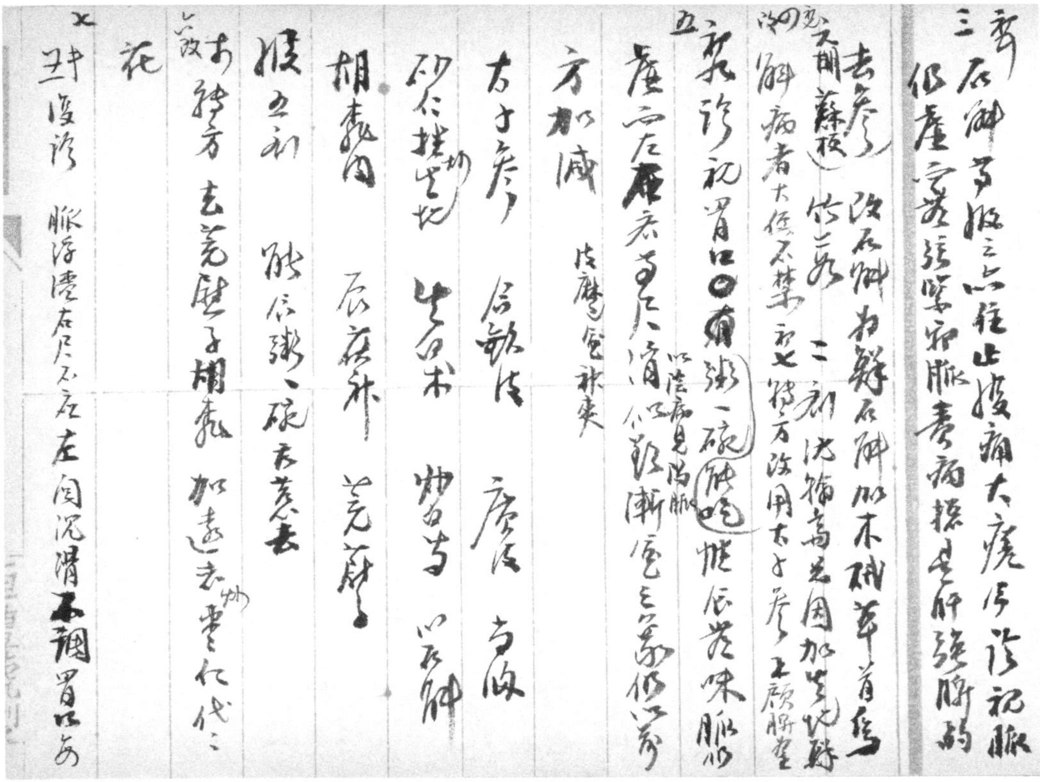

三 新 右脚节数之上往上 痛大虎 诊初脉
但虚云并强紧宜脉 素病摇是肝强所为
去参 改右脚为解右脚加木瓜草首乌
四诊 柴胡 苏梗 竹茹 二 新 沈楠高见因加生地 解
解病者大便不禁 初七 转方改用太子参 玉顾肝肾
五 新诊 初 胃口 有粥一碗 胀吃 惟后无味 脉以
虚云左虚右寸尺滑 以小能渐觉之家仍以前 以后病见消脉
方加减 法鹰觉 秋夹
太子参 合欢皮 广皮 当归
砂仁拌生地 炒 生白术 炒白芍 以后脚
胡桃肉 后茯神 芜蔚
张 五 初 胀后粥一碗 后蒸去
六改 为转方 去芜蔚子 増枣 加远志 炒枣仁代之
花
七 廿复诊 脉浮涩右尺不应 左关沉滑不调 胃口好

咳咳硫動則氣逆，此是郁留氣而厥，近因帶

語滯滯不能徹任之後，無度帶脈不拘濕熱下沸

竹瀝甘露微任

鹿角霜一兩　赤小豆三錢　潼沙苑蒺藜二錢　廣皮一錢

厚杜仲三錢　川石斛三錢　白茯苓三錢　兔絲子三錢

太子參一錢　生白术三錢　炒陳皮一錢五分

八　薛劉氏　左手右脈細滑，帶注積經產經久，遲便少

經似有帶，頭痛食少，遇事則胃口開，此痛氣之

血虛陽亢肝厲，故中焦之汁不融，右脈虛，心神動

故目昏，虛少而肝陽亢，下陷脾而常作心

平補滋陽　二劑

生牡蠣三錢　龜板三錢　川石斛三錢　茯苓三錢

黃耆三錢　五味子七粒　六神麯　炙黃芪

廣橘白一錢　太子參一錢　鎖陽一錢　潼蒺藜　柴胡一錢

原香附三錢　生白术三錢　炒白芍三錢

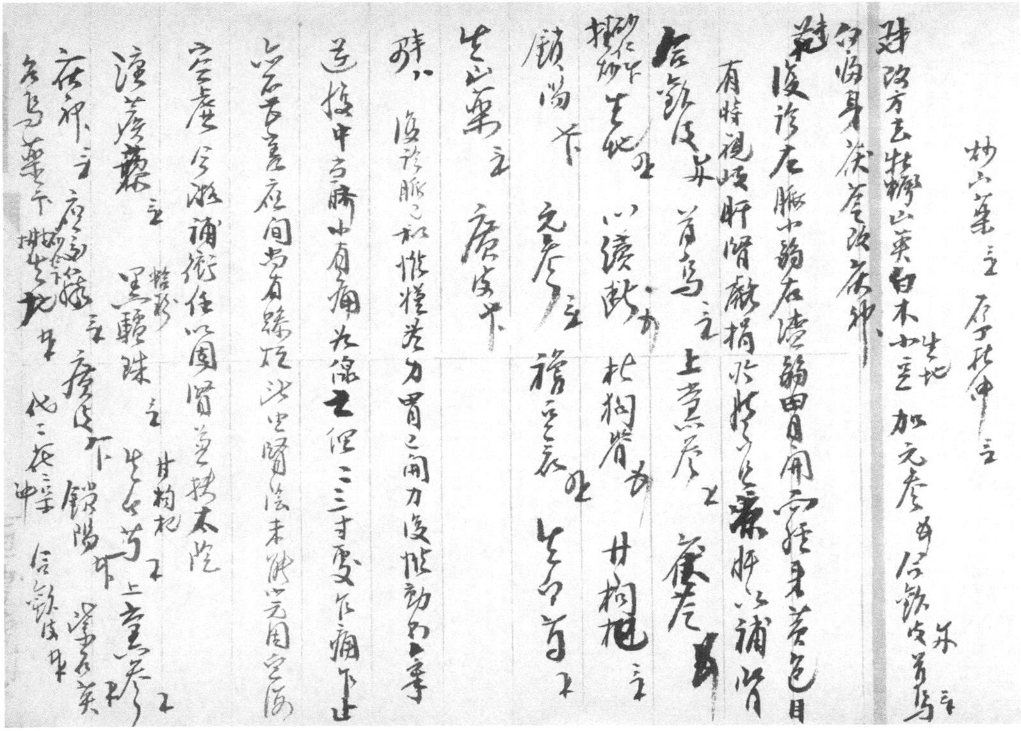

王右先　診脈兩手大而弦，按之脈濡，虛不揚，然由來之病在
晚，晨刻右脘間胸滿痛引接背，每發必須人按摩方已。
氣平右眠者，正氣劇此也。胸中停飲，膠痰阻氣，熱傷脾胃，所以
久時氣滯，濕熱不化，故劇者氣調，轉濕熱，以理肝和胃，
瀉心通脾濕。
砂仁 下　香附 二　姜半夏 三　茯苓 三　廣皮 二
炙枳殼 三　蒼朮 二　炒白朮 三　大腹皮 三

馮穆五号　左尺長弦　脈沉濡小　素寒居多　遇陰腹脹泄瀉
素吃大烟，今復腹脹痛，此中氣空虛，濕脾弱者，
濕熱下沸。
炒白朮 三　大腹絨 三　春砂仁 二　茯苓 三

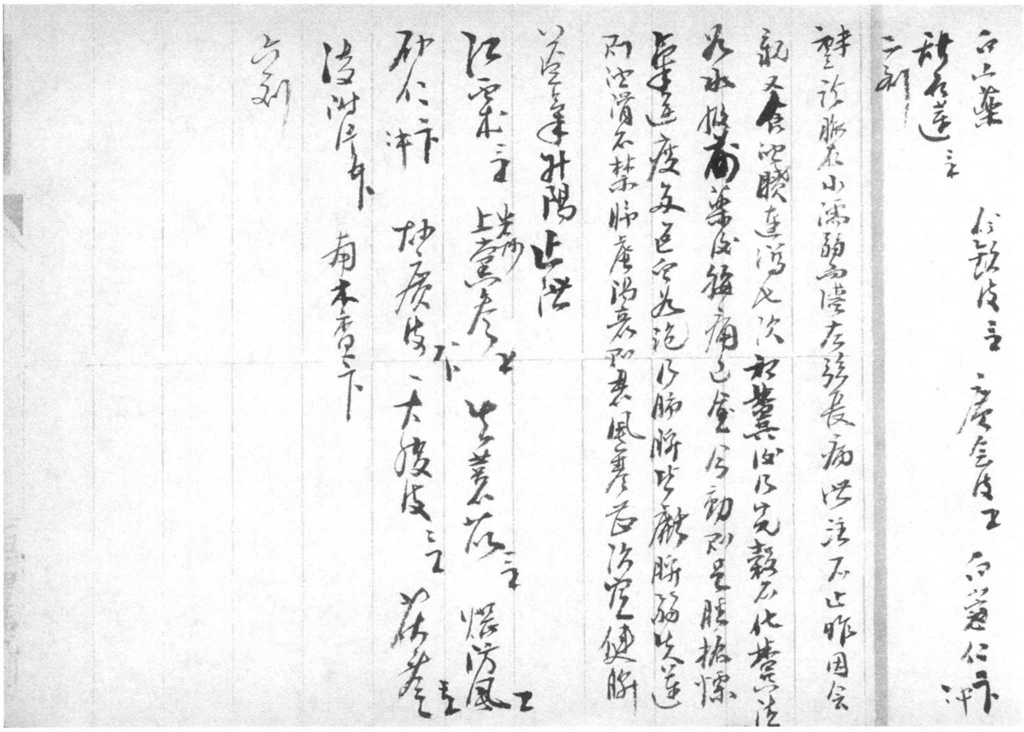
白芍藥　杜橘皮三錢　廣木香一錢　白蔻仁一錢研沖下
赤茯苓三錢
二劑
肄診脈象小濡弱而濇，左弦長，病泄瀉不止，昨因食
氣又食油膩，復泄瀉次次，初覺腹中氣窒不化，其泄
為水。脈來[illegible]緩，痛已愈，又動則[illegible]脹[illegible]
[illegible]適度寒[illegible]宜[illegible]泡，乃脾胃虛弱，失運
而泄瀉不禁，脾虛濕甚，而兼風寒，當治宜健脾
以益氣升陽止泄
炒白术三錢　上肉桂五分　生薏苡三錢　煨防風一錢
砂仁一錢研沖下　煨肉豆蔻一錢　大腹皮二錢　茯苓三錢
廣陳皮一錢　南木香五分下
六劑

胃脘日　素有肝胃心痛因服肉桂愈發愈劇
今脈濡弦常仍不止宜黃連樵左旋洪湯治之
代赭石三　半夏三　元胡索三　生白术三
川石斛三　茯苓二　砂仁殼　茯神三
金鈴子三　炒竹茹二　大腹皮三　冬桑葉三
木蝴蝶二　鬱金二
某度日　病因脈虛照前方去木蝴蝶元胡
二劑而愈

石拔卿　胃脘痛脈弱經帶　注肝強脾弱症

米石斛　川石斛　炙於朮　製首烏

於朮　砂仁　元胡索　合歡皮

炒白芍　生冬朮　玫瑰花

三劑　後用前煎藥去首烏

夏大娘　四肢惰胸窒耳鳴胃閉動不寧左脈濡弱

茯苓　首烏　合歡皮　白蒺藜

薄荷　甘菊　冬桑葉　生鐵落

川石斛　茯神　玫瑰花　炒白芍

三劑愈

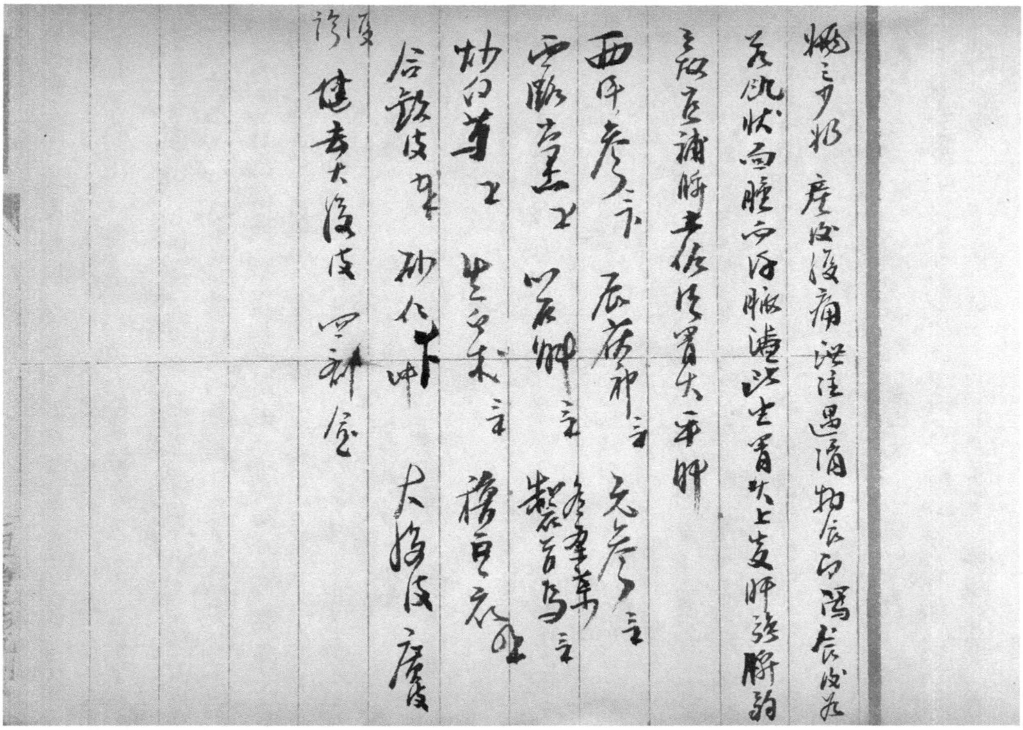
楊三少奶　産後腹痛泄注，遇涼物痛即瀉，痛後[illegible]
[illegible]狀如[illegible]，[illegible]脈濡，[illegible]
[illegible]補脾[illegible]
西洋參六分　辰茯神三錢　炙[illegible]三錢
雲[illegible]一錢　川石斛三錢　製香附三錢
炒白芍一錢　生白术三錢　橘白衣[illegible]
合歡皮[illegible]　砂仁[illegible]冲　大腹皮[illegible]
復診
[illegible]去大腹皮　[illegible]

王○太太　寒熱振慄，惡風，胸心胃反痛，嘔吐仍甚，飲伏下焦，侵淫膚腠，時發時愈，常為風疹瘙痒。脈弦濡沉而數，此由肝風熱（外）侵（燥肺），肺失其司皮膚，津液被（風）灼（燥），治宜清肝火，以肅肺金，佐驅內風，疏肌和濕，固皮切膚，淡利鍼劑，攝化以黃柏降火，痛楚於泳，加重固之。

冬桑葉　夾鈎藤　全當歸　廣皮
甘菊花　原杏仁　光杏仁　象貝
木賊草　防己　炒白芍　炒黨地骨皮
枇杷葉　嫩防風

復診　寒熱降，痛既減，咳半聽之，去木賊，加生地、山[illegible]、茅根、丹參、白殭蠶。

三診　脈濡，膚疹已斂，左已淨，唯右半身觸痛，又覺胃之開合甚塞，仍宜按主肝經風熱，胃（太）上逆，肺失宣固，治宜先開肺，涵佐清肝火。

[illegible]　山蘆根　元參　象貝
仙半夏　生地　甘菊　炒丹皮
冬桑葉　廣皮　法霜　全當歸
天蓍　防風　寬筋草　枇杷葉

去木通[illegible]加射干[illegible]

沈兄太外　脈虛數，是大病為陽越，汗出，此是胃

氣空虛，外衛失職，喘汗，汗脈內蒸，一下為

衛，以養胃陰藥兼助為炙，病人去陰也飲

衛，半日兩進，一午二進，汗出不止用

西洋參　山萸肉　茯神　小石斛　二

生地　麥冬　炙草　杜仲

炒生白朮　養陰補氣之劑

白芍

五味子

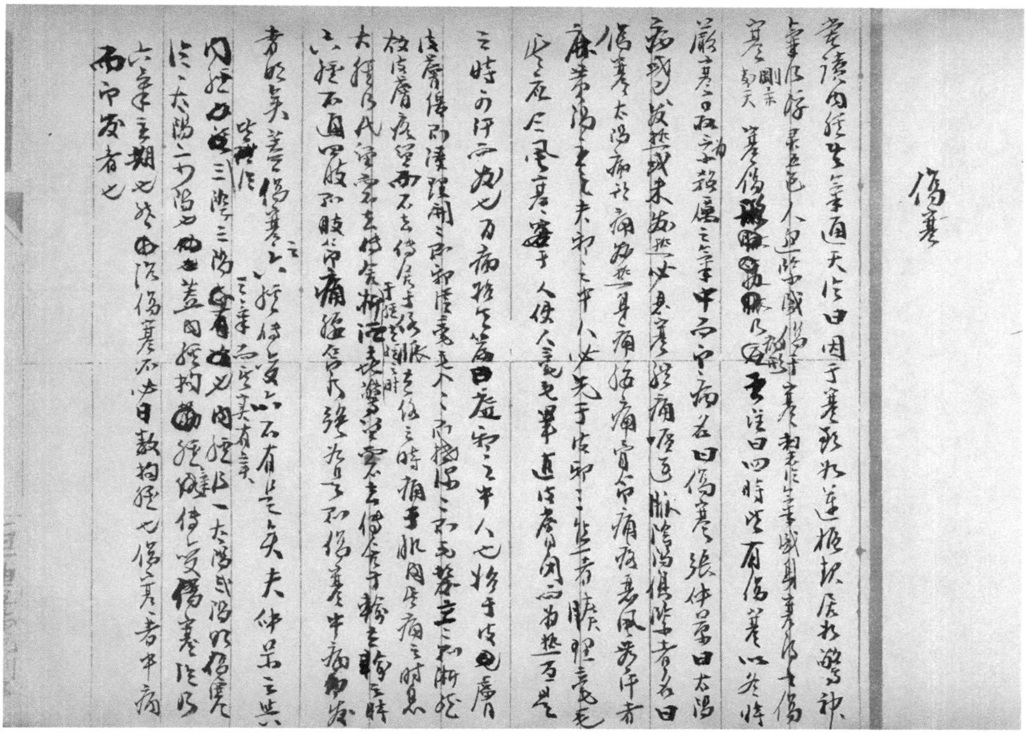

伤寒

醫箴

持診之道，虛靜為宗，上觀下觀，司八正邪，察色按脈，切脈動靜，而視精明，察五色，觀五藏有餘不足，六府強弱，形之盛衰，以參互決死生之分。今持脈者，一不能決矣。脈病之變化若緯，不可不究。徒持脈象，是為下工。形肉已脫，九候雖調，猶死。暴病脫肉，身不去者死，皮膚著者死，目眶陷者死，身直者死，臥不能枕者死，髮直者死。最關心者，病人素稍痰一竟不能行，病一發即已入深，脈雖順，病不可為。濟見望症，切須留意，勿可輕視。然有和病而見浮結之脈，本不為逆；而外象損空，臍重，臥不能枕，下為病中死。注症脈俱不死，痢症脈虛而死。此之脈皆順而外象均敗，竟有望症不望脈之例，病出藏色見。素靈詳之為精，亦必須隨時參看。

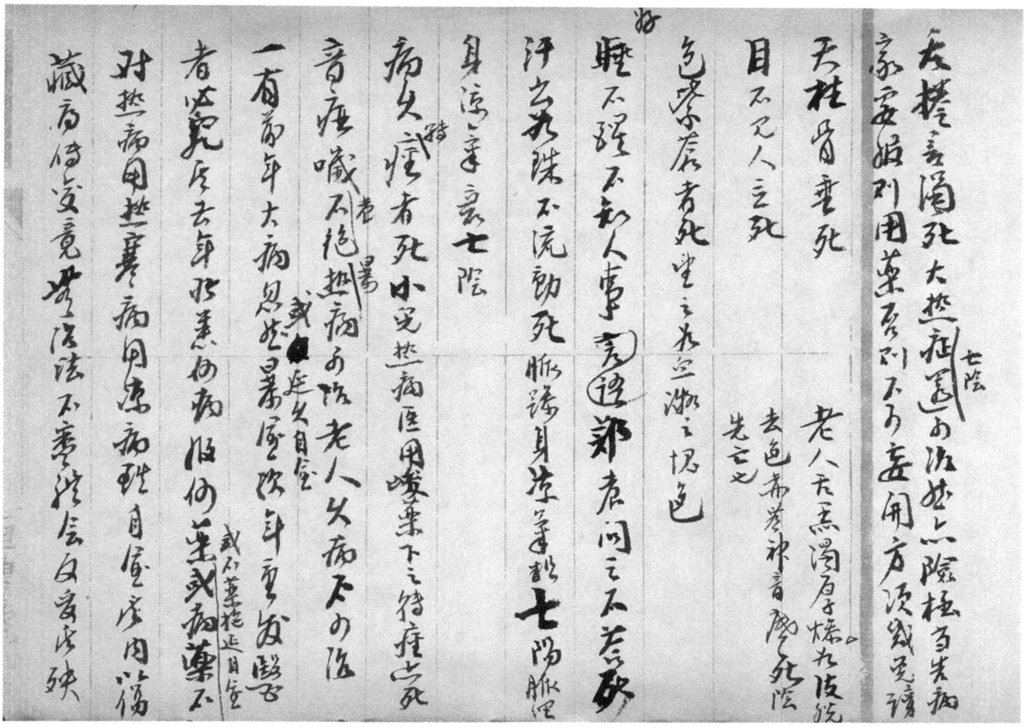

余業醫五年矣，診人之疾，幸無過失，然于醫
本家者心猶有不能生死，安有負心竭作以技招怨
屈指計之三次矣。非不知其將死之故，乃心中去望其之回
醫之藥不完，家屬已敗之藏府，如此之者，此時診心之
迷而亦惑也。惻隱之心人皆有之，然有醫者則不能不然
者何？蓋不自存私。臨時之診，亦無外人，同例此者之
此告四難，而仍不得已用藥，則將來人若怨我，不佳
持脈，選方改而後之。甚子此語者，心力而為之，而必有
餘。全法之一切病家，須在靡勤學，而禁將來戒之
哉，宜勉力。

一小兒身壯熱，目赤，脈滿面赤，目久睛一時陷
證未見而藏府已早受困，邪氣充盛，正氣已傷
正不勝邪，寒證遂出，若不救治，身危，此之證
但心細究，亦甚其故，勿妄用藥。

一小兒泄瀉已久，脈氣大傷，手足厥冷，毛髮

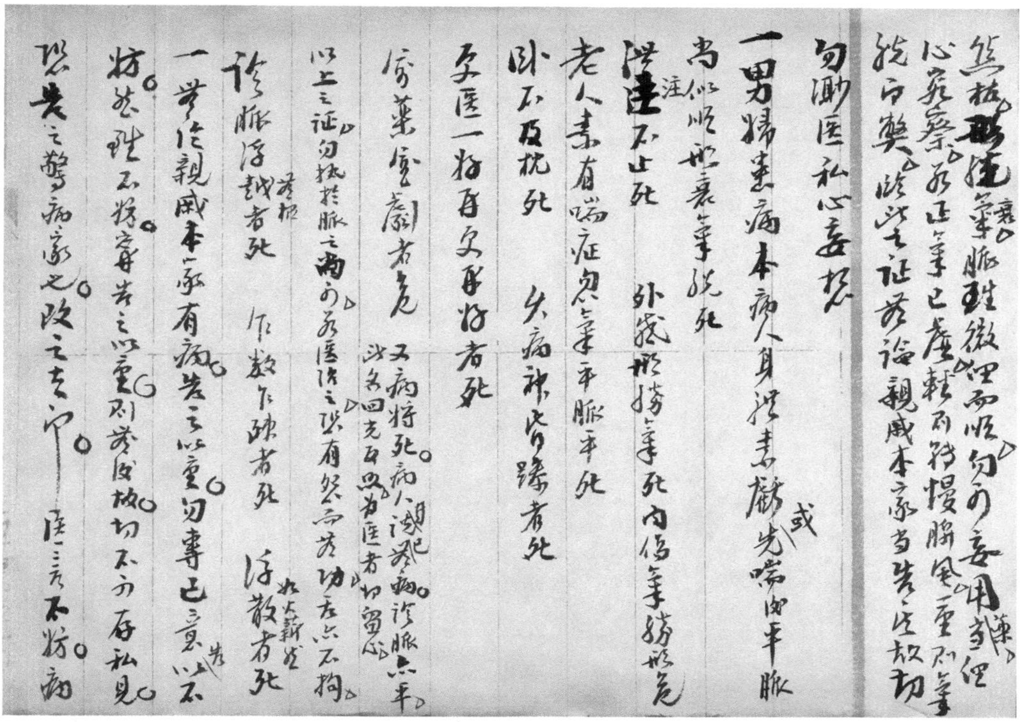

然攻補藥脉雖微理而順，勿可妄用雜藥，經
心察察。若証等已虚輕而轉慢，臍風一至則等
從而變。臨此之証，若論親戚本家，當告之，故切
勿以醫私心妄想
一男婦素病本病人身體素虧，先喘（或）後平脉
尚似順，形衰等說死
泄注不止死　外感形勞等死，內傷等勞形危
老人素有喘症，忽然等平脉平死
臥不及枕死　久病神昏躁者死
受醫一指再受再指者死
服藥變劇者危
以上之証，勿拘於脉之兩可，若醫治之後有然而若功，否亦不拘。　又病將死，病人謝絕醫藥，診脉亦平，此名回光反照，為醫者切留心。
診脉浮越者死　脉數乍疏者死　浮散者死（如大薪然）
一若從親戚本家有病，告之以重，勿專己意，以不
治然雖不治，當告之以重，則若改救切，不可存私見
恐失之，驚病家之改之意也。　醫之云不治病

人生人均惟急懈。侍奉不謹。飲食不節。使原生
化病。然亦實心告之。友愛生結也。医之過歟。當速戒
肉。任日五虛然溏痢不止。身凉脈絕。氣极參附不止不
流。變證目瞪。喉急痰白。筆急手足厥逆。此為從
柢。治之甚功。又變生諸症本不必妄行。但從因治當按女脈宜莫增
[illegible]

岐黄餘議

岐黄餘議

《岐黄餘議》不分卷，清稿本，一册。明陶本學著，清佚名編。書中『玄』字避諱不嚴格。是書高二十四點七厘米、寬十五點六厘米，版框高二十三點五厘米、寬十二點九厘米，每半葉十二行，行三十二字，藍方格本，白口，單魚尾，書口下方有『億錦乾監製』字樣。魯迅先生一九一六年書信手稿曾使用過『億錦乾製』八行朱絲欄信箋，億錦乾或爲清末民國間京城紙店。是書有封面、目録，封面題『岐黄餘議——陶氏六書之一』，目録葉題書名『泗原先生陶氏六書岐黄餘議』。此稿爲《陶氏六書》之一種，然《陶氏六書》未見刊行，其餘五種亦未見各書目記載，當爲清人編集陶氏醫著的未刊稿本。書中《素問玄機四十六字補遺》篇前有自序，署『萬曆壬子歲夏六月會稽山人陶本學泗源氏題于鑒湖百可園』，據此原著成于一六一二年。目録葉有朱色方形鈐章三枚，從上至下分别爲『紹興裘氏』『讀有用書樓藏書之章』『中華書局圖書館藏書』，係裘吉生舊藏。

陶本學，字泗源，號會稽山人，明代浙江會稽人，自少習儒，後因病習醫。萬曆甲午（一五九四）懸壺京邸，書中《咳嗽清肺辨》篇『泗源子寓燕一十餘年』，可知陶氏在燕京行醫十餘年，撰寫此書時已返回故鄉紹興，居『鑒湖百可園』。陶氏醫著有《孕育玄機》《百段錦》《脉證治例辯疑》等。

是書載醫論六十六篇，每篇圍繞一個專題進行論述。其中綜合性醫論十七篇，包括《情志議》《古人治法應時論》《命門圖説》《右腎水火辨》《内外傷精要論》等。脉法診斷三篇，包括《數脉辨》《脉症虚實》《脉病真僞説》。外感病證六篇，内容涉及傷寒、時病、下痢等。内科諸病十九篇，論及骨蒸勞瘵、五鬱喉痹、咳嗽痰飲、胃痛鼓脹等疾病。方藥宜忌九篇，述及人參、石膏、知母、黄柏、四物湯、補陰丸、坎離丸、六味地黄丸等藥物和醫方的臨證運用。婦科醫論十二篇，闡釋經帶胎産相關病證。末附《素問玄機四十六字補遺》，然書中僅存二十四字，每字下首載七言詩一首，詩後詳加闡述。如『潤』字下載『陽明邪盛偏宜下，承氣諸湯是所便。脉弱原虚宜酌治，潤腸之法始安已』，詩後進一步介紹承氣之法。

書中援引劉守真、張子和、李東垣、朱丹溪、王均章、孫一奎、金世英、薛立齋等金元和明代醫家醫論。如《古人治法應時論》載『劉守真立推陳致新方劑，張子和用吐汗下三法，王均章製滚痰丸』治宋人『混感腥膻之氣』，爲應時而治的範例。除醫論外，書中亦載陶氏醫案數則。如《下血論》用補中益氣法治療脾虚久下血之證，『予診其六脉輕虚而下流，知其脾虚不能升騰統攝所致也，用補中益氣倍參术、黄芪、枸杞，投之而愈』。又如《胃脘痛虚實寒熱補瀉辨》用六君子湯加減治療胃脘痛久年，『予治國學少司成彭公，患胃脘痛已三年……予用六君子湯加乾薑、附子，多服全愈』。

陶氏認爲時人膏粱厚味，動作無休，以致真元耗損，氣血皆虧，故辨證多從陰虚痰火論治，似承丹溪『陽有餘陰不足』之論，善用滋陰清虚火方藥。然亦不拘一説，臨證温陽救逆之法亦得心應手，『如春夏而有亡陽厥逆之證，則須用桂附治之，不可拘泥春夏時令』。陶氏《遺篇序》中言，此書『寫生平自得之藴，矯習俗一偏之陋』，内容多有創新，誠可爲後人學醫津梁。

（張雪丹）

目録

岐黄餘議

陶氏六書之一

泗原先生陶氏六書岐黄餘議目録

痢疾症同治異辨　時師喜用涼藥辨　用藥須知　用藥誤辨

桂附知柏補腎辨　補陰丸丸坎离丸丸用知母黄柏論

補陰不用四物湯論　服人參功效紀　六味地黄丸治驗

問傷寒用桂枝說　石羔湯辨　妊娠傷寒宜益治胎

月水經期非血枯　論婦人血淋　崩淋病源治法辨　婦人無子之因

婦人種子法　安胎論　產前宜大補氣血　論胞衣不下

產後神昏譫語[illegible]語類發熱辨　產後不可服寒冷藥

議產母用人參　素問玄機四十六字補遺

儓鈕卓監生

數脈辨

夫平人之脈，一呼脈二至，一吸脈二至，以四至為平也。其或有五至亦為平脈者，以度之有閏。六至曰數者，七八九至者，此數之極也，亦熱之極也。熱者火也，火即氣也，氣熱則行速，故脈至速也。脈經曰：浮數者表熱，沉數者裏熱，弦數者寒熱，濡數者虛熱，虛數者暑熱，數而有力為實熱，洪數為火熱，溢數為喘熱，緊數為熱痛，滑數為痰熱，浮數無力為風熱，沉數而細為鬱熱，濇數為血熱，短數為實熱，微濡而數為濕熱，弦細而數為緊熱。以此觀之，凡脈數者皆為熱症，而非熱不生數也。治熱以寒，是故芩連山梔知柏連翹之芩石羔硝黄之類可也。降火而火息，火息而脈平，此正治之法。岐伯之聖訓不能更。乃脈之細數而為緊熱者，其氣外感之熱邪，抑臟腑之誘陞邪。不有餘之熱邪，抑不足之熱邪，而人知不足者十居八九，誤投之藥必以降火類滋養陰之品，以脈之數緊為熱耳。誰知緊熱之數非熱乎？常謂其由人身之脈運行經絡，周於天度，一呼脈行三寸，一吸脈行三寸，營行脈中，氣行脈外，氣主虛之空子濡之是六脈之和緩不大不小不長不短不疾不徐乃稱胃氣之容和不偏而陰陽之而平於濟耳惟真陰之虧損則陰血虛而氣偏旺氣既偏則血不能濡而行太速能復前之呼吸脈行三寸而循乎天度故其數耳從火也此氣通天論云陰不勝其陽則脈流薄疾又示從容篇曰二火不勝三水是以脈亂而無常也夫說云二火者謂二陽臓心肺也三水者謂三陰臓肝脾腎也陰不勝陽故脈亂亂即數耳斯時也惟填補真陰斯水足以制火陰既足以配陽脈自行徐和緩而之脈數熱症不治而平烏有所謂芩連知柏哉丹溪云補陰則火自降正謂此也奈何不察見熱治熱且據目前之寔不計他日之虛既知治熱以寒服之既久脾胃重傷而泄瀉嘔逆肺乏化源而氣喘咳嗽瘡精液乾枯而骨痛不眠盜汗陷寒溏泄火之變症也夫寒涼意在瀉火而火卒不可降反以傷脾補陰若意降火而遺以卒火脾若此損傷則司命者亦何樂乎汲汲于芩連枝柏等劑為哉故不得不書此以辨脈之細數耳

脈症虛實

浮之實大，沉之損小，曰陽盛陰虛。沉之遲緩緊弦，小便赤，大便澀，口渴熱，浮之損小，曰陰盛陽虛。脈居陽部而陰脈形，脈居陰部而陽脈見，陽虛知陰出而乘之，陰虛知陽入而乘之。至若寸口浮疾，陽中之陽病，主頭痛煩滿內熱。寸以沉細，陽中之陰病，主少氣出汗，悲傷不樂。尺脈浮滑或沉而實，陰中之陽病，主小腹痛滿，大小便難。陰虛煩躁，神不得寐，時或面赤。尺脈沉細，陰中之陰病，主兩股痠痛，陰痒遺瀝，便溺或有三焦之氣不化，不能傳化出入，二便反有秘結，腰痠腳疼，足冷如冰，亦有陰盛逼陽于上，反似極似火症，似陽盛下濟陽虛依之證也。腑病數渴，寒掀衣氣粗，又數見人者為陽臟病；數渴惡聞人言，閉戶獨處者為陰臟病。腑病屬陽，陽主動，故其病多走注而不止；臟病屬陰，陰主靜，故其病有常處而不移。陽病動，陰病寧，陽虛晝亂，陰虛相爭，其致邪居陽脈之間，知四肢熱盛而為狂；邪入陰脈之內，知六經凝滯而為痹。

脈病真假說

目非亦和。視崑山之石。皆可以名玉。耳非后夔聪。近國之音。咸可以言韶。紫之奪朱。
邪之亂正。大奸爲拙。大詐爲愚。似之亂真。易眩也。惟明者辨之。真似辨而以之濟天
下則大昌。而有乎人身虚候之間哉。常爲脈若多病熱。脈遲者病寒。率之虚者脈必
虚。率之症者𦢊脈必實。惡熱者必熱極。惡寒者必真寒。者常候也。一恆人能辨之。然
有出乎常候之外者。非恆人所易知也。須詳辨也。及出脈有一息七八至者。孰不曰熱
之極也。細辨之。豈知又有陰盛之極。逼陽火之上炎而似熱者乎。有一息二三至而
沉者。孰不曰寒之甚也。細詳之。豈知內熱之極。於陰氣之禁外出而似寒者乎。舉指
有力。此實脈也。乃為迫乎強峻。由乎真之之內乏。斷鼓擊之外形。似實而非實者矣。
舉指皆空。此虚脈也。乃為弱之不濟。由於真邪之內壅。斯脈停之伏匿。似虚而非虚
者矣。口乾舌燥。煩躁。面赤。狂班譫語。誰不曰實熱之症乎。然有思冰而不飲冰。面赤
而戴陽。有班而敉蹄。禁之而狂妄。則此虚熱也。投以大補之劑而安矣。一身畏寒。四
肢逆冷。誰不曰虚寒之症乎。然飲冷而不厭。脈沉而細數。此熱極也。投以瀉火之藥

而愈矣。心腹大痛，邪之潜伏也。乃有本原大遺而然者，按之不痛，并脈空而辨也。形气羸弱，饮食少進，處之已甚矣。致有内挟積滞而然者，大实有羸状，此也。小腹痞坚致攻於心，作痛作嘔，或以為積矣，不知有下部因虚寒之气凝滞而然，似積而非積也。咽喉疼痛，内覺焮熱，或以為火矣，不知有上部有不歸經之火乘越而然，似火而非火也。此皆假象也。人情之易惑也。臨症者於此當須着也。不然，悞多矣。由此而觀，可恃者莫如脈，而脈有虚假，尚不足憑，可據者莫如症，而症有虚假，尚不足憑。嗟嗟，況物性乎，況天下之人情乎。偽鵲亂症比比然也。尚非精詣者辨之熟而曉之切，幾何不因脈症之偽以悞人之生命乎。戒哉戒哉，戒之慎之，如忽焉可也。

情志議

常謂療疾以藥石，惟情志之疾，非藥石所能療也。惟療之以移情之法，則病可瘳。或怒勝思，則如華佗之療郡守、文摯之療齊王可也。或恐勝喜，則如棠沈之語趣知則可也。或喜勝憂，則如戴氏仁之治驗可也。倘拘拘於草木之華實，而以鍼灸樹之

倪金章臣集

腸腹裁一婦人因閨室之妬怒而及鬱月不至半載有寄潮熱咳嗽吐血痰唾
咳痰為醫認之以為必危家人認之為槁木死以為不復榮待盡而已予曰病在心
脾倘誘以喜而喜諷以言猶可挽回象在疑信之半用枸杞子一兩地黃當歸茯神棗
仁山藥門冬冬付貝母補心丹血解鬱之藥並以為可賢順其情而共少抑之意
月之內枯槁漸榮經通氣喘咳止嗽除斯之鬱結化知空脈乾枯而意適在則氣血
自裕大都婦人女子意見極狹凡有情病起于心中之抑鬱者居多也然續待字
藥石不知靜攝自解雖盧扁復生九轉丹服亦無效之何也哉故不戒守且常閨遊
古云鬱悶之人寸腸千結予自業醫之始未之或信每思何以腸使能結反覆推審
蓋以人生天地之間其為氣也至大至剛撐腸挂腹流貫經絡莫非是氣所致心有
愁鬱則氣便餒不能紓舒暢遂鬱鬱彌久氣日消耗腸每結縮而成坎所以鬱悶
者未必祇成噎膈而噎膈者未必不由于鬱悶何也腸之結而飲食之難入也○○
雖既入而下出行也經云始富後貧雖不傷邪皮焦筋屈痿躄為攣又書云畫如筆

失不治，即此觀之，足以徵腸因鬱結而穿小之故矣。一日獵人有擒小鹿者，鹿母隨之號，廢既失小，鹿竟死，而鹿母亦繼死于傾刻之間，蓋痛其子之斃也。獵人剖之，腸皆寸寸斷。噫！七情能激物類且然，況乎人心，豈有鬱結之久而腸不千結者乎？諺云：腸斷心悲，豈非謂而言耶。

古人治法應時論

宋政謂之初，胡虜入主之時，獵食烹燉燒炙豚羊牛馬之類，其間宋人亦混腥羶之氣。夫胡類形強體壯，勇因內蓄熱毒，為病十居八九，故劉守真立推陳致新方劑，特子和用吐汗下三法，王好古製濃丸，治出時合道，宜凡治法，百發為本，應響如神，各震當時，皆布方冊。三子之法，道行于天下久矣。今之人乞弋方法為驗，用以療人，而或有不能應手者，何也？蓋不明夫時異世殊，人多虛實不同而已。吾觀當今中華一統，氣化清明，才士篤志於翰墨膏粱，縱恣于酒色，富者操謀於家事，貧者勞役于負擔，飲食勞逸，動作無休，以致真元耗損，氣血日虧，於是抗寒因傷，七極易致蓄毒實火为患者亦间有之医者惟前峻俗不敢轻用缩手或恢守日深以致枉夭诚可惜也故當治察脉証虚實可行可止務以全人之法而療今人之病恐不戕賊于吴全也学者須慕而行之務知古人之妙在乎時耳

命門圖說

孫曰天人一致之理不外乎陰陽五行盖人以氣化而成形即陰陽而言之夫二五之精妙合而凝男女未判先生二腎如豆子果實出土時兩瓣分開而中间有生之根蒂内含一点真氣以为生生不息之机名曰動氣又曰原氣寓於有生之初從無而有此之氣即太極之本體也名動氣者盖動則生亦陽之動也此太極之用所以行也兩腎靜物也靜則化亦陰之靜也此太極之體所以立也動靜無间陽变陰合而生水火木金土也其斯命門之謂歟或曰如子所云則命門果有是具乎曰不知右腎屬水也命门乃兩腎中间之動氣非水非火乃造化之樞紐陰陽之根蒂即先天之太極五行由此而生臟腑以繼而成若謂屬水屬火屬臟屬腑乃是有形質之

物。外當有經絡動脈而行于診。靈素所以必着于經也。聖人所貴在。莫非氣血之右腎列之氣生其中矣。以左血右氣是也。此黄帝陰符經曰。人之腎屬於水。先生右腎象北方太淵之源。次生右腎。內有真精。主五行之正氣。越人故曰元氣之所舍。係。信有核骸。

右腎水火辨

或曰。人皆謂右腎屬於火。觀坎之象則知腎具水火之道。一陽居二陰之間為坎。水火並而為腎。故惟坎和習也。子以右腎為屬水。然則已說猶於子曰以惟坎和習斷。其說以張也。夫坎水也。上下皆坎。易故曰習坎。既先天圖乾南坤北。後天圖離南坎北。五行火離水下。故以丹家取坎填離。以水升火降既濟為道。謂採坎中之一陽填離中之二陰。此還乾坤本源之意也。坎離是對待之議。必彼謂一陰居二陽之間。昔乃指一陽為火耶。然則離以一陰居二陽之間。又作何說耶。夫物物具五行。五行一陰陽。陰陽一太極。五臟均有此金木水火土。何乃指坎中之陽。指右腎為命火耶。坎中之陽即兩腎中間動气五臟六腑之本十二經脈之根謂之陽則可謂之火則不可故謂坎中之陽亦非火也二陰即二腎也腎既皆陽則作一水一火並取者亦非矣不然坎中之陽亦不可以火目之而右腎又何以命火哉或曰子是之言固美彼北極主帝象下有龜蛇者又何說也且昔沙隨程可久曰北極方常配二物故惟坎加獨于物為龜為蛇余曰此何以証水火並而為腎之謂也蓋龜蛇乃道家寓意處謂蛇屬心火龜屬腎水能降此二物不使妄動謀坎離得以交姤而分半之丹可成矣腎則封藏本精之處也安可牽扯龜蛇而與同類並觀哉

內外傷精要論

有惡發熱身熱惡寒等症治者不審內外之因便為傷寒妄用麻黃湯及小柴胡等藥解表而致死者往々有之誤認內傷而似外感者病情非一甚可以一律發散也或曰東垣內外傷辨甚明子復有何議也予曰東垣雖言人迎脈大于氣口則為外傷气口脈大于人迎則為內傷外傷則寒熱齊作內傷則寒熱間作等辨誠若是之

格言也。但气口脉大於人迎，亦有外伤者；人迎脉大于气口，亦有内伤者；外伤亦有寒热间作者，内伤亦有寒热间作者，焉可偏执其说而不知变通乎？及夫内伤而似外感者，如素因饮食劳倦伤于脾胃，而久患泄泻，以致气口脉空，而人迎脉反弦大，虽有身热恶寒等证，其可为外感而例治之乎？然脉虽人迎大于气口，盖因土衰木败之故，则中有不足之象存焉。当峻补胃中之气，而发诸疑，东垣云甘温能除大热，正谓此也。苟或元气衰甚，或素有痰疾，服补药而反饱，难以峻补者，则当大补药外，以疏导之剂一二味以治之。其外感而似内伤者，以素因气质薄弱，或因劳苦，或久患泄泻，虚损，失于调摄，忽为外邪所触，而乘虚入于阴分，故脉之气口大於人迎，其可作内伤而概治之乎？脉虽如是，中有邪脉存焉，或浮或紧或弦之类是也。医苟不察，见其形体羸弱，况气口脉大，及之有自汗，知妄为虚损，峻用大补之剂，而致死者，深可痛哉！且如伤风、伤暑及伤寒邪在阳分，皆有自汗，其可用大补之药乎？然形骸虽不足，而元气颇壮者，则峻去其邪而无疑矣。苟元气衰故，虽以发散者，宜先补托隨汗解表。不然，以二氣並而治之可也。或因內傷於扶外感，亦有兼熱惡寒等證，治以甘溫藥中和以解表之劑。從其證扶風寒暑濕燥火之證，認是經絡，量其內外證傷重輕而治之。及有勞倦內傷誤作外感施治，或謂先發散而後補養，或謂先和解而妄用柴胡、黃芩苦寒之劑，是脈來虛不實，而兩手反洪數大者，是由涼藥訖致，不知自誤，及以脈健病重，遂謂汗後不謂汗解，脈健實，遂認作外邪未盡，或謂未治正汗發後，以麻黃發藥，重虛其表，害人其可勝計哉。如誤服涼藥在先，以人參作湯下五苓散一服，隨以甘溫藥中加附子治之，並附子亦宜治病中即止也。及之小柴胡乃少陽經半表半裏之藥，如寒熱往來，面赤口渴，耳聾脇痛，脈弦者，以此通表裏而兩治之也。其麻黃湯乃太陽經之表藥，如傷寒發熱頭痛惡寒無汗，脈浮而緊，[illegible]則用此以發其汗而去其邪。其予他經他證何能宜哉。此言內傷而有寒邪熱者，作在發表，食膏粱之味以致積在胃脘，寸口脈浮而胸滿憎寒壯戰栗，凡現此證，內傷而兼外感於似可不判，蓋外傷而有寒熱間作者，以及月傷暑邪氣，勞逸連遇於經絡之中。至秋冬感觸濕氣而動，脈虛自汗，煩渴，或吐或瀉，寒熱往來而纏綿不已。此外傷瘧疾，而亦有內傷似瘧者，類可不察乎？夫痰症、飲食積、虛火、勞証，皆為內傷似瘧，有發熱惡寒等症，或往實疾，必須以脈辨之，以証驗之，自有列宿高懸、奎張不亂，淺淵徹底、鱗介咸分之妙。故學者須究脈理之微之奧，洞明五方受病之源，斯可耳。豈可混玉石於砂也。

右尺命門屬火辨

常觀人生五臟，真位五方。腎居北方，獨有兩枚。岐黃未分左右水火之說，自秦越人作難經，始以左尺為腎，右尺為命門，以左屬水，以右屬火。後學雖有以其非是而辨之者，然未詳也。予後自業醫，始深致疑於此。因思夫人身之中，臟各有一，均以腎有兩枚，蓋以水屬陰，陰則偶，其猶坎之謂也。大易畫坎，上下皆偶，而中藏一陽，以天地之間真火每寓于真陰之中，即腎有兩枚，而一點陽光包藏于二陰之內。天地之所以生物者，此水也，此火也；吾人之所以生者，此水也，此火也。豈獨偏屬于右而背於

左即若果以左为水而生火则左肾独阴而寒字右属火而发水则右肾独阳而热
乎岂知阴阳互根之理不如是也经曰男子以右肾藏精女子以右肾係胞是右
肾为藏精之所而能偏于火明矣经又云太衝之地名曰少阴少阴之上名曰太阳
太阳根起於至阴结于命门灵枢经曰命门共肾也抑考明堂铜人经命门一穴
在脊中行第十四椎下陷中两肾之间则右肾能偏于火益明矣又观百菓草木之
寔均得天一之水而生成熟之时仁每两瓣瓣中一点萌芽已先天生物之阳气含
藏于两瓣之中乘其春阳鼓动之时而发生直锐之气不可屈挠此甚見矣此火未
常倚着于左右也谁谓坎中之阳两肾之动气而左右歧之耶博观物理则知两肾
皆水而火特寓於二水之中不偏不倚自对待言咸谓之水自发用言火惟以动而
见即经则谓命门皆肾可也谓肾皆命门亦可也以命门系於火可也以右肾为於
火不可也左右水火之说水独影皆承识莫古子决之疑殊甚犹泥说之惜哉古
云人之有两肾犹车之有两轮又云两肾水王对住门又云静而阖涵养乎一阴之

真水動而鬪鼓舞乎龍雷之於火。水靜者其常也，而火動者其變。甚哉！其言之也深滴之矣。

精虚補氣説

夢石子曰：予讀東垣書云：氣乃神之祖，精乃氣之子。又云：積氣以成精，積精以全神。丹溪亦云：腎水常藉肺金之母氣以補助其不足，故《内經》諄諄于滋其化源為之竝。則氣也者，豈非吾人精神之根蒂耶？宋鮑景翔《天原發微》云：神為氣主，神動則氣隨；氣為水母，氣聚則水生。紫陽真人云：元氣生則元精產。《錦囊經》云：土者氣之體，有土斯有氣。氣者水之母，有氣斯有水。此儒家、丹家、地理家之言也，竝前東垣、丹溪諸之醫理。前出、體蓋人之臟腑脾胃屬土，人之元氣生自脾土，胃土人之精水之氣比化。試之觀口氣、呵，使覺潤而有水，則水理自可見矣。故培其本而元氣壯，益其氣而真水生，是之謂滋其化源之經旨也。醫能如此調治虛勞，十當八九收功。時師拘於不識氣為水母之因，虛則補母之理，及以精血虛者禁用參芪以補肺氣，殊不知肺金之為水母也。母謂吾人臟腑，可遠取諸物，亦有同然也矣。今夫諸獸皆有溺，諸禽皆無溺者，何也？以獸有肺而禽無肺故也。有肺則令氣自強，能生水；無肺則下源之水無自而生故也。或曰：行水子之別，精虛補氣，此說良是矣，然不乏于經，況人之問無疑行於年耳。予應之曰：經不云乎？水之本在腎，水之末在肺。又云：陽火之根本入地下，陰水之源本于天上。故曰水出高源。此可見天乙之源自上而下，於為貫通者也。又云：男子髓日減，氣虛無精。《靈樞·本神篇》云：五臟主藏精也，不可傷，傷則失守而陰虛，陰虛則無氣，無氣則死矣。何為不乏于經乎？

治陰虛火動辨

昔丹溪精明醫道，闡發《內經》中陰虛火動之證，立論定方，以發前人所未發之意，其理明白簡當，後學泛貞書在世家而得氏妙者蓋寡，以坐井觀天，自以是而不復知其道之深遠微妙。試即補陰丸一方評之，又四物、知母、黃柏皆性寒之藥，治陰虛火動乎？立法用方之意，人豈能喻。水於火起於肝腎本臟之時，兩尺脈數實者，其火在下用之涵當九火在上沖刑害肺金尺脈虛脈寸脈洪數與火已在上用之投空必撓其害豎與不識之其方嘗半和歲月守服下減之陽之火隱脾土生發之源致生瀉泄飢肉消減則倉庫虛而弱殞矣

陰火辨

東垣先生因病有內傷不足外感有餘二者受病之源雖殊而所見之症類有似素問曰以其載明白世之醫者未能窮其旨要往往誤認外感投劑一差死生反掌遂著內外傷辨惑一篇歷陳比並詳為剖析其有功于醫學惠及後世者豈他方他論之可比也而大旨之中亦有小疵王安道雖常論之而亦未盡其意但人失於調攝耗損陰水則火偏于勝而過極過極則燔爍狂燎之禍作反致傷于真氣如書問訪內壯火食氣是也今人不分少壯之相火乃下焦包絡之火概指為元氣之賊汲汲于瀉火中如剿伐以耗損其生氣之源其致害豈可勝言哉愚意以為此伏傳寫之誤或後人記論之訛今欲實其文曰心火獨盛心不主令相火代之相火也

降火也。下進之火，代天施化，何爲元氣之賊？予故對而更論之。

治弱須察病因

大都治療務求其根，而因之則其爲力也易。拘拘執已在之症，而不探其本，則爲力多而成功難矣。倘以據今日之脈骸微細芤，才而又察其泫已之症候，形骸清羸是處必矣。茲須審其治病根因，有氣傷、積如采致病之因，在乎積食、積痰并列其他，故務得竭力援玄，病相遺補之氣。然有生意，倘見形憊脈虛，而意補攙逆迎，尚用病勢日增，甚其委于天，而治者咸袖手，惜哉。一人病弱，形体瘦削已劇，灌滃喘息，多槁木死灰，茲形骸羸瘠，而腹中之石硬尚在也。用大黄一兩五錢，佐以他藥，大下之，蒙厥，灌以大劑參湯，得甦，腹內之塊已消、暈停。當一日又服大黄一兩，序下，序服參湯，次前凡三下之，而石硬去，次步通以稀粥調養一月之後，精神頓增，而形体復平。此弱症也，而以下愈。又一人，潮熱咳嗽，形瘦腹大，四肢浮腫，飲食少進，治者皆以弱症，愈用補劑，病勢頻增，以爲必危。後以健脾燥濕之劑，漸得於安。此弱症也，而以祛濕

侯金卓臣集

愈。一室女，兩肋脹痛，潮熱咳嗽，兩經隔脹，月事不至，年五个月，亦以為怯病，投以參芪歸术地黄等药，更劇。予診之，六脈弦滑，審其因感風寒，驟投地黄、黄芪補塞太過，閉住外邪，乃致前症，似怯而非怯也。經閉亦因咳嗽既久，飲食少進，化源乏力，弱陰不能耳。用麻黄、杏仁、枳殼、甘草、天花粉等一服，微汗，吐痰升許，兩肋便寬，咳嗽減。後以生地、当歸、川芎、天花粉、山梔、涼皮、丹皮、茯苓等滋陰降火，服過百貼，經通，全瘥也。此弱症也，而以發散愈。又一婦人，咳嗽發熱，自汗盜汗，泄瀉嘔吐，粒米不入，咽喉失之。診其六脈虛弦滑數，諸醫皆以怯治，用滋陰降火清痰，倍劇。予曰：中土損傷，不能化生，致有潮熱咳嗽也，非怯病也。治以健理中宮，多進飲食，化生精氣，諸症自平。因以參、白术、山藥、茯苓、炙甘草、陳皮、澤瀉等劑，數服而安。此弱症也，而以調理脾胃愈。即此二人而觀之，以乙病各有因，治必求本。猶涼合粗汎，鮮致驗，及致難之，重而重之危矣，乃不戒哉。

傷燥論

夫燥者，當秋之令，十木彫落而天高日清，氣肅風勁，肅殺之氣大行，故萬物收斂而
人當避之。苟氣體虛弱之人，則湊理疏豁，失于調燮，傷其氣者，則為燥之病也。故至
真大要論云：金燥受邪，肺病生焉。此之謂也。其即時而病者，則身熱，咳嗽，氣喘，
胸脹，鼻燥，咽乾，肌膚燥濇者是也。世俗以謂重傷風者，非傷風也，乃傷燥也。雖與
傷風相似，但傷風則身熱頭痛，自汗惡風，咳嗽身體強痛者是也。夫傷燥雖身熱
咳嗽，則不頭疼而無汗，及不惡風而惡燥，身體不痛。然雖其脈皆浮，傷風之脈則浮
而緩，傷燥之脈則浮而濇也。至不即時而病者，邪氣由達而遷于經絡之中，傳於臟
腑，變為他病，而人皆不知，或為消渴，或為大便燥閉，或為痿躄，或為皮毛枯槁而肌
膚不仁，或為癘風，屬證者皆由安燥之所變也。又曰：諸澀枯涸，乾勁皴揭，皆屬於燥。
此之謂也。不由燥而病消渴者，不在此例。或曰：此河間常言之矣，子復蹈其跡也？曰：河
間以此為風熱論之，況未其詳乎？予則推原其本而發其蘊耳，不知火之為病，更有甚
異，則先戰慄而後發熱，不惡寒，出汗而不渴，脈弦而數，或大而鼓，蓋邪傷於經絡者

渴而不渴也。及有如喘症，二日後變為似瘧非瘧，又復戰慄而熱者，亦是也。刺治以輕揚發苦甘寒之劑，微取其汗以散之。蓋有先戰慄而後熱燥渴，及惡寒而鼓慄而發汗者，治亦如之。內經曰：少陽病則惡寒鼓慄，此之謂也。蓋邪氣內鬱，其空沸騰血弱，邪於聚而逆於胸脇之間，則發痛不已，而寒熱交作，咳嗽煩渴，脈及弦細，此火鬱之故也。諸痛之處必生瘡毒，毒潰而寒熱退，毒盡而渴嗽止；未成毒而乾於表者，仍以汗之；乾於裏者，治以下之；膿已成者，治宜刺之。此因天之邪氣感之而為病也。

或云：暑即火耳。予曰：非也。若暑火為一，何以各主一氣，而有少陰少陽之名哉？故考內經諸謂天火之氣以暑言之，地火之氣以火言之，豈不有暑火之名哉？且君火者同於五臟，起於其心，以六氣言之，則居于暑也。夫相火者在臟位，則係於命門，起于六氣，故以火言之矣。然病則少陽之證主也。若非愚鑿，定出原運之而得其秘耳。

治瘡不可泥於清肺

夢石子曰：氣喑之症，即俗云鴨公氣也。是世醫多執作痰火風寒，而以謂肺如鍾磬

意歸金益變

懸罄則鳴，蓋以物填實則雖擊之無聲矣。故必以清痰降火并疏散風寒之法治之。猶如去鐘磬之填實也。此蓋以肺為氣主，而氣音所出，故云疏以治近，氣乃愚則猶有說也。夫肺居乾金位，高處下清虛之府，虛不可干，蒙采有痰火風寒之賊則金衝激必及咳嗽，而氣重猶如撞鐘擊磬，雖欲不鳴，不可得矣。何乃反病氣瘖？愚故于填實裝氣之喻，猶未敢信其為必然也。竊以年少之人色慾過度，形瘠而黧，社金痰火風寒之賊，而聲音不揚，喉瘖難語，是病根在腎，決不可畧主于肺。或曰：先懲病云肺主氣，五臟同受氣於肺，而五臟有五音，皆寄于肺而通之者也。今乃謂氣音不揚，不主於肺，何也？曰：予嘗考之矣。肺為氣音之主，腎為氣音之根，喉為氣音之疏，舌為氣音之機，會厭為氣音之疏，口唇為聲音之扇，懸雍為氣音之關。是知氣從下發，腎實基之，蓋肺開喉舌、會厭、口唇、懸雍之類，不過皆應接腎音而上出焉耳。譬如水之在天地間也，凡人能知之，但知其為江河湖海而已，抑知其源之發于星宿海，而江河海不過為瀦承流焉耳。是故水竭其源，則必以上注為川而流潤人。譬其腎則至以上。按：清陽而出氣累，故曰氣高屬腎，不可沉于清肺者也。病屬大虛，不可沉于清肺，止宜六味地黃丸料，加五味、肉桂，去冬加熟附子，蓋以補腎根，仍用補中益氣湯，移蓋服之為妙。載《復菴》有云：氣高不出之人，服冷劑而愈；火氣高者，乃是腎經虛寒者。劑投附子者，其方效，不可不知歟。此劉河間主守腎乎？豈無稽而立異者哉。然致之，納脹寢汗，骨蒸，大便秘，小便淋沉，困着床，痰涎大出，則死，死勿治。況更清肺金而泄其母氣，是何異救飢而奪之食，拯溺而解其壺也。徒令盡死，然將誰歸。

清上補下說

經曰：高者抑之，下者舉之，此升降浮沉之理也。病有氣喘痰多，膈脹不得臥，倒上盛下虛者，抑之使下而愈矣。以上部邪氣有餘，損高以至於卑，則上不致于有餘，下不致于不足，臟腑均平，膈寬氣進，喘定臥安，此常理也。又有上盛本于下虛者，其症胸膈臌脹，臥不得寐，嗆嗽氣喘，痰多頭暈，飲食不入，治者投以烏、砂、枳、桔、蘇子，而臌脹氣喘者，猶然也。投以平胃、二陳、防風、天麻、當而吐痰頭暈不能食者，猶然也。投以生

意錦詮詮劄

也芩連知柏等而喘嗽不眠猶昔也。治至於此，良工之技已告窮矣。孰知上下有在，
因之法補下有法上之謬哉。何謂上，心肺是已；何謂下，肝腎是也。且腎為肺子，肺為
腎母，母子相生，其氣流貫。惟腎陰充實，則水足制火，邪火不炎，肺氣肅清，安有喘嗽
不眠眩運〔暈〕胸脹等症哉。夫為真水斷削，陰火上衝，如烟之熏，如霧之蒸，肺受濁氣，炎
其肅清降下之常失，為症之所由作也。苦寒苦燥，更損腎陰，而火愈不能降。惟以大
補腎陰之品，佐以引火歸經之法，則水足而火降，肺不受尅，痰消胸寬，臥安嗆止，喘
寧嗽除，其效如神，此予之所試也。夫上盛治上，以病本在上也，人所易知也；補下以
治上，以病本在下也，人所不易知也，所以効甚殊如此。乃其脈何以辨之？本在上
者，上部脈有餘而下部細不足也；本在下者，上部困太盛而下部則虛弱也。欲知上
下虛實之故，于指下詳辨之，而思過半矣。或有難曰：腎火泛熾，上刑肺金，知母黃柏
瀉腎降火，大所宜也，時師用之於茲罔效。予答曰：其中之妙，尔豈易知。夫黃柏知母
腎經藥也。腎火動于本臟之時，以不得寧，以此援之，火清腎安，豈有上炎之理。及火

已炎矣。出于臟而刑害肺金，是火生上也。後投知柏入胃下降之藥，是投空也，意何益哉？此法以不效也。甘用苦之玄机，古今之妙理，顯竅兩記之可也。

熱病不可過時失治

語曰：一椽不易，必成棟撓；涓涓漏危，久成江河。是天下之至要，在及時修治，不可忽而後圖也。況人身之病，以拯溺救焚，可徐徐而不亟治乎？夫世人諸病，內傷外感，兩者居多。內傷者氏病，發後猶可以待時日也，俟其正氣平復，雖不治亦有愈者。乃凡外來之邪，病感于冱寒之時，發于溫暑之令，寒化為熱，待時而發，治宜蕩滌熱邪。若俟祗是在經熱証，可用紫葛解肌、升麻葛根之類。若熱邪入裡，大便燥結，譫語舌乾，不眠不食等証，急用硝黃疏通而蕩滌之，自然身涼而食進也。如救焚拯溺，不可少緩。如緩則變証百出矣。俟其病劇，擬有神丹，何以着力？一人自南城京來，平日不能謹節，一日發熱，頭痛胸痞，不食十餘日。醫用發汗，外熱少解，內熱益熾，大便燥堅，宜官疏滌，斯為萬全。奈何又乇身赴步迷，祇用補血之藥，思以潤其燥結，健脾之劑，欲以俟其食進，不知饑遲，則室家斷安，腸清則胃氣自復。逡巡半月，病後頓劇，腸胃固結，元氣蕩然，雖有硝黃，無庸力矣；雖有參芪，亦不行矣，竟成不救。此由不知變通，救急之圖過時而失治也，乃以爲笑矣。

虛損症宜靜攝

人之所以生于天地間也，惟籍者精氣神三者而已。三者足則長生不滅，倘伐髮傷，迨後斵喪太甚，伐精，精不能以生氣，氣不能以生神，而害多之所以生耗減矣。人能求此未至壞之時，猶可以及早從治，以復于初也。乃若臟腑已竭之氣純空，雖有盧扁，焉能挽既去之神機哉！是故病中之尤難者，惟怯弱爲最也。若其挽回生前之機，不在人而在己耳。惟能自愛自惜，善將養于既病之始，並以妙藥扶接，必能保全於善養之道。奈何世之患者，猶恃能行能食，病魔已在，猶然縱恣，不一靜調，及至遷延月日，以致水盡油乾，悔心纔發，譬諸穿井于已渴之後，鑄兵於臨敵之際，不亦晚乎哉！吾及遡弱者之症，爲病發之初，祖多分熱者，蓋由陰火大熾，陽火陷入于陰中也，唉血吐血者，是真陰虧損，虛火大熾，升不能降，血隨氣上，故越于上竅也。從而咳嗽之臟之虛火上刑于肺金也。金畏火燥，故咳也。吐痰不絕者，火盛而煎煉成痰也。或腎虛而水泛為痰也。或中虛而不能攝涎也。氣喘則肺損矣。泄瀉則脾敗矣。骨痛髓之枯竭也。多汗心之液泄也。易怒肝臟之燥也。不寐陰血之少也。脈數七八至，是五內乾涸而無血以濡之也。又如嗜物者，何以嗜物？乃一臟之虛。如肺虛則受酸，脾虛則愛甘。今也五臟皆虛，宜其物物而欲嘗之也。於至于此亦危矣。斯時也，丹非九轉，安補玉関？不傳之秘，惟在靜心向依，心能禪寂，而虛皆空，則妄火息滅，真陰可復，起死回生。誠哉妙訣！奈何世人群迷不悟，甘死為隣，狂縱放肆，飲食男女之慾，恣意于中，喜怒憂悲之情易牽于外。豈未聞靜則神藏，躁則消亡之說耶？欲超苦海，方在寸心。不能於此心之寧寂，輒木石之功，欲冀回生之力，是猶舍己之田，耘人之田，愚矣。

肺熱還傷肺　劉評

讀古人之書，當詳其立言之旨，不以文害辭，不以辭害意可也。若泥其文辭而印定心目则先哲之言反为杀人之谆矣。常读珍珠囊书言人参之性止渴生津液和中益元气，又肺寒则可服，肺热还伤肺之说，凡遇咳嗽吐痰吐血上气喘满等证，佥曰肺病也，由于肺热也。然人参之非宜也，畏不敢服，病家固迷，医家亦莫不迷者，闭气于肺，牢不可破。至有必宜不可不服而不敢服者，遂致不救，贻害迄今，莫之悟也。近代以来，明医辈出，深辨斯言之非，力排前希之说，如李月池人参传，致究精详；汪石山、程镐之人参辨，发明透彻。医家据理者始有以人参治肺热气（咳嗽）证备之论，故由其故也。又有执人参为治咳必用之品而大误有之也。是岂人参可用于今而不可用于昔哉。昔之可用于今者，未必宜不可用者在，而不可用于昔哉，未必者可用者在也，须用之何如耳。因今撰之珠囊之说，谓肺寒可服，断语直截，其用疑矣。及至肺热伤肺一语，犹有含糊之意，乃致后人之疑，抑不知咳嗽吐痰上气吐血喘满等证，热则热矣，果肺中之实热乎，抑肺虚之虚热乎。人多之病，纯实则虚之证虽同，虚实迥异。概肺为热而弃人参于不用，固非矣；概认为虚热而以人参为必用，亦非也。此係肺氣本虛，乃有咳嗽氣喘吐血等證，似乎熱也。此則因虛不能運行，濁氣下降，假熱熏蒸而致然者，此仍不以人參救肺氣之虛，俾肺強而行肅降之令，正人參之所宜也。服之庸何傷？此係形寒飲冷，悲哀叫號，以致動火而有咳嗽氣喘一切之症，此乃本經之自病，非實賊之虛邪，正肺家之真熱也。夫肺本有熱，又服人參，斯助肺中之熱大，而肺益傷矣。服之烏乎可？蓋之實熱乃熱，虛熱即寒，即肺寒可服之謂也。珠囊之說，不分虛實而概云肺熱，此以後後人畏傷而不敢用，今人偶以人參治虛熱之症而得效，又咎治藏主守之非，王氏附和之誤，均一不明虛實之故，且偏不辨虛實，則肺寒可服之說，亦有疵也。假使虛寒固所宜矣，而外來之風寒亦可服。以愚按之，當云肺虛寒則可服，肺實熱益傷肺，斯為明確，而不致後人之誤也。惜守節齋拘拘於言而未究虛實之辨，今人偶試於之而不覺一偏之弊。珠囊之意未確，而誤後又以文害辭，辭害意，懼之也。噫

弱症補瀉辨

佩金章醫集

學自髫年聞某患弱症輒驗而異以其症之不多見又以患此者不一生也近今以
來病弱者比比都門尤甚焉每遇論者多感懷於心之證以斯旦夕之致診者十居其八
因早暮以思而得其故也蓋人秉天地陰陽五行之氣而生陰陽即血氣也血氣充
實榮養百骸堅強臟腑晝夜循環生生不息形骸長養何弱之有譬諸草木根深則
枝茂本固則華榮理同近也季世之風人情澆薄學風漸漓富者役志于家務貧者
謀才干薦挹文人墨士刻志于研窮少壯狂夫縱情于嗜慾或娶室而多思多妬或
病後而調養失宜如為一臟有傷未覺困憊遂也五臟相傳氣血空虛而病頓生矣
草木伐根枝葉自萎乃發出咳嗽吐血吐痰潮熱盜汗不眠食減骨病故為弱為虛
為怯為癆者總一氣血虧損之病名癆之者頗各步異義探本窮源此謂弱為虛
怯成傷者何物也曰氣也曰血也經曰形不足者補之以氣精不足者補之以味氣
弱補氣而參芪之屬可常用血虛補血而地黃枸杞之屬可常用心虛者必補
心為主而治可肺虛者必補肺為主而治可脾虛者可兼補脾之藥如肝腎虛者可

此補肝腎之藥，宜調補既久，並以病者耐心息慮，懲忿窒慾，斯氣血漸充，則凡咳嗽但熱一節證，不治而自除，根本既固，而枝葉無他也。此探本之治，乃王道之治也。夫何病者既已不能自愛，而醫者又不思弱為虛為病之根，而凡見一症，即以對症之藥投之。治遇咳嗽者，則曰桔梗、甘草、杏仁、桑皮、款冬、紫菀、川貝、知母、馬兜鈴乃治嗽之神品，而所必用矣。但熱則柴胡、秦艽、青蒿、別甲、地骨皮、牡丹皮，所必用矣。吐血、衄血則犀角、地黃、鬱金、茅花、山茶花、柏葉、京墨，所必用矣。盜汗則牡蠣、浮麥、黃蓍、梗節，所必用矣。服時少瘥，次日依然，但延日久，病不少減，消削再三，脾胃先傷，化源頓絕，氣血何生？則凡泄瀉、喉瘡、氣喘、氣沉、骨痛、咳嗽倍增，熱汗頻加，食減容枯，勢所必至。不培本根而枝葉愈憊也。剪伐已再之氣統空，六脈竟數，擾有參蓍在前，丹在後，治竟成圖濟。多之氣血本虛，及犯尅削，之日消痰，明白降火誤之也，抑何愚哉！由是觀之，甘桔、杏仁，外感所宜，而用以治弱症之咳嗽，則悖矣。柴胡、前胡，風寒所宜，而用以治弱症之但熱，則繆矣。枳、桔是半實痰可也，芩、連、知、柏實火可也，犀角、地黃乃療傷寒之吐衄。牡蛎麻根，可止表虛之汗症，而不能以止弱症之虛汗。或有用之者，因以為佐使亦可耳。紀拔本以塞源，主病以成功，妙品也。舍本求標，虛虛實實，返危困而生全之故可得耶？或者乃曰：據子云然，似有其見，但古人常云人參助火，肺熱還傷比矣，涼溼脾溼痰生，凡弱症者恆可服。般亭曰：人參助熱，以肺有實熱也，倘虛熱者不用乎也矣。涼痰以脾有實痰也，倘虛痰者不可用乎？千百之中偶有動火，以人之臟腑有陰陽也；或用參有多寡也。臟果四陽，參芪助火。紀曰：參芪所用既少，脾或滯塞，未必不然。未有陰臟之人而不可服參芪者矣，未有人參多用而不下行，脾寬者矣。肺熱傷肺，起于海臟之虛，亦須治之，涼而和之，即宜設人心目。習以成風，以不可逾，以致治弱之醫，患弱之家，縮手待斃，殀枉而殁者，寔啻千萬。予作弱症辨，蓋欲人知不幸而病弱者，必在補而不可消。醫之治弱者，必用補而不用消，甚用補或猶可生，而用消者為害一生也。不然，補可以去弱，古人之言豈欺余哉。

論勞瘵

經曰：有所勞倦，形氣衰少，穀氣不盛，上焦不行，下脘不通，而胃氣熱，熱氣熏胸中，故內熱。又曰：陰氣者，靜則神藏，躁則消亡。飲食自倍，腸胃乃傷。故知病瘵者多因嗜慾，若復飲食失常，起居不節，甚而枯竭，陰火上炎，祖發燥（潮）熱，口苦舌（咽）乾，或寒熱往來，似瘵非瘵，或咳嗽吐痰，腰痠頭痛，遺精盜汗，心神恍惚，睡臥不安，婦女則月經（枯）閉數。已上症之，亟宜攻補，精或嬉情則瘀不及乃行，則蓋熱毒內鬱，積久生蟲，或蔓而畏，或遺精白濁，髮乾而聳，或肚中有塊，或腦後兩邊有結核，若子，或聚或散，咳吐涎沫，或時吐膿血，肺痿肺癰之狀，或腹下利，羸瘦困乏，昏沉不能自持，雖不同，其症皆因蟲嚙心肺之所致。若復熱發晝夜不止，形神瘦憊，世之治療者但知陰虛生內熱，而用四物、童便、竹瀝、知母、黃柏之劑，不知東垣有勞病忌服寒涼之語，因其損胃臟腑，致有喘，以三拗湯、蓮心飲治之，又能動氣傷陰，殊不知胃傷則穀氣不盛，陰躁則神氣消亡。安神養胃之法，懵茲不知，焉能取效？故知治病不本內經之論，陷偏見也。

癆瘵總論

夫陰虛者曰嗜慾不節，腎水枯竭而致癆也。或咳嗽吐血，或畏寒潮熱。治瘵虛以參芪歸朮附子，嗽以枳殼杏仁桑皮，熱以柴胡蒿，火以芩連山梔，痰以半夏南星，食以砂仁麥芽，失血以側柏棕灰。如此皆治之標，不治其本也。此癆之症，皆勞傷失血之所致也。豈可以參芪薑附補陽火，耗其陰耶？陰虛咳嗽可以枳殼杏仁桑皮而瀉其肺，又損至高氣耶？陰血既虧，氣盛似火，此乃內傷無邪之虛熱，其間妄用芩連山梔及本病潮熱，可以柴胡蒿荷而作有邪之熱，豈不誤哉。脾陰既虧，痰火必盛，安可以半夏陳皮燥濕及南星之劑而治耶？火旺不食，安可以炒燥麥芽而治哉？凡患虛傷脾，失血傷臟，亦化側柏棕灰可治也。古云因火成病者十居八九，不因火薰致疾者而勞二三。故陽火虛物也，陰虛內熱，火空則發，故曰虛火。陰水者有形之物也，精血津液，故曰真陰。此以陰常不足，故補陰之藥自幼至老不可缺乏，孚安用丶湯，名曰滋陰降火湯。及參出抑火有三難，作一治，有瀉有陰者，陰血熱湯往來之水不能滅火。火逼水涸，当養陰血，慎勿藥以通經焉。

虛火論

近觀世之醫者，一見虛火之病，便以四物湯加知母黄栢治之。如不已，則偏執仲景之言，謂陽旺能生陰血，遂投以參朮恂芪等劑，初用一二服之間，火得温補，略見一效，以為中病，而火流于方，其火復作，則云功之未到，仍以大劑進之，纏綿日久，反助火上，以致咳嗽，气促，肌肉銷爍，寫症但亡病之危篤，而不知藥之過耳。且宜知母黄栢以少補陰之妙劑，膠柱鼓瑟而經年用之，豈不謬哉。殊不知此二味，乃苦寒之劑，能瀉有餘之火，其下焦有故用之，去其邪而益其元。蓋若退而用之，則反損其气，遂至大便溏瀉而飲食少進，可不慎乎？然去其邪則有補益之功，故云為補，蓋以此說為補陰之藥，而必用之，則殺人毒于挺刃，而亦不知，不勝嘆哉！吁！夫虛火之為病，不一，難以悉舉，姑取一二以例其餘。及陰弱陽强而相火熾盛，以乘陰位，日漸煎熬，則為血虛之病，治以甘寒之劑，如以知母黄栢則亦可，亦宜中病即止，蓋因苦從內

景帛会筐制

傷而元氣不足，火不兩立，一勝則內負之病，而用苦寒之藥，有不殞人之命者矣。
正宜參朮歸芪之屬，蓋火為元氣之賊，故東垣之甘溫能除大熱，正此謂也。若腎水
虛衰，不能制火，以致發於之火，為虛火之患，是為真陰不足之病，而用苦寒之劑，能
發損者，然亦宜甘寒之劑，則佐以麥冬、五味，補其肺之母氣，以生腎中真水，為害
火遊行而熱發空竅，或時面赤，或為斑疹，則知元參、生地以壯水而制陽光，更有分
熱頭疼及畏寒洒淅，呻吟鼻閉，集氣無澄，只宜信知補腎之劑，次乾行用兵勇之益
善。經云：強腎之陰，熱則猶可，此之謂也。蓋補陰則虛火自降，而秋生于此哉。其或於
扶元氣不足，而大便泄瀉者，參朮亦可用之。經曰：有故無損，亦無損也。若因腎虛而
泄者，為之腎泄，仍用補腎之劑，則瀉自止。用補陰之藥者，庸工以為甘寒滑利之劑，
反損胃氣，違逆于人，而遠功于己，則病者尚主病者，信以為誤，仍以求用參朮蒼燥
濟苦劑而致死者，可不慎哉。

火虛論

人禀天地之气以生，发于一阴一阳之所化也。夫阴阳者，水火之征兆也。夫人始生于祖，先生两肾，左水右火之精也。内经曰：藏各有一，肾独两者，一为肾，一为命门。肾为水，命门为火，水者阴也，火者阳也，所谓先天之气，化生之源，一者动静皆由此真水真火而运行阖辟者，宜于守，不能于离，宫中和而不宜偏胜，一有偏胜而病生焉。经曰：孤阳不生，独阴不化，此之谓也。若因肾水受伤，真阴失守，则水不能制火，而火燔燎，故曰阴虚火动，是为虚火之病也。有因大劳致阳火暴绝，则阴水偏胜，故手足厥逆而恶寒，是为火虚之病也。经曰：益火之源，以消阴翳，正此谓也。然有不恶寒而反躁渴，身体热而面赤，唇舌俱裂，但手足指青而足冷，脉沉而数，亦为虚火之证也。凡若此者，盖因火性炎上，根本空虚，以致燔灼飞走，亦当益命门之火，使引火归源也。且夫内经云：昼则恶寒，夜亦恶寒，此独阴而无阳，当急泻其阴而峻补其阳。又曰：右肾命门火衰，为阳脱之证。斯皆非火衰之病乎？然则以此为阳虚之病，夫阳之为名，虽同其治实异，若混而为一，其可乎哉？且人之阳气虚弱，不能护卫肌肤以

意泉会笺

致自汗惡寒者，此因陽虛之病也，其可以例治之乎？又如損傷之氣，火不兩立，一勝則一負之病，及大熱傷心，而心之陽氣驟從而亦為陽虛之病，其所用火虛之藥乎？殊不知此火虛之陽，乃命門真火之陽，由先天之於識也。陽虛肌寒之陽，亦陽心之陽，非命門真火之陽，由後天之於識也。往往未理不明，以致用藥乖張，非徒無益，而反害之，深可惜哉。

論陰虛怯病

薛立齋曰：怯病原是陰虛，損虛熱發火之症，故晝發夜止，夜發晝止，不時而作。當用六味地黃丸為主，以補中益氣湯調補脾胃。若脾胃先損者，當以補中益氣湯為主，以六味地黃丸補其肝腎。每有誤生者或誤用黃栢知母之類，則傷脾傷胃，飲食日少，諸臟愈虛，元氣下陷，腹痛作瀉，則不可救矣。夫嗽血吐血之類，因虛火妄動，血隨火而泛行，或陰氣虛不能攝血而妄行，其脈弦洪，乃無根之火浮於外部，大抵此症多因四五六月為火土太旺，金水衰弱之際，不行獨宿淡味保養，金水二臟，及十一

何鈞卓盟集

二月火气潜伏不透怫悵戕贼真元故云春末夏初患頭疼腳軟食少体热注夏之病或少有劳憊不耐寒暑不勝劳役四時迭病皆因气血方長而劳心虧損或精虛未满而早年斲丧故其之証雖以名状或左尺脉虛弱或細數是左腎之真陰不足也用六味地黄丸右尺脉遲軟或細而數欲绝是命门之相火不足也用八味地黄丸至于两尺微弱是陰陽俱虛用十補丸以皆滋其化源也十補丸即八味丸加鹿茸五味子

骨蒸劳瘵論

劳瘵之症为種至多其始未有不由氣體虛弱劳傷心腎而得之蓋心主血腎主精人当壮年气血完聚津液充满爲不能數時保養惟恣色是貪或有休息以致耗散真元虛散精涸則嘔血咳痰遂致骨蒸体热腎虛精竭倦憊气力謂之火盛金衰病瘵已危篤之治矣不救其源或投之以大寒之藥或療之以大熱之藥大寒則愈虛脾中大热则愈竭其内是以绝其取效而多致虛厥生矣况此症傳受不同心受之而为盜汗而为虛汗發為恐惧恍惚不安腎受之为骨蒸为鬼交陽虛好色欲者肝

何金章監生

受之为瘰癧，脉溺痞聚，拳攣拘急。風氣乘之为瘡癰。脾受之为多思慕清涼，不食为會苦味。肺受之为瘡喘咳涎唾，卧不安，毛髮焦枯。至於六腑，亦各有證，其多生於開閉損胃，乃治妙法也。然必須明陰陽之以托胃藥。陽病藥不可過暖，陰病藥不可過涼。其間證形實多为夢遺精、盗汗，思量飲食至不進，目睛失白，骨節疼痛，手足心煩熱發作，直瞼脣常紅，肌膚不潤，大便秘澀，或時泄利，小便黄赤，或時白濁，項生瘰癧，腹或氣塊，鼻口生瘡，喉舌乾燥，或時喘息之語，氣促，涕唾稠粘，腹脇煩悶，陰中濕痒，陰痒生瘡，筋拘急，舌直苦痛，或髮枯，痰惡，或憒怒悲啼，難以盡述。彼手足心煩，口乾舌瘡，小便黄赤，大便秘澀，或舌腫喉痛，涎痰稠粘等證，即是陽病，當用陰藥以瀉陽而助陰。如遺精夢泄，咳嗽陰疼，大便泄利，小便白濁，飲食不化，胃逆口臭，雖有熱咳，亦惟白色，此則为陰病，當用陽病藥劑，兼之脉證審之陰陽施治，無不愈也。

五鬱

內經有五鬱之論，謂木鬱達之，火鬱發之，土鬱奪之，金鬱泄之，水鬱折之，惟統揭夫鬱之名，而未顯言鬱之証。惟是後之人，謂達爲吐，謂發爲發汗，以泄爲解表利小便，以奪爲下，以折爲抑其沖逆，意義未必純是，恐于經義未之盡也。余故特析五鬱之証，并治法焉。夫五臟一有不平，則鬱自生。故內經曰：木鬱達之。木鬱者，肝鬱也。達者，條達通達之謂也。木性上升，怫逆不遂，則鬱。故凡脇痛耳鳴，眩運暴仆，目不識人，皆木鬱之証也。當條而達之也，以暢其挺然不屈之常。如食塞胸中，而肝膽之氣不升，故胸脘大痛，宜而吐之，以舒木鬱之氣。是在上者，因而上之也。木鬱于下，脇痛日久，輕則以柴胡、川芎之類，開而提之，亦條達之意也。重則用當歸龍薈丸，攻而伐之，孰非通達之意歟？火鬱發之。火鬱者，心鬱也。發者，發越之謂也。火性炎上，怫逆不遂，則鬱。故凡瞀悶目赤，少氣瘡瘍，口渴便艾，卒暴僵仆，嘔噦吐酸，瘛瘲狂亂，皆火鬱之証。當發而越之，以逐其自然之常。又如五心煩熱，肌膚大熱，過食冷物，抑遏陽氣于脾土之中，以火鬱湯、升陽散火湯，皆發之之意也。又謂泄其性而揚之，果能若窮詰

意鼎齋益製

何鎮卓臣集

顧不遂悒鬱不樂因生痰涎不進飲食或氣不升降收斂以朮參菖蒲生姜雄哭之類歸而動之於發之意也不使渾濁瘡瘍舌乾以黃連解毒湯導赤散八正散之類引而下之孰非越之之意也土鬱奪之土鬱者脾鬱也奪者攘奪之意也土性貴燥惟燥能運行化精微以佈敷各臟如塞滯漬濡則鬱者凡中滿痞塞胕腫大小便不利腹於肚脹皆土鬱證也當攘而奪之以復其健運之機神又如腹中空塞大滿大實以只實導滯丸木香檳榔丸承氣湯下而奪之是中滿者瀉之于下也飲食傷脾痞悶痰涎日生以麴半枳朮丸麥果痞結不思飲食腹皮微急以木香化滯湯消痞丸磨而消之於攘之之意也洪濕腫滿胕腫濕熱發黃以實脾利水之劑燥之孰非奪而攘之之意也金鬱泄之金鬱者肺鬱也泄者疏泄之謂也金貴空清壅塞空竅則鬱故凡咳逆喉於氣唾胸滿喘息擡肩擷項肌熱鼻塞嘔濃皆金鬱證也當疏而泄之以肅其清降之常又如傷風咳嗽鼻塞以參蘇飲人參敗毒散皆疏之之意也胸膈停飲或水飲入肺喉中如水雞之聲或肺癰嘔膿血以葶藶大棗瀉肺

陽治之孰化泄之之意歟。水鬱折之，水鬱者，胃鬱也。折者，決鬱之謂也。水貴沉靜持激，突塞則鬱，故凡淦噎上湧、水腫腹脹、腰膝不利、屈伸不便，皆水鬱證也。決而折之以導其來歸之狀。又水氣抑鬱，水泛上而為咳噎，以茯苓澤瀉之類導而下之，皆決之之意也。腰脇疼痛不可俯仰，或水奔豚之狀，以桂心之類折之，或小便癃閉失元不泄而為白濁，以小茴[illegible]澤瀉黃柏之類治之，孰化決之之意歟。是皆因其曲而直之也。舉此概則餘可知矣。故以逆為吐，以發為汗，以泄為解表，利小便以奪為下，以折為抑其沖逆，於經義恐有未盡也。正汲文又曰：善調其氣，過者折之，以其畏也。所謂瀉之，畏為過者，淫勝之謂也。折者，謂裁之也。如木勝助之以金，辛火勝助之以水，鹹之類，救其畏而伐之。故曰五臟一有不平，所勝平之，過於濟養，五[illegible]尅伐，此之謂也。

喉痺治法議

議曰：十二經中，惟足太陽則下項，其餘皆湊于喉嚨。內經獨曰：一陰一陽結謂之痺何哉一陰者手少陽君火心主之脈气也一陽者手少陽相火三焦之脈气也二脈皆絡于喉君相二火獨勝則熱結腫喉故痛且速也致人急強立名色曰单蛾双蛾咽喉閉纏喉走馬喉風揆之一言可了火而已矣大抵其脈兩寸必洪而溢遍弦若治法會云惟以苦寒之劑降火治痰如甘桔荊防梔芩之屬貝母花粉牛蒡射干薄荷之類是也若為年富力強之人醇酒炙煿厚味以致一時火盛痰多故以前劑降其痰火病亦隨痊又有陽實咽痛者治在分别陰陽散其客邪邪散而喉痛自愈矣噫然天下之人患此者獨甚真水枯涸而虛火之上炎者多真水虧則不能以上而制其火火勝則不能以下降而濟其腎斯下焦虛寒之極迫火上炎是以喉中生瘡腫痛之証作矣其脈細微而亂或有不喘者可辨也經不云乎陰火之動發為喉痺者死乃今之治者惟滋陰降火用以生地之屬知母黃柏芩連之類古云滋陰可矣而曰降火恐猶未全然也不觀今之患弱者多始者咳嗽但熱冩証而從也泄瀉氣啞喉瘡骨痛以致必不可救者何也以始之脈數而証熱甚服者悉降火滋陰

之藥也。降火則寒涼之久，脾胃重傷，而焉得不泄瀉？則陰盛愈上，而火焉得不熾炎耶？火愈炎則液降益去。是皆降火之藥誤之也。此治以陰極喉痺者，必大用補腎之品，而佐以甘溫之品，引火歸經，爲妙法。水煎浸冷服之，是補腎則真水足，而可以制其火勢之上矣。佐以甘溫則引火歸源，而火得以下。浸冷而服，熱因寒用也。此外復以辛涼之劑治其標，鮮有不治，治必殆矣。倘曰火盛也，而可熱乎？痰壅也，而可補乎？拘拘于方書之常法，纔上之陳言，惟知瀉火治痰，將火愈瀉而愈熾，痰愈消而愈甚，則亦必亡而已矣。吾未見為中之一生也。嗟乎！此可與知道者道，不可與俗人言也。

瘰癧辨

嘗觀瘰癧一症，患者多求治于外科，蓋不知病之由内而發也。外科治瘰必用消風敗毒、祛痰散火、伐肝之藥，效者千不得一。且有天稟素弱之人，久服消散之劑，以致元氣虧耗，轉成怯弱、咳嗽、疸熱、盜汗、不寐等症作矣。于是又易大方脉者治之，治着又不究其發病之根，惟據其見在之症，咳嗽清肺，疸热瀉火，尅削日久，真元丹耗，始因瘰病，繼以怯危，着頻成不救。是誰之愆？惜哉！歷攷方書古先哲人，杳無探本之治，悉按消散之方，豈古人元稟壯厚，必消散而癧始愈乎？祇有夏枯草膏一方，深為近理。吾嘗思之，瘰癧之發，必在項間，此係足少陽胆經部分。丹溪云：不守禁忌，延及陽明。夫少陽部分，何以有此症候？蓋少陽厥陰之標，而厥陰少陽之本，究其致病之根，由於多怒多勞多鬱，或婦人胎產之後，肝血衰少，以致水涸則臟燥，臟燥則無水以制火，厥陰之血既虛，少陽之火不時而起，薰蒸于經絡之中，頸項之上，皮裡膜外，累累如珠，名曰瘰癧，又曰痰串。原病式云：熱氣鬱結，堅硬如果中核也，不必潰發但令热氣散而自肰消也夫热氣薰蒸何以成核吾嘗悟其玄理一如燈燭之花因于火力之盛薰結成蕊焚燎之久以漸長大其理同也又如溼熱之地頻生芝菌其机一也有等肝火血燥血不榮筋〻每急縮累〻成塊一如珠狀世稱痰核盖以非痰不能流走經絡結成核象所言似是究實則非及其治療之法不必他求清上者必補其下剪蔓者必求其根務在滋其化源填補肝血則水足而火息火息而核消此正不必潰發但令热氣散自肰消之旨也使徒以消風敗毒伐肝消痰降火潰堅等劑則正氣愈戕痰火倍熾核更蔓延非徒無益而損多矣此所以變症之迭見也歷考古先治法惟薛立斋氏廣為崇本大都以滋養肝血為主而間以柴胡山梔胆草等治其火热佐以必効散卒收十全之功乃發千古之秘其他对症施治未見成功反成敗症深為可戒觀諸岐伯曰鼠瘻之本皆在于臟其末上出于頸項之間即此則上之癧由于下之故信肰矣是故治者必以補下為先也或曰子云肰是矣第恐病發頸項未必由于肝胆之故也曰非肝胆之病何以患瘰者必發寒热也何以

結核必結于少陽部分也又何以古人治此者以夏枯草為神藥也蓋夏枯草大益肝血耳即此而推不問可知或曰童男室女多有患瘰致病之源名相同而同氣血之虧長幼無二則受病之由自無不同第乳子之癧由于胎毒或乳母七情怒火之所致也不可不知耳

咳嗽清肺辨

泗源子寓燕一十餘年見咳嗽之病者亦多矣每見治之者槩用清肺消痰降火一切止嗽涼瀉之藥愈者十一危者十九因思曰世人之病見症雖同發源各異乃作清肺辨夫肺何為者六葉兩耳居諸臟之上輕清屬金一毛有形之物并火邪皆不得而犯之犯之則咳嗽不已經曰形寒飲冷則傷肺燥氣鬱蒸則火起于肺寒冷則痰凝火起則焚爍臟本輕清而痰火之濁物擾碍于華蓋之中苟非清利以驅逐之何以復其輕清之常乃痰以貝母瓜蔞桔梗二陳之類火以芩連梔子知柏之類不能免者痰火去而咳嗽息此理之常然有嘗治痰而痰愈盛火降火而火倍甚嗽不

減損此㠯故哉蓋有不盡于痰火者在也經獨不曰五臟六腑皆令人咳匪獨肺也又曰肺者臟之蓋也夫肺為臟之蓋則五臟之火皆得而犯之且奔肺腎言之肺為腎母為肺子其氣相通者也腎水既虛則腎中之陽火無所依附厥而上炎乘乎肺金肺受無根之陰火薰蒸熇爍發為嗆嗽正右人所謂陰虛火動者是也時師不知專務清肺見其有火槩用寒涼見其吐痰概用消痰噫此豈知柏芩連玄參二冬二陳瓜蔞貝母紫菀等劑所能降所能消哉痰火未必去而脾胃已先受傷食減泄瀉体弱形羸四末浮腫小便短澁聲啞喉瘡骨痛聲沉所必至也然則此嗽也非肺臟自病也乃他臟累之而然耳治在求本藥投而愈使不揣其本而徒尅伐乎受侮之肺金是猶善惡相鬭之時吾不能袪惡人之侮善而反束縛乎善人之手足使其自勝也豈可以語治法哉本此例觀餘臟可知且所謂清也者對濁而言之也火薰蒸則肺氣濁固所宜清痰壅塞則肺道濁亦所宜清乃若無根之火如天之露山之嵐不時而起無本之痰如水之泛潮之湧有時而升固宜補下之藥多兼以清上之藥

少佐以引火歸經之法，則火降痰消，而肺安其肅清降下之常，又豈復嗽？此不清之清，乃所以為清也。或曰：子云然，是近理矣。然有咳嗽正甚之時，服消痰降火之品轉劇，有用參芪、五味、紫菀、麦冬、桑皮等藥而反陡愈者，何也？答曰：此治肺虛而嗽者，正然耳。夫肺為氣主，肺氣既虛，不能肅清下降，則清濁不分，肺濁則嗽。參芪、五味大補肺氣，紫菀、門冬、桑皮大清肺金，肺氣健運，痰濁下降，此咳嗽之所由息乎？曰：然則風寒痰火虛實之脉，何以辨之？曰：風寒者，其脉浮而有氣喘、鼻嚏等症可驗也；痰者，其脉滑而有痰出聲止可驗也；火者，其脉洪數而有煩熱等症可驗也；肺虛，脉必虛軟無力；腎虛來金，則肺脉洪滑而動，下部空空，必有夜熱、咳嗽等證。即脉驗症，虛實了然。指下若能詳視，胸中便不糊塗，執方妄投，殀折人年。李概斯世之多誤，因作清肺之辨論，倘同志者易慮潛心，細加体認，投劑不妄，返殀折為壽，蓋予之願也。幸毋誚予之多喋。

痰飲論

倪金韋臣集

人之有痰飲者，由其榮衛不清，氣血濁敗，凝結而成。内則七情汩乱，臟氣不行，鬱而生涎，涎結為痰；外則六淫侵冒，玄府不平，當汗不泄，蓄而為痰，隨氣上浮，客于肺經，因嗽而發。然本一症也。古人有曰風痰、熱痰、寒痰、濕痰、氣痰、酒痰、食痰，皆現病之形狀而定名也。蓋風痰者形寒飲冷，熱痰者火盛剋金，寒痰者感受寒冷，濕痰者傳飲不散，氣痰者因事逆意，酒痰、食痰者飲食過傷所致。此皆素抱痰氣，因其所感而作，非別有此數種之痰也。况其内外為病，百般皆痰所致，或頭風眩暈，變生諸痰。治痰者認氣真逆，以順氣為先。若使原有積痰，其氣因痰而結滯者，又須逐去痰結，則滯氣自行，而痰飲運下矣。此數者皆以治痰之標，不知中氣大虛，不能運動，輸佈積滯為痰，或腎水大虧，泛濫為痰，或肺金受尅，或脾胃虧損，不能運佈，生津變之而為痰。此皆治本之例。時医不識，見有痰飲，不知虛實，妄投藥劑，攻散太過，遂致痨瘵不救。經曰：所為實實虛虛，医殺之耳。王太僕曰：見痰休治痰，見血休治血，此之謂也。每每用汗吐下三法，又以濕熱之劑為非者，蓋為痰飲無補法，必當去水也。然久之挾寒挟虚之症不可不察夫久痰凝結膠固不通狀若寒凝不用温藥引導必有格拒之患况有風寒外束痰氣内鬱者不用温散何以開鬱行滯也又有氣血虧乏之人痰客中焦須當補接兼行又难拘于上之三法也又曰痰挟瘀血瘀血挟痰不知二症何所别乎予曰素有鬱痰所積後因傷血故血隨蓄滯與痰相聚名曰痰挟瘀血所患之處按之則痛而少移其症或為寒熱或為脹悶所見之痰血痕相挟者是也先因跌傷而傷其血血逆則氣滯氣滯則生痰痰與血相聚名曰瘀血挟痰所患之處按之則痛而不移其症或自肝脇踏頸而還或大便黑而小便長所見之痰則瘀蓄于中者是也然亦當以脉别之輕舉則芤重按則滑此痰挟瘀血輕舉則滑重按則濇此瘀血挟痰或有氣血不足者當隨其所因而補劑之可也

下血論

天下無無源之水人身無無因之病世人下血一症右人有腸風臟毒之分腸風者其色鮮而臟毒者其色黯又有近血遠血之分大腸小腸之異大都治此者以其熱也

涼以止之以其滑也澁以止之芩連荆芥槐花地榆棕灰壯砺之類所不得不用也用而獲止者有之久而復發者不少也要之非求因之治也盖探本而療之乎究其受病之源不曰嗜酒則曰勞傷嗜酒則濕熱之毒蘊蓄于大腸之間勞傷則升騰之血下陷于大腸之分濕熱者鮮熱固宜下陷者補中為妙是故補中益氣湯不可不服也中氣足而血有統攝矣一人便血已踰半載涼血之葯服之既久暫止隨發脾氣以寒降而倍虛肛門大脫鮮血淋漓坐卧兩难予診其六脉輕虛而下流知其脾虛不能升騰統攝所致也用補中益氣倍參朮黄芪枸杞投之而愈又一人下血兩月自用涼血之葯服久不痊予診六脉下陷知其中氣大虛亦用參芪歸朮升柴之類二服而血止其效如神大都血下之始元氣未虛涼而止之既下之久中氣大虛補以止之不然則氣以愈涼而愈降血以氣愈降而愈下矣安能俾周身之血隨氣升騰以復其循經之舊哉

血症論

人身之血犹天地之水也摶而躍之可使過顙激而行之可使在山夫過顙在山豈水性哉由于摶激之故耳乃人身之血主于心藏于肝統于脾循于經絡晝夜運行循環一身無有停息如水之有波瀾也誠使內不擾乎七情外不傷于五勞臟腑清寧火不妄動榮衛百骸体舒心泰安有上逆而出于口鼻下脫而歸于大小便哉惟世之淳漓役志于功名富貴之中恣情于恩愛聲香之內放蕩于禮法規矩之外多思多慮而心傷矣大怒大鬱而肝傷矣飲食勞倦而脾傷矣強力入水而腎傷悲哀叫號而肺傷乃負重則胃為之傷嗜酒炙煿則腸為之傷陽火上炎血乃隨溢是猶水之摶而躍激而行也種種見症各各不同條分縷析治法頗異奈何時師不審其异惟統其同凡遇見血之症概用寒冷之藥犀角地黃人人一轍知柏滋陰苓連瀉火茅花作劑柏葉烹茶荆芥清腸地榆斂血據其所見得冷血凝似或近理但不究血之所從來病之所有起而變症之所害甚由是根深禍結不可救藥一側臥吐白痰日日喀嗽夜夜火燒誰之咎而寒冷激住其血於血凝于肺分也予細揆之凡遇見

血一症病家不可慌張醫家最宜詳察務必審其根從何起血出何經緩而圖之俾其不止而自止歸于經絡之中可也如經云大怒則形氣絕而血菀于上又云怒則氣逆甚則嘔血及餐泄邨用平肝和血之劑以止之如柴胡甘草半夏黃芩香附砂仁青皮芎為佐以丹皮黑山梔之類是也肝氣和而血自止矣止血之後大加滋养此一臟其餘可知豈有傷心而可無养心之藥乎傷脾而可無养脾之藥乎傷腎而而可無滋腎之藥乎傷肺而可無清肺之藥乎嗜酒厚味而可無解毒之藥乎氣虛下陷而可無大補氣血之藥乎吾故以為概用寒冷者非也如予云云似無近功倘能中病実多速效不肰肝腸而吐血治心竟何益哉心病而吐血治肺竟何益哉曰攄尔云肰深為近理但犀角地黃創自前賢知柏苓連茅花柏葉荊芥丹皮蒲黃地榆種種药物功載典籍班班可考古圣之言豈欺我哉應之曰非為前药一無可用特為佐使未必圖功經曰主病之為君病在肝君而以治肝之药為君佐以涼血止血之病庶几血或易逆而又無後患耳乃犀角地黃果係実熱并傷寒熱在陽明

衂血升斗用之如神可為其無用也用药之法一如用人必須量其才能而使之不致敗事盖以其才或長于此或短于彼也故用得其當均有回生起困之功非所用用則害隨之是以司命貴詳審精察而分造之可也

胃脘痛虛實寒熱補瀉辨

虛實易知也寒熱易知也補瀉亦易知也至于似實而虛似虛而實似寒而熱似熱而寒似當補而以瀉愈似當瀉而以補愈此非恒情之所易知也是在拿者辨之晰耳且言胃脘疼痛一症古今方論例用消導十居其九以諸痛為實也内經曰木鬱之發民病胃脘當心而痛言氣滯也又食鬱則痛矣客寒犯胃則痛矣血滯則痛矣痰火功剌則痛矣痛則不通通則不痛古語然也又丹溪朱氏亦曰諸痛者不宜補古今治療氣滯而痛者以香砂木香縮仁蘇梗烏药之屬食滯而痛者以只實山查川芎厚朴之類血滯而痛者以桃仁紅花玄胡索之類客寒而痛者以薑桂草豆蔻之類痰火而痛者以芩連星半之類諸滯通而痛自息理所然也然有寒熱袪病之

藥徧嘗而痛不止者或作或止遷延歲月卒無十全之功其故何在蓋以常人之情　傅鈺卓臣集
知痛者必實而不知虛者多能作痛也知實者必消而不知虛者必不可消也夫均
一痛也而胡辨其虛辨其脈耳弦細而沉非木鬱乎弦而氣口緊盛非食滯乎濇而
不清非血鬱乎脈細而遲非受寒乎洪滑而數非痰火乎至于中虛而痛者浮之滿
指按之則空且此痛也非由物滯一由于氣行之餒內乏陽剛之氣運行不及天度
則氣塞澁而作痛是故必以補中溫煖之藥俾氣能健運無所阻礙則氣血沖和周
流旁達行隧行陽不少啻滯正所謂通則不痛是也予治國學少司成彭公患胃脘
痛已三年所服藥皆二陳香砂枳桔木香兵郎厚朴青皮陳皮芩連之類更數醫罔
效歲已亥痛極矣予用六君子湯加干薑附子多服全愈又治一婦人患前症久之
不瘥一日大痛予診之右寸脈洪滑按之鼓手左寸脈稍弱兩關尺軟如綿予曰虛
寒耳用補中益氣湯倍人參加薑附故爾頓愈又一人患同前六脈軟弱用理中湯
加干姜立愈屠姓者痛一月不能止予用參芪歸朮加干姜頓愈即此四症既虛且

寒用補得效之明驗。噫！問其症，均一胃疼也；問其所以補虛实寒熱之各异也；問其法補瀉之迥别也。泥常法而執古方者，無探本之治矣。予故作此辨，高明之士覘此，誠為嚽言，泥古方者諒之，如何？

脾胃虛寒說

或問：脾胃之有虛，信乎？曰：脾胃為病之源。然每惡寒而喜熱，寒者陰氣盛而陽氣微也，熱者陽氣盛而陰氣微也。所以致夫陰陽之徵甚者，脾胃之虛故耳。甚則傷氣之孤立而死。經曰：有者為实，無者為虛，故氣併則無血，血併則無氣，血氣俱失，故為虛。又曰：陰盛生內寒，厥氣上逆，寒氣客于胸，不得瀉，瀉則溫氣散，寒氣獨畱，故中寒也。又曰：邪氣盛則实，正氣奪則虛，故陰勝則為实。靈樞曰：風雨寒熱，不能獨傷人，此必因虛邪之風與身形兩虛相感，乃客其形也。此脾胃虛寒之說也。嘗觀東垣內外傷辨，有曰：外傷風寒有餘之病，當瀉不當補；內傷飲食不足之病，當補不當瀉。考其言有可疑者，為夫飲食勞倦而內熱，乃陰火乘其坤土之位，故內熱以及于胸中也。又曰經云勞者溫之損者溫之惟宜溫藥以補元氣而瀉火邪經言溫能除大熱故治之必溫藥乃可接調經論云帝曰陰虛生內熱奈何岐伯曰有所勞倦氣血衰少穀氣不盛上焦不行下脘不通胃氣熱熱氣薰胸中故內熱此乃內傷之原乎夫人身之陰陽有以表裡言之者有以上下之分言之者有以氣血言之者有以人身臟腑言之者有以升降呼吸之氣言之者餘如動靜語默起居之類甚多皆為陰虛之陰皆指前不同盖勞動之過致中和之氣亢極而為火矣況水穀之味少入是故陽愈盛而陰愈衰也盖陰虛之陰指身中之氣與水穀之味耳或以下焦陰分言或以腎水真陰言之皆非也夫勞役過動火也形氣衰少壯火食氣也穀氣不盛勞傷元氣則食少而氣衰也上焦不行者清陽不升也下脘不通者濁氣不降也夫胃受水穀故清陽升而濁陰降以傳化出入滋榮一身也今胃不能納而穀氣少則清無升而濁不降故曰上焦不行下脘不通非謂絕不行不通也比之無病時則為不行不通耳不行不通則鬱矣鬱則少火皆成壯火而胃居上焦下脘之間故胃氣熱則上炎而為內熱

也東垣宜引此經文于內外傷辨以為之主而乃不引此所謂陰火乘土位故內熱
及胸中可疑也夫陰火二字內經未嘗言之而東垣每每言之究竟內熱非皆陰火也
但氣有餘則成熱耳蓋曰心為君火君不能主令素問所敘諸病之屬熱者甚衆皆
君火病也豈君火不能為病直欲歸之於陰之火乎至真大要論云勞者溫之損者
溫之又以溫能除大熱為內經所云然徧發內經並無此語此亦不能無疑者也經
溫藥之補元氣瀉火邪者亦惟氣溫而味甘斯可矣蓋辛能益氣甘能助脾而緩火
故元氣復而火邪息矣夫宜用溫藥以為內傷不足之治則可以為勞者溫之之註
則不可陰陽應象論云所謂形不足者溫之以氣其溫字亦有滋養之義非指溫藥
也夫形不足乃陰虛而氣不充也氣者藥之氣也藥有氣厚氣薄味厚味薄味厚者
屬陰而滋精氣厚者屬陽而滋形今以藥之氣厚滋陽不益形字故曰形不足者溫
之以氣雖以藥溫養之未嘗不益乎調飲食適起居澄心息慮也溫字固具二意經
終不說為溫涼之溫蓋以補之抑之養之除之散之等語以類而觀其義自著矣

胸滿嘔吐虛實補瀉辨

何鉅卓臣集

夫胸膈痞滿，嘈雜，致嘔吐，或兼有物橫格于胸中，水米入口即吐，毛不能納，以常法視之，用枳桔以寬胸，星半以消痰，山查、麥芽、厚朴、陳皮以平胃，正治也，乃常情之所易知也。惟恒情局于習俗之見，于是遇有胸滿嘔吐等證，惟知行滯氣、豁痰涎，以爲氣行而痰去，足以開胸而止嘔，不知人生一病，虛實判焉，補瀉殊焉，消導之藥，實者宜矣。倘係中氣素弱致有前證，將見愈甚，伐則中氣愈怯，弱愈怯，弱則中膈氣愈脹，而嘔愈不能止矣。古云：怯者著而成病，是也。試考其故，蓋胃氣者，清純中和之氣也，惟用參苓歸朮甘草茯苓山藥爲甘平之藥，于宜。乃若枳桔、山查、厚朴、杏砂、星半，爲尅伐傷胃之品，祇見食拒而胃氣愈傷，則水米愈不能入矣。或曰：枳桔湯、平胃散，爲方寬中之聖藥也，然則古先哲人立之者施用，而子獨議之何也？曰：先哲立方名有法，因枳桔寬胸消實滿也，平胃消積祛穀阜也，未聞中氣既虛，補尚不足，而猶可以消散者加之也。或者乃曰：子之云然，似或近理，但均一脹滿，均一吐痰，均一嘔吐，何以知其虚实而补写之哉？朱丹溪之曰：此辨精易已者，辨之以脉耳。果中有积滞痰涎者，脉必弦，虚而微弱也，此惟参芪归术之所宜也。且也其中果有积滞痰涎，正桔梗星半胃之所宜，数服之后便有效验。乃前后按而前证不去，则非对证之剂可知。人生之病，不实则虚，虚则补之，补则惟以六君子汤、补中益气汤可也。养其胃气，则清升浊降，而前证自去矣。此理尤易显明，奈何世人徒知消导之品足以去满而止呕，不知补益胃气者深足以去满而止呕者也。不然，经所谓塞因塞用者，岂虚语哉？

鼓胀论

大凡肿胀须分虚实。实热肿者，水肿、湿肿是也；胀者，鼓胀、中满是也；虚肿者，寒湿下部是也。为实胀者，七情饮食所伤，脾胃虚，口渴便燥，小便赤为热；不渴便软，小便白为寒。惟虚胀中满，阴虚血少，虽渴亦是虚热，不可便作热论，须用人参生津，当归补血之剂，不可拘用寒药。水肿者，头面手足俱肿，甚则喘嗽，盖水来射肺，标皆病也，按之则凹，随手而起。多喘药中不可无杏仁、苏，嗽者不用。湿肿者，从脚先肿，必而遍身皆肿

但按之肉如泥其凹久不起小便仍濇是也此二者先用商陸搗爛罨臍上外以
大积實臍上傳一二滴則泄盡須用煎藥如木香流氣飲鼓脹但腹獨脹手足細
小按之如鼓之急如鼓之狀而中空無物其法當參朮健脾藥制肝少加厚朴消
脹及陳皮茯苓澤瀉之類臨病加減又有血虛者必以芎歸芍藥為主其間出入加
減氣虛補氣血虛補血格致論中已詳其中有滋陰如此三者則近道矣芩連梔子
者瀉火之藥瀉其有餘知母黃柏降火之藥降其有餘天麥二門冬生熟二地黃茯
神當歸助陰生血滋補之妙藥也川芎芍藥推陳知新乃行血之藥非白朮難以補
脾非陳皮青皮無以開導用遠志棗仁以收斂其心用柴胡芍藥以伐其木用炮姜
貝母而潤之痰用阿膠五味而斂之嗽用石蓮芡實而治之夢遺用蓁艽養血而退
之熱惟茅根藕節而能止血此苦味滋陰降火之聖藥也曰滋其陰火自降養其血
病自除其宜行矣其間果是氣血虛少當入參芪此方惟寒濕痰氣禁用餘者但能
靜心淡口使內外之火不起如此調理病可脫矣又有一等婦女成癆者另有積損

思虑伤心心伤则血遂竭而月水先闭火既受病不能荣养其土故不嗜食脾既虚则肺气虚或阴火上冲故发嗽嗽久作则水绝故四肢干枯木气不充故多怒常进传受五脏至此成劳最为难治或有以为血热用凉药解之殊不知血热则行冷则凝凡经水少渐至不通手足骨肉烦疼渐至羸瘦渐至潮热脉数渐数涩者亦后独起但皮未气必须补药为而行气少仍则去也不论虚实不审何病之因一概用巴豆大戟千金子牵牛等大毒丸药或末药泻之水湿肿者须泻邪去气复或者须安胃气衰者反被其害岂可施之虚胀者异于鼓胀病胀乃大戟虽圣医难治其水肿者先服木香流气饮并罨脐药如嗽咳服如圣丸湿肿者先用商陆罨脐亦服流气饮但于内减三分之一加五苓散为主胀满者莫过健脾制肝消胀而已只是效迟知王道者可用施治有气胀者但宜治雄壮气闷不通而已比之虚胀宜治倦怠不同当用四味木香散兼对金饮子气复却用流气饮子通变而施不可执定虚胀者必午后但热腮上有血缕纹有产后恶露净早而成有受妊不行至经闭而胀者可用

烏金丸子立效。若血虚經閉而脹者，當作虚治，又不可用丸藥。血虚亦是有辨，脉芤，必虚濇，其經必行而月遲，十日或二十日或一二月而後至，此症者虚也明矣。若血膈脹者，其經按月必不差，忽然而閉，脉必細數或弦滑，但小便自利如常，此異耳。可以丸藥攻於水道二腑，以其高達，以陳年醃菜滷煎湯洗之亦妙。有產婦去血過多，火動肝陰，變生熱象，成於血分之脹，浮腫，俗名產後虚腫是也。法宜滋養氣血，扶肝健胃土，禁用消導之藥。有因內傷七情，縱色過慢，內耗其元，致虚肝生之，淺特輸之，夜不能運化，清濁相干，隨而壅塞，痰鬱成熱，濕熱相生，象成脹滿者，經曰鼓脹，其狀中空外急，俗名氣虚中滿是也。惟此症禁用消導快利之藥，其病膨固難治，理宜補肝又養肺金以制肝木，滋腎水以制火，使肝得清化之令，却鹽味以防助邪，戒妄怒以保母氣，始可回生。經云：損其肝者，益其中，節其飲食，遠其濕寒，正此謂也。先儒有云：正氣虚而不補，明何以後？必用參术歸芍為主，按內經塞因塞用正法治之可也。今人不知正氣虚而不能運化，邪滯內滿，妄投快利之藥，雖自一時之快，腹脹愈甚，病者則

傷金章臣集

日前前竟快當服在手則曰肯少不能之功呼孰知其真氣神傷去死不遠矣

內外傷感發熱兼證說

問發熱之證則均一發熱也不可以言異究發熱之源則各有此本也不可以言同外感與內傷兼而區別治療之法此不容緩也自仲景氏出而外感之證條分縷晰立法立方無少遺漏矣自東垣氏出而內外感傷飲食勞倦或補或瀉昭如日月矣然人之受病風寒之暑濕各有所侵七情五欲不能無犯外感者焉免夫情欲之於兼情欲者不免乎外感之傷值也以飲食自倍腸胃乃傷兼有外感之風寒則發熱也奔走勞碌中氣困乏兼冒外來之四氣則發熱也此東垣李氏已發之旨也異以斯而已予常試之猶有未竟之旨也不揣鄙陋而略深之不有怒傷肝者怒則肝火易動偏氣外來之風寒則本經自病已耳斯時也有外感之邪則內外相扶而脇痛之證作矣木香砂麯梗川芎五皮兼以小柴胡湯投之而愈矣不然世蓋也不有思傷心者思慮多則心血已耗偏氣外至之風寒則本臟自病已耳斯時也苟

侯金章臣集

有外侵之邪，則發熱，不寐煩燥，自汗怔忡，此不能已者，棗仁、麥冬、生地、當歸、茯苓、竹茹，佐以柴胡、丹皮，投之而安矣。不然，其甚也。不有熱傷腎水，字熱多縱，則腎液已虧，若夫外感之風寒，則臟自病已甚。斯時也，適有外感之邪，則發熱無以，腰痛骨痠，咽乾而黑，唇焦裡竟，此必然也。此六味知柏、地骨、柴胡、參服而病自已矣。不然，氣散也。即此處症，東垣未常言及，東垣豈不知之哉？在一時偶未之遇耶？遺而偶未之言？今人命空耳目，但曰外感宗仲景，內傷宗東垣，自此之外，並無餘議。凡見發熱之證，不曰外感之傷寒，即曰飲食勞倦，發散補中，謀投圖效。抑不思情思之感，有此於無而不可以內傷外感常例治在生乎？嗟乎！此以世氣蕩陷，搖可諉于未識也。乃有外感之傷寒，與濕暑之熱病，而投以參芪桂附者矣；勞倦之內傷，與飲食之傷脾，而投以柴胡、羅葛、前胡、麻桂、硝黃者矣。及此溫燥燥乃同科，又何責其異古賢未言之奧闡前聖未發之旨，而經驗理以詣十全九折之妙哉？予也孔亟，執筆妄談，尚冀為出傳伍諸賓有以教我，可乎？予日望之。

傷寒後發頤

或問曰：世人患傷寒者多矣，及身涼熱退之後，有勞復，有食復，有女勞復，陰陽相易，種種發熱，不因至于發頤一症，世不多見。及今乙巳冬令，都門大疫，沿內合境，凡病者熱以解矣，復有兩頤頸腫而痛，又發寒熱，微似瘟毒，外科敷貼膏藥，服以消瘟之藥，又不減損一二也，何故歟？答曰：此不可以瘟疸之治治也。治以消風敗毒之藥，毒必蔓而不可救矣。夫足少陽胆之脉，起于目銳眥，上抵頭角，下耳後；其支者，從耳後入耳中，出走耳前，至目銳眥後；其支者，別銳眥，下大迎，合手少陽于頷下，加頰車，下……陽明胃之脉，起于鼻，交頞中，旁約大腸之脉，下循鼻外，入上齒中，還出夾環唇，下交承漿。二經與手少陽三焦之脉，皆會于頤頰，為邪熱留于少陽、陽明二經，則有寒熱往來、頤頷發腫之症。斯時也，宜疏散其熱，蕩滌其邪，病斯已耳。病在少陽，則以小柴胡湯為主；病在陽明，則以升麻葛根湯為主。古人立法條例，可考而知也。如今時行熱病，頤頷之腫不發于方熱之時，而發于熱退之後，則少有聞焉。蓋因少陽、陽明二

經之熱，出于腸臟，伏藏不去，則邪熱固結，燥糞留中，下洩不行，毒火上行，類頭腫痛（僉章臣生）
寒熱往來，職此之由。以其腫痛似是瘡疽，原其病源，名同實異，究其治法，迥別天淵。
務在去其宿積，瀉其邪熱，邪去而膿消矣。是故涼膈、調胃、承氣等劑，宜早服，豈曰
徐之識哉？長策莫遵，外科法從外貼膏藥，或敷藥，則閉住火邪，而熱益盛；內服消氣
敗毒之藥，則反益熱邪，而毒不解。以火加油，遂釀成膿血，及至潰爛而不可救矣。抑不
思症形于外，析從何起？不發其本，反治其標，紛紛投藥，當責數劑，雖稱自命者知幾順
為熱病之餘毒，而不治以外科之例，則乙巳都門患此不少者，亦皆受其禍矣。奈之
何其不能知哉？

傷寒後下痢

或問曰：下痢一症，雖有虛實之殊，補瀉之異，要皆感觸暑濕風寒之邪，或飲冷洽熱
之故。傷古人治例彰彰，而列可考而知也。大都以芩連、木香、檳榔、枳殼、蒼朴、歸芍等
治之而癒者，恆七八矣。於今乙巳歲，二火用事之候，大甚濕熱病至于大熱已退之際

夏秋之交，腹患下痢赤白，膿血裏急後重之症，治者投以木香、蒼朴等藥，毫不乞效，反其無服，反有受其害者。夫下痢同也，治痢之旨亦同也，效于前而不效于今，此屬故哉？總之曰：患病之名同，受病之根別，異于前者，皆四氣之邪，乍感而發，飲食之過，一觸而成，散其客感之邪，消其內傷之物，則病從而解易易耳。惟今時之下痢，乃傷寒之熱毒，傳變之餘殃，遡其受病之源，冬時感受嚴殺厲之氣，偶不即發，至春受溫，至夏變熱，火邪蓄于腸胃，鼓煽熾灼，遂成乾結，當斯時也，治者以徹病機為務，疏散熱邪，與纖介之留腸胃，與宿積之穢，則臟腑和平，七衝調達，遂其出入運用之常，順其傳送輸瀉之力，何有于痢？惟治未腸胃熱邪去不能盡，兼有宿垢停于大腸，又兼病，總因飲食生冷，恣意肥甘，新邪舊積，兩兩相生于無下而為痢。夫蓄熱之時，不能通腸滌熱，既已失計，而今復變為痢疾，豈古方奏效，亦能據勝，致在清涼散火，祛積疏邪，解毒和中，蕩其宿昔之留邪，清其新入之積滯，火熱患去，腸中毒留痢症而解矣。如不若從此，火若熱洩，以寒服而病氣重也，只服而致不起也。夫病在經滯

殊治法各異，都只為乎爾不辨，此一之下痢，即擄古法木香、蒼朴、芍藥、芩、梹，吾能用
此不外準繩程法，未效，人何可豫？豈知傷寒傳變之痢，非尋常之痢，固需壞也，豈
恨不察，誤人不少，良可慨夫！予故書此一得之愚，以告同志之矣。倘有乞道之士，必
以予為忠告，万万不可拘拘于木香、蒼朴、芍湯擾也。彼木香、蒼朴等為不可舍之
為劑，此投宜數矣。何乃已治以之痢服之皆危[illegible]耶？此可見矣。

变症宜辨論

天下之理，有不变之常，而人身之病，有不常之变。治之者既遂其常，又知其变，治变
不膠于常，斯治投不悮，而無夭殃。治貴乎其似是之處，察之詳而辨之晰耳。及
為略陳于左：如人有忽然口噤不語，不省人事，此中風之症也。審其素日安健，縱進
飲食，必以過飢傷胃，脾不能運，塡塞胸中，氣不歸運，致有類症，如王節齋論此云曰是也。
此飲食傷中，变為似風之症，若作風治，或作虛治，其誤大矣。人有暑月當內外熱瀉
痢瀉症，或以傷暑治之，或以傷寒自利治之，或以痢疾治之，誰曰不可？第有勞倦傷

傅金章監製

中暑飲冷水又恣啖肉脾胃疊傷宜其分之熱而陽之利也去傷中之變証補中而劑自上而不校其本而徒以寒涼祛暑治劑大誤矣有苦手足痿痹言語蹇澀等分不遂而似乎風治以疏風導痰降火怡情也不知氣血虧損不能榮貫變去似風之証而投星半芩連荊防羌獨等味大誤矣氣喘咳嗽吐痰不絕畏熱內煩上熱下冷而痰火也不知無有真陰虧竭虛火上騰一似痰熱也陰虛之變証也大補真陰之降火忌而用芩連梔柏不能效矣胸實腸痞塞腹內有塊或飲食少進或分發寒熱而以積塊治之消積攻痞怡情也然有諸經氣滯壅淤漸清變為似積之証而能調和氣血散鬱扶正塊自化矣倘誤作真投以棱朮靈脂杏仁等藥大誤矣不特此也然動肝火則寒熱似瘧而以瘧治則誤陰極喉痹則咽喉瘡痛而以火治則誤牛氣大虛不能傳送則便閉難通而通以硝黃則誤脾虛不攝則瀉不止而止以五苓訶子扁豆等藥則誤心不能主肝不能藏脾不能統則血不歸經而以苦寒冷之藥則誤陽寒湯証急然四逆則死湯變陰証投以溫熱陽生旦夜大補之收急然濟

景泉会益堂

腫喜飢中虛之變，妄投以逐水，自速其危。小兒吐瀉見變驚風，婦室和經變為嘔吐，

此七之變不一而足，大都用道之賢常者易知，而變者未識也。爲用尋常之証治証

之法以療之，卒不可起，醫者咸袖手而患者委于天，可嘆哉。倘有志于活人者，本綱

心以求之，毋曰是以爲是，而以予爲饒古之言。

時行熱症用參附得效辨

嘗按時症，發于春夏，沿門合境，長幼皆然，大抵陽明症多，少陽症並之，人人發寒熱，

自汗自利，噁心嘔吐，舌胎譫語，發疹發斑，結胸便結等症。古人立法，汗下溫和可矣。

錯誤之治者，不審病者稟賦有厚薄，病勢有輕重，症候有寒熱，寒熱有真假，其病

發于溫疫之時，二火用事之候，必熱症也。概以發散之藥投之，投之而熱解者

十有五六，其中四五熱不能解，雖大汗已出，而身熱如故，當用求責究其病因，或是

真正內傷之虛症，或是治不合法，傷後之元氣之壞症，當立一法療之，方是立機之主。

奈何偏熱已能內之，遇變之神外，共持偏之術，到底只是涼瀉硝黃石羔，不應存戕

柴前蘊葛不汗体加不知禀弱邪强之人發散愈多則真氣愈伐寒涼過甚則陽氣潛消外邪不去裏邪反生內真寒而外假熱也斯時也倘有高敏之士投以參芪桂附之屬亦有轉危為安者如治魏瀹莪之發狂發斑陸葵峯之結胸嘔惡錢翊雲之神昏語譫謝心恒之大熱自汗皆以參芪桂附地黃等藥竟收奇效歷歷可驗者也等病症候各為壞症以治者不合補瀉之宜壞其本之變成似溫之症非傳經之溫症亦非直中之溫症也用溫補之藥而即效者百之一二要之不可執以為常也奈彼執一之流不明所以然之故以為狂斑諸症溫補大效如此可用不彼獨不可用乎是故每遇彷彿相似之症不及詳審精察輒用參附等藥以致斑爛倍增瞶亂日甚以貽人之夭折者不知其幾也惜哉夫參附之屬壞症而知用而陽寒不用何以溫症可用而熱症不可用如此概而用之則與偏用涼瀉等五十步笑百步奚若是見涼瀉之藥乃治時症之常而溫補之藥乃治時症之變也因時通變溫補者功奏于涼藥瀉固熱不通涼瀉者害用溫補至機之士隨機而施之則隨投而輒

致章句偏執不採輿談

時症發汗辯

傅金章監生

或問于予曰：傷寒一症，重則以麻桂等湯大發其汗，輕則以柴胡蘇葛等藥、九味羌活等湯微表其汗。汗汗退而邪退，正復熱去而身涼。惟今乙巳春夏之候，病熱者不內不外矣。富貴之家俱用麻黃、桂枝、羌葛、紫蘇之屬，貧苦之家或以葱薑之類大發其汗，蒙以厚被而汗大泄。汗泄之時肌肉稍涼，及汗乾而熱仍在，此何故？予顧而以告我。答曰：傷寒者，云邪在太陽經絡，身熱骨強，此因寒邪作客肌表，無從而出，則必汗以出之，汗出而邪亦出，此言冬月感寒而即發之太陽病也。惟今之時行疫癘，非冬時乍感而發之傷寒邪在肌表而必發散而解者殊科。遡厥受病之源，蓋因冬月觸冒嚴寒殺厲之氣，偶不即發，始也伏藏于肌表之間，既也由表入裡，日深一日，或待時而動也。及至春夏發舒之候，二火用事之令，或冒風寒，或停飲食，或勞役之過傷，或七情之觸犯，風昔此蓄之邪一觸而即發，遂致渾身疼痛，發熱，或頭額之獨疼或問有惡寒者，由風邪之相感也。窮其感受之本源，由冬月之觸冒擩久，今日之見，在實非在表之風寒，一溫熱之毒，蘊蓄于內，由裡而發也。故有自汗自利、發斑發狂、譫妄發狂等症，由裡而發者，當攻裏而治之。始爲宜開涼解之門，終爲宜疏壅滯之道。再發散在表之風寒者何？再此所以汗徒發而徒傷正氣，熱不出耳，且也汗泄既去，內症必作，反爲燥實堅矣。世因不曾講究明白，凡遇發熱之症，不顧春夏秋冬，熱有不同，概用疏表之藥，譬諸賊在內室，逐賊于墻垣之外，果有益乎？或又難曰：溫熱疫癘之症，發汗之後，益致閉命矣。但患者熱退之際，因有不汗而愈者，有必待戰汗而愈者，此又何故也？夫觀熱去之時，必待汗出，去如此則汗豈論不當發者耶？答曰：在表之邪，汗不當發，以邪不在表也；在內之邪，汗所當出，以邪蓄于裡也。惟攻裡或中和之劑一投，榮衛既和，斯伏藏之熱減，而自汗，何謂熱退身涼之際汗從可見。發耶？何後發汗之劑一投，而有益于溫熱時行之病，乃今之發汗者多矣，何汗也，而熱仍在耶？此呂吃乎。

景鼎合益堂

何鈺卓臣集

痢疾症同治異辨

同一天地也，而有五方高下之異焉；同一形體也，而有稟受厚薄之迥別；同一物類也，而爪牙角毒自判矣；同一草木也，而根株果實自異矣。豈有人之病此之症或同，而發病之根源同其病，乃概投以剂而求其均效者耶？吾為執方者語焉，及此痢疾一症，孰不曰腹痛也，裡急後重也，或下紅白也，欲去而不得去也，小便不利也。時師之治此者，孰不曰芩連也，枳桔也，木香、檳榔、蒼朴、芍藥、澤瀉、木通也，甚而硝黃矣。此古聖之立法，一恒人能辨之，泛議甚同。已上法品以不能已焉，辨其異，列已上法，品以難概用矣，若在通變，斯稱上理。予友人六月患痢，裡急後重，欲出不得出，小便短濇，陰以溫熱大發，初用石羔、芩連、葛根、木通大剂，硝黃不行，腹反膨脹，不能食，發嘔，水米不入，作噤口治，不效。予診之，六脈洞大而緩。予曰：中氣大虛矣，安能運用硝黃下利？以大剂參、芪、歸、术、升、柴，佐以木香。六日後加至大參一錢半，結矢大行，諸症損（減）。此先補而後攻一法也。徑女七月間患痢，昼祖重伯五六十行，腹大痛，裡急後重，此去只一点，医用木香、芩、连、枳朴、芍药等療痢不效，以乱没特剧，予诊之六脉弦滑，此受胎血气滞耳。与剂用當归一两、熟地五钱，佐以芍药、木香、砂仁、香附，顿安，此胎安痛止，由于养血顺气也。此又一法也。壬之年，先患痢二月，医用药療痢，久不已，致予诊之，脉皆洪滑，不治而後予日温热不去，肠胃奚安，虽是衰年，亞昼日大猛宜下法，用凉膈散去芒硝加木香二剂而痢止，此通因通用，不可拘于年月之常，又一法也。不佞生平薑桂之热毫不入口，惟便清凉，今于七月患痢，初用袪滞之药不效，诊得六脉软弱，此下之物如寒也，用六君子汤加薑桂投之而效，此當热而热，不可泥于寒凉之常，又一法也。即此四症，问其病名，均曰痢疾也；问其病根，天渊之迥也；问其治法，補泻寒热之殊也。然则枳朴芩连芍药，古人謂为治痢之规準绳耳，倘执此而曰道在是矣，是猶以結繩之政而治季世之民也，烏乎能顧司命哉。採受病之不同，施治療之各異，補泻不偏，心以轉圜，躋斯世于太和，拯生民于壽域，予心之汲汲者慚矣，為是作痢疾辨，執方者諒之。

又有運氣司天木旺之年，剋木必凌土，下而為痢，治必扶脾伐肝，用五味異功散並小柴胡湯主之，癸巳年是也。辛酉年燥金司天，君火在泉，故下痢者多熱症，治用蒼朴芍藥等能效。

何鈺卓監生

時師喜用涼瀉藥辨

人生世間，稟賦之虛實不同，氣血之寒熱亦異，虛者補之，實者瀉之，寒者熱之，熱者寒之，此岐黃立法之正道也。古先哲人因人治療，心如轉圜，故救劑不謬，補瀉寒熱之悉當也。近世以來，好涼瀉者十九，知溫補者十一，芩連梔柏硝黃石羔之類，視為甦生養命之珍，若一語不可缺，一人不可服，而參茋桂附之屬，反畏之如狼虎蛇，而痛絕之，何人心好惡之僻若此也。予嘗思之而究其由，其來漸矣，蓋因相亢入統形類壯強，時時獵食，日日烹鮮，蘊蓄熱毒為病，十九後人皆渾而化之也，故剋守真出而推陳致新之方行矣張子和出而汗吐下之三法行矣王均章出而滾痰丸之法行矣病屬有餘投之立效固不假言繼而丹溪朱氏起於至正之時世俗咸遵大觀局方概施温補人間多有痰火熱病治療罔痊乃發濕熱相火之論十居八九治法多用凉瀉芩連知柏梔子以爲必用之器此時勢多熱凉瀉固宜行之既久心志而忘蓋惟知用寒之多益而不計後世之流弊矣及戴復庵輯爲丹溪心法纂要等書筆其已驗之方明其凉瀉之效迄今二百餘年無論業醫之家即患病之人皆尊信而傳習之時師印定心目遇病動稱痰火不曰芩連即曰知柏不曰星半即曰貝母予思嘉隆以來人禀猶壯猶可少用其法及今生聚日蕃元氣日薄動有虚損痨瘵一切弱病且也世人臟腑陰陽之趨殊禀受厚薄之迥異病症虚實之不同感受深淺之不一用爲補瀉之殊方焉可概用消痰降火投而必效豈曰盡無有假火假痰全極似火一切虚陽上攻血虚發熱症象白虎之候咸指實熱混施前剤貽害無窮蓋因時師不明時异世殊難拘一法虚實殊途須從別議耳聞目擊皆河間

丹溪之説拘縶而束縛之也。夫河間、丹溪行于一時，彼一時也，所投大效，已足稱快，豈計後世固執而襲其説，貽害于無窮也。倘使劉、朱二公生于當今之世，亦必思時之異而法不可不更，病之殊而寒不可概用，審其凉瀉温補之所宜，易其好凉惡温之舊法，芩連知柏從不混施矣。夫寒治之法，已不利于今世矣，而時師猶欲執而行之，是猶跛者不利于行而猶欲強而趨也，欲其不蹶，不可得已。流弊迄今，頗亂難挽，而付之無可奈何。第予心孔亟灼見概投凉藥者誤矣也，惟冀爲此者擴心胸而洗舊習，採藥芝而易新憲，不惟斯世斯民之福，而抑予之幸甚矣。故不辭謭消而爲是辨，知我罪我，何暇計焉。

用藥須知

無之業醫者，有績讀書而不善解義，有好識論而不善用藥，縷縷皆然。豈知用藥之際，禍福攸係，豈止讀書識論可以保活也。是以善用藥者，先究病情，虛實補瀉攸不混淆；先察藥餌功用，奇偶謀不錯亂。且如大腸閉澁，此陽明多血多氣之經，實則大小承氣可服也。至于血閉加桃仁，氣閉加杏仁，血虛用生地、門冬、歸、參之劑以養之。血燥用麻仁、郁李仁、知母、歸劑以潤之。氣脹用厚朴、枳殼、挾梹。用芩、連、石羔、猪胆。虛火作痛用芍藥、山梔。虛寒作痛用桂、附、薑、术。更有年高不大便，蓯蓉、瑣陽可以滋潤。亦有病因之氣下陷，不能傳送，只須補中湯內倍投升麻，加減佐使，下咽即通也。遇小便秘結，此為氣少血，太陽之經寒則挾火挾濕，五苓散可服也。偽心腎虛謨已。用桑老、茯神、參、茯、門冬、芍藥、黃柏、知母等類，以滋潔作源。用桂、附、沙參、炒塩理中湯等類。陽結作殄，用滑石、山梔、甘遂、淡竹葉之類。或擇滑泄之飲食，或倣引導之奇法。若蓄湯藥外取猶奇，斯虛寒若誤也。且如挾火亦為虛寒至明，松大黃、石羔、礞石之類，是瀉其寔也。人參、知母、貝母一切養陰之劑，則是補其虛也。大略論其虛寔病情，用藥不可不究也。當歸、芍藥則補血，其功人參乞黃芪，則補氣乞功。陳皮乞甘木，則不能衛膚。五苓去肉桂則不能導水。表汗用麻黃乞葛，白不發。吐痰用瓜蒂乞豆豉不湧。大黃去實熱，功全資于枳實。附子可回陽，力有賴于乾姜。嘔吐非姜汁半夏

不止。虚损，兼人参、竹叶；不除，竹沥、藉姜汁流行经络。蜂蜜、犀角通秘结，兼水气，宜
肝实发狂，兼茵陈；不能除者，胆补气自然生血，气药过于血药，反致消烁。直泻补血
不能生气，补阴过于补阳，亦能克复之神。痰随于气下降，痰先闭利竅，痰生于脾弱。
化痰先分实脾。一水不补则二火不息，之气不充则虚气不消，逐痰太过必致伤脾；
泻火太过必致伤胃。脾伤则肿胀泻泄，胃伤则寒呕不食，开气则湿药顺其性也。更
有气盛上壅兼寒不降，泻火用凉药制其性也。更有大极上炎兼热不降，火壅咽喉，
不宜下逐；气滞胸膈者可升提。脾虚肺必受亏，补脾先当补肺；心弱脾必遭损，养心
当先养脾。风从上始，用汗剂而平。譬如风鸣树颤而来，则静之意也。水利则渴消，
所救治渴尤禁逐水，气清则血生。风欲理气尤禁补血。春夏不可偏于湿热，秋冬不
可偏于寒凉。伐实补虚，引经因时修方，进药禁忌。须知大黄、巴豆一切峻伐之药，大
利西北，切勿可轻施于东南；禀弱之人，苍术、半夏一切辛燥之药，利于东南，切慎轻
加于西北。风燥之地，其间气运不齐，未可执一。宜论治男妇，先分养阴制火，治妇女

先以利氣論經。辛苦之品，消補為先；膏粱之疾，清利為上。治外物先扶元氣，攻急為助。暫伐餘邪，治物不傷之氣，亂救本之論。用藥不審所來，非以理之陰去大略論其藥性功用，用藥者不可不察也。

用藥誤辨

經云：飲食勞倦則傷脾，形寒飲冷則傷肺，房勞過度則傷腎。但多發熱，頭疼，煩燥，神氣不寧。但脈證各有差異，治法亦宜不同。感風寒者必惡風寒，人迎脈必浮緊，當從仲景法治之。傷食者必惡食，右寸氣口脈必實大。失飢勞倦者手心熱，脈來虛大，按之無力，當求東垣法治之。陰虛火動者潮發午後，脈來濇數，或浮數，當從丹溪法治之。苟不能辨證而治之，則亡無夭害矣。庸人常執丹溪陰常不足、陽常有餘之說，凡遇發熱之證，不辨內傷外感，一以四物湯加知母、黃柏等類滋陰降火以治之，殊不知用之于陰虛火動則可也。若用之于發表傷寒之證，則受害甚窮；用之于勞倦失飢，脾胃受傷之證，則清氣愈陷，運化失宜，生發之機何藉？前人用補中益氣湯用升

麻柴胡左迁少陽氏之謂也且其方中但以溫補何敢用寒凉之劑乎歷攷淺見居

何鈫章學

識之流專以補陰為主驟用寒凉戕下焦元陽之火使土無生氣淹塞而死也悲慨

之故錄此以為懷小之戒

桂附知柏補腎辨

或問古方多用附子肉桂以補腎今方多用知母黄柏以補腎夫桂附辛熱者也知柏苦寒者也寒熱於反霄壤懸絕而皆用以補腎何也予曰古人立法今人則之豈則有此乎而卓越古人哉第其間講求未明識病未的遂致偏用以伐人惑乎夫人身之生必先生腎蓋天一生水之義然腎有二一列于左一列于右左曰腎屬水為陰右曰命門屬火為陽夫天一生水矣則從此之腎水屬水乃也而又命門謂之屬火者何也蓋以右腎為相火行心天之令故有陽氣寓于其中謂之相火乃別稱之曰命門者此指其用而言也總名曰腎者本其體而言也人自少至壯必有飲食男女六慾七情斵傷不能免乎偏勝陰陽之氣既有偏勝則虛實生矣古人之用桂附

专指为命门阳虚者而设阳虚则寒水来尅火火不能奉行心君之令矣故用辛热
以补火而资其气以奉行也今人之用知柏者特为左肾阴虚者而设阴虚则热火
来铄水煎熬阴血损其生化之源或用知柏苦寒以补水助其阴以养虚也然古人
固用辛热以补命门之火矣至用寒凉以补左肾之水者又岂若哉且以冷补丸小
兔丝丸固本丸地黄丸纯补左尺之水哉今之但用知柏以补肾者未能明其左右
阴阳之义而直指为之补肾故惟知用知柏而不知用桂附于阴虚者先通明白分别
左右水火之虚实遇右肾火虚者则用附桂遇左肾水虚者则用知柏亦何至于偏
用而取人之物乎予尝见今之医遇梦遗一症必曰相火盛也竟不推其病因起于
何臓遇有阴盛阳隔之症必曰虚火上升下部水少不能胜上焦之火遂很急于补
水知母黄柏备而用之若论及桂附则曰此杀人之剂彼甘分不敢用殊不知病有
寒热虚实药有寒热攻补但人用之者当用不当用耳且如命门本不虚而用桂附则
以火济火亢则害而杀人于顷刻矣左肾本不虚而用知母黄柏则阴损正气贼胃受

陽日漸衰弱，淹淹而死矣。此偏用關歸殺人，惟遲速之不同耳。今人之獨用知柏而不用桂附者，皆非講求之未明，認病之未真耶。

補陰丸坎離丸用知母黃柏論

丹溪補陰丸、坎離丸等方，亦用黃柏、知母為君，龜板、熟地為佐，以治陰虛火動之症。明陰雖異，遵行者比比皆然。予見服者得效後一二，膏粱積熱于漸也，變亂至危者常八九。衣食不適于頓也。蓋凡人四大一身，所具涕唾津精血液有形者，皆屬陰，全賴無形之氣攝而掌之。服之見效者，真犯大邪于元氣未傷之暴病，得犯無形天氣之時，正中節也。服未久效者，自病以來，幸有之氣撐持，藥寒未便深入侵犯有形地魄也。服久而變重者，元氣被藥寒所犯，漸變虛火，無不肌寒粟起，為泄瀉脹，此時則有形地氣受傷而病矣。予每見遺精白濁夢泄，皆元氣不固，使不因火動而來，有不遺不泄者乎。譬如高山冷泉，冬流于霖，夜涸于旱故耳。又嘗閱丹溪陰案治百病，未嘗以補陰丸收功，録其方不知從何而立。又見本方冬月加乾薑一兩，以監制其寒

何鉅卓臣集

原其意者悮犯涼藥則減飲食之類二者以為熱因寒用豈悮有格拒之禍殊不知真犯大邪有餘之病用則何畏其冬月之寒也乃有假反常不禁之意若症之假熱虛火便當夜月決不可以施也為之假反法則為病之媒非方制療病之道轉之也藥治病中間多變臟腑寒熱痰癖胸滿下氣常泄一例睡咳嗽痰涎者多陽火不利也吐血陰虛發熱者多水火同病也鴨公氣者多陽氣不足也吐白痰清涎者多陰物也物藏則不可留例多有形地覓在上為邪也今不治有形反以重濁沉滅之劑而用芩柏知母寒涼瀉邪先陷無形之火遂火胃傷陽先傷減食削氣甚曰火性炎上向稱劫陷為有餘煩亦不能燔爍焚燒消爍于物時賴腐熟水穀生氣攝命和調不勝呵呵虛熱不能殺物必見食不及化之然營氣逆日陰流探功治痰紛紛不絕陰到臨危未有不犯大肉盡脫大氣以着床枕誤犯寒涼於傷背飲頻喉氣噎下氣常泄肛門發泄發脹後熱祖燒一側臥吐白痰涎症而不免死者也若時清降之時傷陰及傷陽火也乃不得且有一日之氣運用支吾則當一日之命運工全體

臨于氣盡將此空名皆值几何云為佃陳脉症兆初起脉濇鼓而實及僧尼鰥寡思慾不遂之人於大妄動陰血受虧陽火愈熾成火症者及精寒精厚精熱精雜淺莖物大堅紀妄不快是妄不解者可用此以救腎水兼有是症而不犯是脈者此乃稟受得氣之厚不為病矣學者當從權而變勿拘常例兼脈犯滑鼓而虛或婬妄之象縱慾無度房勞傷神及精未通而斷喪太早及精少精滑精冷精易泄莖不堅至堅不久古云五傷者此乃水來侮火之症此下疑有脫簡

補陰不用四物湯論

天地之生人一陰陽而已陰陽即氣血也氣虛以四君子湯補之血虛以四物湯補之古人立法凜乎不可更也血虛補血四物湯誠補陰之妙品也君以地黃而其活血填髓滋腎益陰可用也臣以當歸而其生血補心扶虛益損可用也佐以芍藥而其苦以斂血寒以生血可用也乃芎藭列使矣合四者而用之陰虛者恆資之以化生而此云不用四物湯何也豈真不可用也蓋為血之作統者言耳夫血既大統必

有六脈急散，自汗不收，手足厥冷，不省人事等證，此正危急存亡係于呼吸之間，而欲以陰滯之四物緩而補之，不亦晚乎哉！何也？蓋血屬陰，有形而不易生也。及血既脫矣，而氣亦必脫，補其氣矣，而血即可補。故雖用大劑參芪朮附薑桂之類，不可也。陽旺而自能生血也。倘拘之于四物，乃以補陰之品，而昧事于參芪陽旺生血之言矣。見氣血二脫，氣脫而命亦脫矣，豈日服四物，竟何用哉？此謂以不用之也。然則用四物以補陰，道其常也；不用四物而用參芪，通其變也。學者知通變之機，然後可以語此。

服人參功效紀

謹按人參本草備言其補益之功，及韓飛霞又深贊其起死回生之妙，東垣、珍珠囊乃有肺寒可服、肺熱傷肺之說。王汝言又云：凡酒色過度，損傷肺腎真陰，咳嗽吐血等證，誤服參芪等甘溫之藥，則病日增，過多則死不可治。其原由王海藏啟之也。後沿之而生民咸信以為確語，家喻戶曉，皆論而信習之，視人參如砒霜，而不用，不惟

億鈞卓監生

病家以爲然而趙之中醫皆然不惟趙醫以爲然而天下之人皆有然者是以致患病者豈嘗服而不敢服以致縮手待斃及至臨危之頃不惟病家畏用人參芸草醫亦知以獨參湯灌之灌而有効者有之或灌而不効益咎人參之非致而益堅也病之分用豈知水涸而治堤没溺而思楫飢餓而耕耨曉乎哉亡圖濟矣獨不思人生世間有壯有怯人之患病有虛有實臟腑有陰陽之殊氣運有寒熱之別病症有偏盛之異誰以概論而非以拘執也李月池人參傳論之詳矣汪石山諸公人參辨言之悉矣予少年業醫見本草及韓氏之言既以此又乙以言之說後以此於變橋而告戒戒今皆王氏之說臨病用藥時知當用人參意欲用之病家輒疑心張無所主持隨頻波而泛之濫矣遇有發熱咳嗽胸痛痞脹喘急嘔吐血咳血產後等症不敢遽投人參恐或補住外邪益爲害殊鄙之常談拘繫而束傳也及多試驗頻頻用之輒效投之不說以輕熟路者少阻研始悟前言之說出乎行口之談不暇審擇詳究察何筆之于此流禍一時貽害後世寧有紀極者也不使用參獲救頻頻若不表而出之何

以知參功之大而可用不必拘拘于不可用之常談守謹列其治驗于左一婦人患
熱病胸膈脹滿熱久不退投人參四錢稍安減之更劇復用四錢數貼乃涼膈寬而
安一人發熱譫語發斑目赤唇乾久用涼瀉法劇乃用人參三錢佐以术附隨愈一
人發熱神昏譫語舌乾胎色黑久人事全不省服散邪藥更劇用人參三錢佐以地
藥服少安臥覺來神思清爽而愈一人發熱十四日不退諸症俱增醫云不可治
予用人參投之而安一人發熱九日神昏不可寐夜間譫語口乾嗜飲舌胎焦黑醫
用涼膈散熱不能退予用人參一服即寐諸症損減而安一人發熱胸痞大下之不
行反增嘔吐予用人參炎茯各四錢行以熟附語胃損除一人發熱鬱用解散藥不
效更增發狂譫語予用人參服之安一人發熱十三日不退人事不省粥食不進以人
為必危用人參一兩佐以茯术熟附煎服省人事熱退猶如夢覺一少年熱甚嘔惡
發熱服發散藥熱不退危甚予診之脈虛數而九逢硃前人參二錢服三日而劑愈
格不决用參予曰參少無劑用五錢服四日熱退神爽一人自舟中來發熱分痛

口渴燥热，用补中益气汤倍人参而愈。一人发热十三日，百方不退，予用人参随退。一人元旦大发热，口乾舌胎尖黑，竟夜不寐，饮食不进，予用人参三钱，佐以芪术地黄，服後熟寐，即日热退。已上二人皆係热病狂斑、胸满等证，投以常法，皆宜忌参者，竟以参起，是不可拘以禁参之常说矣。一人下痢，里急後重，大小便逼往，欲出不得出，肠满呕吐，水浆饵全不纳，危极矣。予用人参五钱，佐以芪术，後参加至一两，随安。一人血痢，佐以人参损痊，不後下痢，以不愈，治以六君子汤而安。一夫下痢，里急後重，肠满积秽未净，正忌用人参补涩之时也，然诸证竟以参起，是人参有功于下痢，而不足禁矣。一人胃脘痛，一月有余，百方不效，予用补中益气汤，倍人参随愈。一妇人胃脘痛及溏泄泻，用人参五钱，芪术附佐之，一服而痛止。一人胃脘痛三年，内消导行气降火，无一日不痛，後成反胃，用人参各剂五钱，服参三斤，痛除根。一人胃脘痛，用补中益气汤损安。夫诸痛不宜补，丹溪所云，後人以为常谈，相戒勿服，而此诸痛愈以参益，此见不宜补气之言为妄言，不可行矣。一人喘嗽，予诊其六脉虚浮

倪鉅卓臣集

用人參湯，以生平不宜于參，難之，竟以用參喘嗽除。一人脹膈不食，服消脹劑後劇，予用人參白朮茯苓而安。一人病後腸滿，飲食不進，予用補中益氣湯倍參而愈。又一人腸滿不食，醫以消導開胃，逆至月餘，予用人參胃清健食倍增。又一婦人年老，素獨不思飲食，予用參朮茯苓，食進。一婦人經後暈膈痞，不進飯食，醫用消導開胃不應，予用參芪茯苓頓愈。一人胸痞兼痛，不能進食，予用參苓朮附，隨進食而安。夫喘嗽胸痞不食等症，似宜消導者也，然多服猶不能愈，而俱以服人參安，是又不可泥于消導之說矣。一人咳嗽兩月，氣啞，服清痰止嗽藥不效，予用人參佐以附朮乾薑炙服，而氣清嗽止。一人祖熱咳嗽吐血，醫用清肺退熱，倍甚，予用人參嗽即止。一人嗽血，久不治止，予用人參即止。夫咳嗽兼啞，肺熱也；嗽血，尤熱也，而誤服參而俱以參安，是又不可拘于多服死不可治之說矣。一婦人產後腸脹滿不能食，予以參朮治之而愈。後因多怒病復發，予用參蘇厚朴以行氣開胃消導，一年病大劇，後日日服參五錢，服之三十斤，後得保全。一婦人產後血崩，用參二兩，作一服灌之。

血止獲安。又一婦人產後血崩極多，神昏發厥，冷汗如雨，以為不救，用參一兩五錢，佐以苓术薑桂，獲安。夫產後腸脹不食，陰血崩後，大都消導開胃，補血止血恒情也，而立皆以參愈，此又不可泥于新產禁參之說矣。一人發熱譫語，下血不食，以人參治之，禁近血止。一人嗆嗽吐血，服人參愈。一人腸風下血，從肛用人參六錢作一劑服之愈。一人六月腹大痛，一晝夜不止，冷汗不收，亟用人參七錢，佐以苓术桂附，汗收痛息。一婦人嘔吐七八月不已，用人參遂已。夫下血服補，吐血不敢用參，恒情也，而竟以參效，又不可以禁參之說為據矣。一婦人臂痛，喘嗽不得臥倒，晝但人扶而坐，用大劑始安。一婦人症同，前亦用大劑人參而安。一婦人痛弱，但熱咳嗽，氣喘脹，四肢浮腫，不能臥，倒倚枕而坐，用人參五錢服之，大效。夫喘嗽至于不能臥倒，不宜用參常也，而竟以參起之，又不可拘于喘嗽忌參之說矣。一婦人痰但火吐痰咳嗽，日但不止，飲食少進，服消痰降火藥久之，痰火日盛，用人參七八錢作一服，痰少火息食進。夫痰火忌用人參，而此以參愈，又不可拘于痰火忌參之說矣。一婦人

侶金章臣集

產後小腹作痛，產醫用寒涼藥，致血凝結成塊，小腹有梗一塊，多服推積藥，致病危甚。予用參茸十全大補之藥四十劑，經行而塊消矣。夫血塊必以破血推蕩性情也。參茸用之人所駭然，以塊而補，而竪不能動也，今以參補而去，又不可拘于定樣焉。補之說矣。已上功效，予所親睹者也。治效頗多，不能殫述。姑舉先大夫之言乎。夫人參大有功于人世，而沉溺于前輩不智者之口，流傳迄今，衆相畏忌，謂夫子表而白之。近世醫家有識者，第窮鄉僻壤，初習醫業之士，泥彼舊聞，猶以棄參之說為戲談也，動稱參不可服，畏如虎狼蛇蝎，而趨避之不遑。嗟乎，賴彼易溺，祇正難顯，予故表此于人參待之法，以俟博雅之士一覽也。覩斯篇者，幸毋曰膠柱刻舟，而沉溺于不可用之說幸矣。

六味地黄丸治驗

按六味地黄丸，即仲景腎氣丸，此方之設，專為肝腎之陰損虛者也。古今醫師用以豫治效驗，固多未聞，以此爲治他病，皆遵薛立齋氏，深究受病之源，遵行用治例之

外　凡外見他症而内傷陰虛者不拘古法用之頗多效可立死謹稽其治驗于左一

倪金卓學案

人中風臂痛手攣服祛風化痰之藥反甚用六味地黃丸而痊一人頭暈撲地痰涎
上湧等症用六味地黃丸料而痊一人偏體作痛服祛風丹半年不遂筋攣肢痿等
症用六味地黃丸愈一人口乾發熱小便濁大便結等症用六味丸愈一人發熱吐
痰治用清痰降火藥罔效改用六味丸而安一人咳嗽吐痰用六味丸後旬愈二人
痰多頭暈用六味丸料煎服愈一人血燥結核用六味丸治效一人項腫漸大如斗
用六味丸即治效一人小便短濇腹脹用六味丸並滋腎丸而效凡治一切腫脹俱
用金匱腎氣丸多人皆效治耳鳴用六味丸効治太陽作痛用六味丸效治兩目赤
痛服六味丸愈治莖中作痛小便如淋用六味丸效又治肚腹膨脹食少進服二陳
枳實反甚服破氣消導藥四肢逆冷用腎氣丸漸愈又一人小便不利服六味丸大
利治兩足發熱足跟痛用六味丸大效一口舌生瘡用六味丸效一發熱作渴面赤
腹脹治以六味丸愈一白濁發熱用六味丸愈一巔毛髮落用六味丸不枝月生寸

治咳嗽發熱盗汗遺精，服六味丸愈。一痰喘內熱大便不通，用六味丸效。一媍發熱月事不調，服六味丸效。一媍人久瘧經閉，服六味丸效。一婦人帶下，用六味丸效。一婦人中風多痰，以六味煎服效。一中風不語，用六味湯效。一人手足不隨，六味丸效。一媍人顫振，六味丸效。一人徧身筋骨作痛，用六味丸效。一人口噤呻吟，四肢不遂，用六味丸效。一痛泄臂不能伸，用六味丸效。一勞倦脫肛，用補中益氣湯並六味丸效。一耳中作痛出水，服六味丸料而愈。一耳內作痛及陰挺縮入，用六味丸料愈。一耳鳴眩痛體倦，用六味湯效。又一人耳內蟬鳴，服六味丸效。一人素有痰火，臂麻目流涕，服祛風藥反臂痛拘攣，服六味補中益氣湯而愈。一婦人筋骨作痛，眩暈吐痰身癢等症，六味湯加山梔柴胡效。又治媍人血崩，服止血藥效，用六味丸料一服頓止。以上俱薛氏治驗，不僅少。又薛氏治案，凡雜症多用六味丸湯治效，因思此方創自前賢以來，業醫于薛氏之前者固有用之而取效，業醫于薛氏之後者亦有用之以療痰未收，屢用而屢效者。誠哉治驗，凡受病之源有係于陰虛者，不拘諸凡之症投之隨效。不佞業醫之始，即見朱宅不覺發竊安歎薛氏之執方治病仍不及之偏也。及觀婦人血崩一症，亦用六味丸料治之而愈，益進矣，瞭其用方之太執也。蓋以六味能止血崩治例論氣也。乃不佞寓都門，有張家灣李氏内病半產後血崩，踰月而治罔效，延予視之，以其素日多怒，肝氣盛滿，不納于臟，首用平肝止血，亦不少效。再思經血以統肝家，論藏之血必大虛，以致火熱熾生風，肝虛火動，血室不寧，故火不能止也。急宜補肝以生血，庶血足而風滅，血寧而下不漏也。因思薛氏案中有用六味而止血者，先得我心，竟投六味丸料加防風、山梔、黃芩，一服血止，又呂氏妻血崩，多因以怒多傷肝，肝火旺生風，火服止血之劑不獲少可，亦以前湯一服而效。夫六味丸古未以治血崩，而薛氏治驗于前，予又數驗于後，立方之妙，用方之神，非衆論所能識矣。不特此也，有錢氏内病熱已極，痰多喘氣，喉中痰聲去醫許人滿掀，用清痰之藥，予曰：此痰不可消也。投以六味湯加麥門冬二劑，痰清喘止，熱平。王氏内患左臂痛，左手不能動履，用清痰降火止痛，皆不效，治以六味湯加秦艽、破故紙

而氣郭氏內喘嗽不寐卧不能倒服參蘇飲益甚予用六味湯加天麥二門冬破古
紙立效又郭氏頭胸滿眩暈投順氣清熱之劑不效予用六味湯加破故紙麥門冬
白豆蔻暈止胸寬朱氏婦上熱如火下冷如水頭燥不寐用寒涼降火而效予用六
味湯加破故紙熟附立愈范氏內眩暈舌乾開裂而渴心悸嘈雜白帶並下久用犀
角芩連蓋參茯苦藥不效予用六味湯佐以清涼之品痛除一人鼻瘡腫痛以鼻乃
肺竅火熱燥氣所致用清肺藥不效予亦偶患同症歷查古法止有清肺法方並
無他議亦用治火清肺氣致陽日偶服六味湯加麥冬故紙鼻瘡立愈於人亦效亦
味丸投而效有年吳患左撚用清肺予前藥方一服而平閩人戴姓者咽喉疼痛用藥
清痰降火寒涼之藥不效前六味湯加肉桂故紙而愈族姪頭喉痛降火罔效用藥
方一服而效王氏內小腹疼痛胸腸飽脹粥食不進用行氣開胸藥服踰半載不少
衰予用六味湯加杜仲炙附肉桂故紙服而[illegible]愈已上寓京治驗族妹時行熱病後每
寅卯時惡寒發熱寅卯乃木旺之候用小柴胡湯不效意其肝腎水火易以用六味

湯加熟地炭八錢，一服而寒熱除，未再中風。瘧疾一日火起，服芩連梔柏，火不退，用六味湯加故紙，火隨退。侄孫婦病後口瘡，乃陰火上炎，用六味湯，旬日平。診生西侄吐痰盈盂，左半身左手足偏，腰痛不能動，治在清火，治痰以清擾，劑予用六味湯加麥冬丸、炭、枸、薏米三服，而痰消火息，腰痛忽除。乙卯初，痢者多人不能止，仍用六味湯加減，一服而寒熱除。一咳嗽，火不能愈，用六味湯，嗽乃止。一人小便不利，腹脹如鼓，陰囊如斗，氣喘不寐，危甚，予午前用補中益氣湯，午後用六味湯加減，八日而水利，腫消，死中得生。一婦人喘嗽發熱，初起作外感風寒治，用發散，表除熱，但喘嗽未除，後仍散感治嗽，病劇發厥，予診腎肝脈空，首尾之嗽不可倒治，用六味丸數料，加麥門冬、紫菀、桑皮、故紙，一服而平。一人吐血咳嗽，但熱久治不痊，用六味湯滋養肝腎，用紫杞、膽草、香附、白芍平肝解鬱，一月痊愈。一人腰痛，服補中益氣湯反劇，予用六味加牛膝、破故紙，立除。一媳人病後痰喘，用六味湯一服，痰降。從侄女不服，火起，一西位煩燥，胸膈飽悶，口燥咽乾，乾運閉，如芒刺，上熱下冷，久服寒涼降火，首并飲水

俍金卓監斐

食飲不計尾數，火炎不退。予用六味湯三倍熟地，加生地、杜仲、牛膝、肉桂、破故，一服而散。一婦人懷娠八個月，生平多火，自懷娠隨服芩、連等降火，凡及百帖，火倍炎。一日分熱，煩躁，坐臥不安，嘔吐，粥湯入口即吐，不少寐者八日夜。更用犀角地黄湯，火益大熾，危矣。予用六味湯五熟地，加乾薑、破故，一服下咽即熟寐，醒來[illegible]心凉，[illegible]火平。一婦人泄瀉踰月，治用健脾止泄爲治，不效。用六味湯大加熟地、杜仲、肉桂、破故，命立安。治胸膈脹滿，飲食不飽，但不成寐，消導開胃降火不效。予用六味湯加牛膝、破故紙、棗仁、麥門冬，一服而安。一婦人晚間火起，心脹，神昏，徹但不寐。予用六味湯加棗仁、龜板、麥冬，服而寐安。已上居家時治驗。思治以上案，內發熱，血崩，痰火，水腫，喉痛，産後，一切諸症，古人論例散在各門，一症一例，或有方法，未之以六味丸通治病症也。時師遵古法而循治例，不能變通于例外而用之，取效者鮮矣。此治以見人用是方以治病，輒驗，而非之矣。抑孰知乎功效有此之多耶。不得用薛公，每用每效。又慮己之用即奇效，故不得不表而出之，以爲醫生濟世高敏之士一助云。偽爲敏之士行亭之不以管窺之見執古方之不通用又不以未定之見議薛公及不復備用此方也幸甚矣向使薛公亦不復備用此方次何屢用而屢效而益信此方之妙用方之能備矣

問傷寒用桂枝說

或問生生子曰傷寒桂枝湯設有云脉浮緊發熱汗不出者不可與也與之則表益實而汗益難出耳是以桂枝為固表首也何麻黄湯中又有桂枝為佐耶生生子曰若方藥妙全在體認氣味衍義謂桂枝大熱味辛甘主温中利肝肺氣為諸藥先聘通使温和榮衛宣導百藥無所畏然桂枝湯用桂者以其衛為邪襲則氣不固故汗出惡風桂枝味辛湯利也陽劑則行快入咽則先布散充達而致四肢發竅不至此散之之意也至于止汗自是芍藥芍藥味酸陰劑也陰則入咽其行遲故先散之而後收之一開一闔邪氣散而真氣不過洩以致于適中能為桂枝能止汗也麻黄湯用桂枝為佐者如以辛甘發散為陽所謂發實表止汗似者用之蓋以發寒傷榮桂枝

枝桂能佐麻黃而散寒邪，溫和榮衛，則邪自不能容，當汗出而解也。桂枝湯後叮嚀不可用者，為內有鬱寒，既傷榮，發熱無汗，復用酸寒收斂之劑，即邪無從出表，乃益實也。非謂辛散能實表也。風，陽氣也，陽主散，風傷衛則氣散而汗出。寒，陰氣也，寒主斂，寒陽傷榮則氣斂而無汗。故治法無汗而有汗，取辛散能發汗也；有汗而無汗，取酸收能止汗也。但用桂枝者，以其既能發汗而又能溫和榮衛也乎？故曰參方療疾，全在體認氣味。

石膏湯辨

經曰：必先歲氣，毋伐天和，斯為至治。又曰：用熱遠熱（用寒遠寒），行斯之也。則薑桂與附，非炎熱之時宜；而硝黃石膏，誠逢冬之時禁矣。奈何今之治者，纔見四肢逆冷等症，不顧熱冷，便加桂附；纔見煩渴發熱等症，不思隆冬，便投白虎。豈古聖之文不足稽耶？焉反用桂附以真寒乎？冬用白虎以實熱耳。或投之而誤，固有然者，倘依熱極反厥，亦治以桂附耶？倘依寒陽上攻，亦治以白虎耶？求一致于千方之中不可得矣。乃世人

傅金章臨集

不察，欲幸求一救于不可必得之中。于是有妄用桂附于炎蒸之日，而发斑狂躁之症作矣。又有冬月血虚发热，症似白虎，亦且误认甲为乙，误投石羔，而妇人天年夭矣。嗟可叹矣！不思白虎之症与虚热之症，相似依稀，而脉息之诊，见别迥以别焉。实热之脉，洪大有力，而举按盛也；虚火之脉，虽洪无力，而按之不鼓也。又有细而数者焉，细而弦者也。虚实在脉，昭昭可辨。虚火可补，各之生毋你伐，去夜犹是寒凉损伤。寒水司事之时，亦多见之，脉微指下鼓击，而症又似热，使投石羔并大寒之药，利胃气虚伤口心，必然作痛，不惟不能进食，而且水米入口即呕，泻利等症作矣。所谓不远寒而寒生者此也。一少年今都游嬉青楼，真元已竭，时在仲冬，以致身发微热汗，亦滋养阴血，火或可降，焦若他庸奈行治者，误认伤寒，妄用发散，既以愈耗其元，而口渴舌胎黄，更增烦热，仍投白虎，下咽之后，心痛倍倦，继投参附，治汗而亡，此正血虚发热症象白虎，误服石羔寒药，以致立死者也。又一人中年无子，娶妾，身冬月思虑损伤热，脉数七八至，夫虚损血数，证宜温补，未必遽危，一医不审脉症之虚实不顧天時之冱寒，不考稟性之脆弱，一見脈數似火，乃且圖大也，亦以白虎湯與服六貼，胃氣以寒而大傷，嘔吐泄瀉，水米不納，入咽而逆矣。此二人俱係虛損多月，誤服石羔，遽損天年，則古人用寒遠寒之戒，益有明徵，而服之傷人愈甚，不可執以爲常，又昭昭矣。同志之士，知鑒觀乎古云：審天時，度脈體，慎調劑，毋曰治熱以寒，而之正時，或脈不必拘也，遂率意妄行，而不慎詳以與之者。

妊娠傷寒宜兼安胎

人身之病既有相兼之不一，而吾人之治病有後先之異，殊在司命者擇之耳。乃婦傷寒治例，仲景節菴諸書，多緣六經之症，汗下溫和，奚分男女，惟乎胎前產後治法，與治男子病傷寒者稍不同也。胎前安胎，產後去瘀，混宜從乎。或曰：傷寒六經，乃客感之外邪，非能胎之内症，惟散解熱邪，斯爲急務，熱邪既退，則胎自不墮，何物安胎之品，乃不必用焉之云云，似或近理，然豈盡然乎？夫發散之藥一投，而熱邪倏退，斯時也，母安而子亦安，固無藉於物者，以爲保安之計。倘彼妊母質本性弱，而身

倪鈞卓昆集

偶患熱發散之藥以挨而熱久不得退則熱搏鬱結熾熏蒸燔灼既以耗氣血液又或水米不能入咽陰血何由而生夫胎之所恃以榮養而穩安者惟此氣血而已乃氣血以養則墮矣理勢所必然如水蔓延菊之雨露之流息亦必萎落不待言者永落乃不足憑火之及并氣蔓而表楊矣噫母病而致胎病而亦後小散邪之中並以の物之類添養血以救其流息生之機則胎安矣保守夫胎既落矣母亦危矣則母之病未必不因胎墮而並悉也是故養血所以保胎保胎所以保母二者恆於須乎不從古人立法何慎之以安胎為主乃の物芍歸芎湯灶心土方之後識也時師不察反以の物當為補塞外邪之藥服之則邪不能去以眩病家之聽采於許云則仲景時矣乃作法之大醫也其撰傷寒一百一十三方可謂盡矣豈棄等歸把當以為閉邪之藥而一不知用耶可以省矣主人專日不明醫理固不足怪乃號稱司命者而猶云然真可責哉

月水愆期非血枯

人身之血，主於心，藏於肝，化生於脾，主土而統之攝也者，氣為之。人榮養百脈，灌溉臟腑，皆託血也。經絡盈溢，流注血海，下為月水，一月一來，不失其期，故曰月水。乃有倖本薄弱，並以七情所傷，乃有憂愁思慮而傷心，恚鬱恚怒而傷肝，飲食勞倦而傷脾，液乾血燥，骸所枯羸，氣血下行，名曰血枯，此正所謂二陽之病發心脾，女子不月者是也。有當天稟素弱，而兼七情之傷，外兼勞役之苦，經偶不來，或二三個月者有之，或四五個月者有之，不可遽指為血枯也。倘世醫不察，妄用破血通經，後必損傷真氣，殊不知經脈之所以按月而行，不少愆其期者，以衝任有餘之血，溢而為月，乃耳。蓋以天稟素弱之婦，僅足充其一身，氣有流貫衝任，比貧家供贍，存資出少，亦不空之者，並也。經行偶爾踰期，未為大病，原氣稍充，以當自來。倘彼果係血枯，則陰空既涸，必臟燥火盛，而有咳嗽之症矣。陰既不足，陽往乘之，必有潮熱盜汗之症矣。血不榮筋，必有容顏枯瘁，肌肉乾槁之症矣。真陰既虧，孤陽用事，必有急疾細數之脈矣。若至勞症者，故非血枯也。認症易誤，則投劑或訛，所害不小。魯魚亥豕之間，差以

者辨之晰耳世多忽之症治症急遽妄投以致妖折予故表此以辨焉諒之諒之

論婦人血淋

嘗見婦人血淋一症每之患者恒多治而痊者十不二三也蓋投截蓋痾之治生此有其本而症之治之必有其源譬如國家疾痊國必有致之因不扇其解而塞之流遑之汲之謀財用以治之何急也然則治之本在究其源探其本耳且夫人之血隨氣運行往來經絡故氣行則血行氣止則血止氣寒則冰澁氣熱則沸騰妄行于陽逆行于陰隨後氣阻滯則血循經絡生長五臟灌溉六腑榮養百骸行有于下焦之路哉惟其及其漏洩為七情之所激或為風冷之所乘或為房勞之所觸其始血僅漏洩及其漏洩既久衝任空虛之際倘有濕積停住之所經絡阻滯新血之生無由稟滲由是漏下之血不間寒時謂之血淋是也猶之人生癰毒膿血淋漓久而不止結成漏管務須去其血膿新長肌肉膚消膿血不流不然豈日用參芪歸地補血益氣是無所致奈何今人治此血淋之症不察病機或以寒涼瀉其火涼其血而脾土虛傷

或以澀為先，見滑止其血，而血脈實滯；或以濕補益其氣，生氣已宣，而降火復熾，血漏之人，形體消瘦，脈息微弱，腹疾交并，潮熱不寐，飲食減，面目不可為矣。噫！豈病不可為哉？蓋在識其機而得之耳。其機何在？瘀去而已。瘀積何以辨之？尺脈必澀乃辨也。瘀積去，則經絡無阻滯，新血隨生，復其運用之常，周流一身，灌溉經絡。以有手後陷之失，予在都門之一婦人，血淋不止，諸治無效，皆以其血之失，氣血必虛，而所用藥皆大補兼止澀之品，久服毫不之效，去血更多，腹痛骨立，飲食不進，潮熱不寐，再死為憐，在不敢救。診之，腹痛脈澀，乃有瘀血之故。投以莪术、三棱、紅花、當歸，大下戟血盈千，後血止不漏，人亦不弱，隨以補藥調理獲安。此固通用之法，實瘀血而致血淋之一驗也。

崩淋病源治法辨

天地生人，氣與血而已矣。氣行則血行，氣止則血止，氣升則血升，氣降則血降，氣寒則凝澀，氣熱則沸騰，然則氣者血之主宰，而血者氣之依歸，守經常之行，得氣者治以溼為肉充皮毛肥腠理司開合者也觀此而氣為血之主可見矣雖外不傷于營從肉不傷于七情則氣血沖和主于心藏于肝統于脾氣不下陷血乃歸循環經絡榮養百脈灌溉臟腑有餘之血流貫衝任血海溢下如月水一月一來不爽氣經以濟之有行也乃五思五慮而心傷矣大怒大鬱而肝傷矣勞倦飲食而脾傷矣夫君主之官傷則血無所主乃妄行而下將軍之官傷則血無所歸乃不循經而下倉廩之官傷則血無統攝乃從陷而下頃刻之間大下如斗謂之崩崩之日久淋瀝不止謂之淋大都皆三經之氣有所虧損不司其職失其禁固之權也其風冷所搏房勞所觸間有之耳治之明何如惟急其所而救其本其陷下者升騰而復其循經之故矣設使心不能主而氣可補心之首務肝不能藏而可氣平肝之首務脾不能攝而可氣補脾升舉之藥為要圖也治崩淋者所宜亟講也倘曰血熱而下矣非涼血不可也血滑而下矣非止澁不可也區區芩連梔柏之品徒傷胃氣龍骨壯蠣棕灰之類枉費攙攔竟亦何益之有哉或曰陰虛陽搏非熱而何不時漏下非滑

而何血熱沸騰凉以止之，血滑下泊澁以止之，誰曰不宜？而之云然，過矣。予曰：此治標而忘其本也。前所云云，探本之論，兼以凉澁之藥少為佐使，斯為萬全。不然，拘拘常法而不救其本根，吾未見其崩之息而淋之除也哉！又曰：崩淋之說，既得聞命，然有下血之久，乏有白物綿綿而下，又何故與？曰：古不云乎？崩中日久為白帶，漏下多時骨如枯木。淋瀝既久，血海枯涸，胃中津液未及歸心，不假火也。是以白者竟入，危漏而下矣。此正以元氣大虛，不能統攝而下陷也。故惟大補中氣而升舉之，斯過半矣。其有往來寒熱、不寐、盗汗、煩熱、脾虛血少等症，皆張血脫亡之變症也。予見世之治崩淋者多矣，咸以四物補血，芩連等凉血，壯蛎等澁血，百治而不一效，為是作崩淋治法辨。

無婦人無子之因

世傳種子方，如秦桂丸等，皆辛熱藥。婦人不生育者，果係子宮虛冷者，服之乃有不月而孕者。蓋天地之氣，惟熱而升浮，乃能發生萬物。艾附助其陽火，宮煖胎成，理所必然之天下之婦豈真子宮虛冷者不生育哉悲而數之各有不同有血熱而月事不及期者有熱之極而月事紫黑且一月三下者有痰多佑住子宮者有氣滯而經前作疼者有血虛而月事過期者有心事繁冗抑鬱而血脈不暢達者有子宮無隱而不能攝陽者無子之因不同如此吾人燮理而斡旋之俾枯槁為榮茂使剝落為陽春在隨症而施治豈能以一辛熱藥為種子者所括無遺哉故寒者宜熱之者宜寒痰者導痰氣滯順氣鬱者解鬱弱者補虛氣血冲和人身行春夏之令自然生育此不種之種也偏寒偏熱非益則損可不詳審而概服之乎倘不審而概服則素性血熱之人則崩淋之患吾知其不免矣可不慎而且不育之因不獨婦人為然男子腎中陽虛并精氣淡薄及不能久子宮未開精已洩矣雖久亦冷能成胎乎此則須以桂附鹿茸巴戟蓯蓉蒺藜等壯其元氣陽起黃枸杞龜板兔絲等填其精血交不易洩之必成胎種子之法庶幾近乎蓋因男子不育多因精虛精冷故也溫補之外別無餘議非若婦人虛熱冷熱之不育也烏可熱已補之方以為種子之妙法乎

倪鈞卓醫集

媍人種子法

夫天地之所以生物者陰陽而已人身之所以生育者氣血而已陰陽無過不及斯品物有咸亨之妙氣血參和不偏斯孕育有生生之机且以品物之生于天地者言之隆冬凛烈萬卉凋零而盛夏炎威千枝枯槁何者一過于寒一過于熱和氣之盡剥斯生机之或過耳理自然也惟春令之和煦斯萬物之發育以不寒不熱而適于中也陽非有餘而陰非不足也然則人身小天地也可使氣血之过于寒过于熱哉氣血既備寒熱互勝則發生之机自泯安望其生生不息哉故種子之法妙在調經經調而氣血和也調經之法在于熱者寒之寒者熱之不寒不熱而生机懋也百病不使月事自正如是是人身同天地之和而化生有不已之机猶未胎孕者吾不信矣苟月事不調令其或前或後愆期作疼是氣血不和矣而曰別有種子之葯服之即可孕者是惑世甚矣万一有是事必幹旋造化之仙丹也豈常理也哉

安胎論

夫婦人之有娠猶樹木之有菓也樹之根本有力則枝葉茂盛菓之根蒂堅固雖遇疾風驟雨震撼動搖決不能為害日至之時其菓自然脫落苟使根本無力則枝桿萎弱而菓必隨娠毋元氣不足而致隨胎者亦猶是也故曰枝枯則菓落藤萎則花殘此之謂也毋之元氣充足斯百邪不能為害而胎固矣然亦重于珍重至于月足之時而子產爲故古人有保胎之教也苟不知珍重惟務快樂而失調變或因七情所犯或因六淫所觸而傷其胎則胎不安而至半產者亦有之矣世之治者不審寒熱虛實據產前有疾宜安胎之語例用膠艾四物湯艾性至熱倘使子宮虛寒用之則當苟非此故而用之反益其病胎能安乎且大小安胎飲者只因胎氣不安腹中作疼脹為脹悶或胎氣沖胸此由之病及毋治之以此可也其于他症何所宜哉及先賢言白术佐黃芩有安胎之語君黃芩佐白术有退食安胎之妙誠乎哉是言也殊不知硝黃薑附亦可安胎夷考其性本非胎產常用之品然世因是病而及于子者則权用之以去毋病則胎自安若硝黃等藥宜用矣而慮其傷胎反不敢用但

傅金卓監

知安胎之藥而不知母病不瘳則胎亦不可安矣故經曰有故無損也客又問予曰產後虛实發熱惡寒丹溪為氣血两虛用補氣血藥中加茯苓淡滲其熱如不已用乾薑以治之今用是法而熱猶未除者何也予答之曰子但知產後有氣血两虛而惡寒發熱不知產後有因虛致实而為患也虽丹溪有切不可發表之語若因有外感而患發熱惡寒者可不表乎有因食積而至惡寒發熱者可不消導乎然此难以峻用表導宜以表導藥加以輔佐氣血之剂可也亦有素患痰病或旧有驚積等症因產而氣血两虛以致病邪所勝而惡寒發熱者其可專用辛熱之藥乎医者但知產後發熱因氣血两虛故用乾薑以退其熱或縱以桂附殊不知宿積為患而用辛熱之剂反助其火則宿積不除而新病生矣客又問丹溪言產後惡寒腹痛当去惡血今產後治而有不愈者何也予曰有是病而用是藥病無愈非是病而用是藥病何從安近世以來妊母臨產之時求助以力將飲食不時接濟已產之後氣血两虛胃氣亦弱仍助以力胃虽納谷脾不運化是由食積之所作也其症之能惡寒發熱

腹中作痛焉可以專去惡血為言乎故食積之脉則弦而滑或沉而滑或實而搏惡血之脉則弦而濇沉而濇或濇而濡是以脉别之也曰食積之外復有他症能如是乎曰病情非一难以盡述夲一為例則餘可知且如產後因火發熱而熱乘虛入傷血海名曰熱入血室症亦惡寒發熱其狀如瘧而少腹痛又如火熱而肝木挾相火為患亦見發熱惡寒洒淅而腹中作痛此皆症同而治異也又曰丹溪又言產後不可用白芍藥以其酸寒能伐生發之氣及其婦人喜温而不喜寒之語故世之医者一見產後有病例用辛熱之劑此非丹溪之偏而使後人之泥乎曰夫丹溪者乃先哲之出類者也当此之時医者不審虛實專用局方但見產後有熱即投寒冷之劑故丹溪惟恐後世執不通因出是言以救時病非丹溪之偏也今世不会此意據此以為一定之規而害人者不可勝計殊不知救時病于後人則後人不明反受病于丹溪矣是以药不執方合宜而用医無定体應变而施豈有膠柱鼓瑟而不通以变也哉

何鈞卓監生

産前宜大補氣血

丹溪曰婦人産後須以大補氣血爲主雖有雜症以末治之後世皆宗之爲治産之法反覆思之一王道之言也予則猶有説也産前宜以大補氣血爲先也夫丹溪以産後言而予以産前言何也蓋以人生天地間藉氣血以爲立命之原榮養百脉灌溉臟腑血蓄則爲乳汗血下則爲月水既孕則資之養胎臨産則藉之送胎無一日不可不充足無一日不可不補養也夫苟妊娠天禀素弱而氣血虧矣五勞七傷而氣血耗矣則胎何所藉以長而易産也即使胎既長大十月滿足氣不足以送此胎血不足以順此胎臨産有难亡之險而既産有諸病之生是故參术之類以補氣芎归茺蔚之類以補血少佐以順氣清熱宜保生家之所亟圖也何也蓋胎猶舟也血猶水也氣猶風也水溢則舟利風疾則行速氣血充而胞胎順理固然耳且也氣血既足産不費力産後諸病自然不生何須大補乃胎前之補一舉而兩得何利如之世人但知産後既病之補爲得治産之妙而不知産前未病之補爲産後預防之

法耶或曰胎前宜補子之所言似或近理但古人立有瘦胎飲等方皆以枳殼蘇梗葉大腹皮之類為易產之良劑而今子所云宜補氣血恐非臨產之急務何而右方大相矛盾如此曰此因婦人之肥盛者而設之倘使怯弱之婦復耗胎元則產後變症將有不可倒者則瘦胎等方可倒施耶世間之人壯者寡而弱者多故其治補者多而消者少究其道固並行而不悖且是在司命者權之矣

論胞衣不下

夫胎產之所以易匕而無橫逆者何以妊母之氣充而血裕也夫氣充則有力以運此胎血裕則滑利以送此胎及其怀娠十月滿足斯時也孩子在母腹中如人在千仞崗上蕃身倒豎拆胞而出胞亦承此血水順流而下沛然如泉之達有莫禦之勢也倘或妊母天稟素弱或胎前多病則氣血虧欠無力以運無水以利斯胎不易下担延時日者有之或胎雖得下而胞衣不得即下停之稍久水枯血涸又或風冷乘之瘀血而胞衣相雜而凝斯際斯時大宜養血溫和逐瘀之藥俾氣溫而血利則血

去而不凝如舟得水活動自如而胞衣速下乃古方附子丹皮乾漆大黄車前子葵子益母草之類所不能已也倘或治療稍緩每每上行撞塞產母之心遂成不救吁可惜哉近見愚夫以產後須大補氣血為主之一言印定于心將胞衣不下一症認作血脫益氣之症徒用獨參補之意謂補足元氣氣壯健而瘀自行噫此非其時也昇平之良肉不可以為救急葯在是猶王道可行于三代阜安之日而不可行于戰國紛爭之時當此危凝急擾之頃而用參補之必致瘀血与胞膠固凝結而終不得下上掩于心產母遂亡于頃刻之間夫血隨氣行氣固則血不流通雖有神工何以着力是故崩脫之血可補而不可消胎衣不下之血可蕩而不可補總使產母困憊之甚亦須消補兼行補則助其正氣俾有力而能達消則行其瘀凝使流動而不滯衣可早下正不傷損倘曰人參補氣氣旺而生血血生而衣下吾恐值此呼吸存亡之即秋使人參生血無暇為此迂遠之畵也况服之而害不可勝言者乎且旧血不下新血难生縱使人參無害亦不必服矣而害且隨之所以当深戒也予故書此惟

高明酌之何如

産後神昏譫語煩躁發熱辨

或問曰古云婦人産子之後百日之内凡有一切雜症皆瘀血致然也是以新産之時瘀血入手肝則眩暈入手胃則嘔吐入手脾則腹脹入手肺則喘急入手大腸則瀉利不休入手心則驚狂煩躁或譫語或不語此古人載在方冊班班可考何待辨其産子數日之後或有發熱自汗泄瀉心神驚惕亡語譫妄人了不省等症亦瘀血之所致歟抑別有說耶予曰婦人臨産後有所症此熱血上衝手心夫心乃君主之官毫不可犯而瘀入手心則靈臺閉塞所以驚狂譫妄不語聲悶等症作也設從産已六七日惡露已去多矣並有發熱自汗之症此亡陰太多之故也何也蓋君主之官其心又主血藏神氣血人之神也産後去血過多陰血既耗且汗爲心液夫汗乃血之异名也血既已流而汗復泄之則心主之陰太竭心以何所養而神將何所依耶神不返舍則渺茫飄蕩恍惚飛揚乃驚狂譫妄昏冒等症所作然生産

倪鈺卓臣集

元端本

云主不明則十二官危，非前又發熱者陰虛而火炎也，煩躁者心虛而熱擾于內也。孤陽無之上浮也。牙關之際者陽明之脈無血以養而攣急也。面腫者胃中之風熱上壅也。夫新產為瘀血，產後乃血虛，照之易辨，朗如日星也。次之或曰瘀血血虛致閉命矣。然則脈之診之亦別斷：曰瘀血之脈濁而且濇，小腹必有作痛之症，乃為六脈散大，按之則空，而心脈尤甚，緩中帶者作痛之意也。血虛神虛之極乎，剖晰易明。次指法當血統在，治宜補血清神，以熟地、黃、當歸、茯神、石菖蒲之類，并用炙黑荊芥，少加紅花、蘇木可也。乃桃仁、紅花大用則誤矣，乳香、沒藥之用則更誤矣，乾姜、肉桂、破故帋大劑、人參則誤之誤者也。次火益熬，烈焰自張，安得務症之祛，更甚於魯魚莫辨亥豕不明，乃妄投謬劑，殃及人年，良可嘆也。倘有志于博濟乎，三復于斯編。

產後不可服寒涼藥

天生萬物，誰不可服？苓連梔柏，降火之藥，宜然性味苦寒，虛人用之，大傷中氣，為中宮傷，則神機化滅矣。蓋吾人之所恃以有生者，氣與血也，而氣血之所以藉以化生者

景岳全書

脾與胃也胃主受納脾主運化一納一運飲食入胃化生氣血營養百骸氣血充盈
戕傷最甚是故脾胃為人一身之主氣血之化源守候壯實之人猶不可以苦寒之
藥伐之也况產後營虛既產則百脈空虛况貧家窘况艱難穀籍以補其既虧之氣
血尤賴有脾胃生生不息之機此機者微濕者乃後天傷寒物胃不調而脾不磨此
希之生意損滅故尔淡使惡熱發熱潮熱等症附須溫補其熱自退倘或之有火
悞用芩連梔柏生地妄參芍物則火未必息而益濕甚寒之脾胃傷矣脾胃傷則不
惟胃滿不食嘔逆泄瀉而生機既滅元氣虛空及星星之火復灌以滔天之水覬氏
復燈况子因族姪孫婦新產胸膈脹滿不食氣急不能卧倒六脈微而帶數此乃辛
原虧之虛火上炎假象也理宜扶陽大補益以引火歸源諸症自退猶可保全產
後誤作火治用山梔桔梗枳殼貝母陳皮蘇子前胡暫得氣降以為偉績陽田之氣
以寒涼而尅伐伐後而氣脫而亡此寒涼尅伐中氣之明驗也丹溪先生云產後不用
白芍藥以其酸寒伐生生之氣也夫芍藥之寒非芩連梔柏生地之比寧且戒勿服

傳鈔卓監生

則餘可知矣。經云用寒遠寒，可弗慎之。

產後用人參論

李自業醫名聞於人，言新產之後不可輕服人參，蓋恐補住瘀血，再益結子宮患之。不可執而泥也。惟視其宜而用之。不當服而服，當服而不服，害均也。合宜而用，治斯稱良醫。假使產後瘀血留滯，入于心而不語，入于脾而腹脹，入于胃而嘔惡，入于大腸而瀉利，入于肺而喘急，此皆法當禁參也。症候顯然，人所易見。又入于肝而眩暈者，產婦合服催生之里化張目旋運，昏悶不省人事，似乎虛脫，隨去易眩，誤投人參補之，瘀血凝不得行，變生則病，為害不小。此喫緊處，當深省而不可忽也。若夫後產或產數日，或血大崩，然後下如斗，此時產母自汗不止，四肢逆冷，神昏發厥，人事不省，存亡在于呼吸之頃，非他物參連等所能療也。即須人參一兩，或兩半，或二兩，佐以芪朮薑桂之屬，緩緩服之，補保元氣。此不傳之妙法，須切記也。或曰：新產忌參者說，於待參論云云，是矣。而此產後血崩，又云須服二三兩，何矛盾若此？詞母於空淡治

之害。予曰：前云不可陰虛脈數，血未統者言耳。既大崩統，循經之好血已去，為何
物歸耶？且也血統而氣亦統，氣統而命亦統矣。值此危急之時，非大益其氣不足以
固血統，非用人參不足以固氣。耳先予屢驗，為後何疑？世醫因不究心，乃有用參于
未大崩統之前而致瘀血流注之患者，有不敢用參于既大崩統之後而致統亡之
患者，二者之弊，皆不然也。予故直書以竟後迷。

素問玄機四十八字補遺序

古先聖人憂醫道之不明，則生民之疾苦治療無方也，于是創制立極，書雖法經作
矣。自法經作而治道明，治道明而生民之疾痛顛危者，獲以安全而不罹于淪溺。嗣
後仲景張氏起而外感明，東垣李氏起而內傷明，河間丹溪起而痰火雜証明，此皆
言以闡道者也。乃近世作者頗繁，而人人殊，背經畔道者有之，大純小疵者有之。及
至偏于一偏，好溫補者專熱治，好涼瀉者專寒治，知問証者以治之之証治，至于詳
脈理，辨陰陽，分經絡，別臟腑，識藥性寒涼升降浮沉補瀉之理，而其中者鮮矣。此道

以有之而明，反以無之而殆也。夫之貴闡道而無悔，道則亦何貴乎有之哉。而曰十六字一言，何為而作也。以闡道，蓋使人知素問之玄機。不在論寒論熱之症論症也。其清在之功，固不在註經下矣。不惜乎猶有未竟之旨也。李固不揣鄙拙，謹以補遺寫生平自得之蘊。矯習俗一偏之陋，自慚醜婦之嚬，濫實續貂之誚，然于人以補瀉之理。用得其中，紀悖經疇道者諸論也。精詣之矣，自闢先聖之藩籬，超品位之上。固不必覯此而道明。紅業纂道之士，由是以精進之，則先聖之門牆，或可上而達也。諒之哉。

萬曆壬子歲夏六月會稽山人陶本李泗源氏題于鑑湖百可園

素問玄機四十六字補遺目錄

強　平　潤

動　制　均

逼　因　（假鉄豩鈌）

引　凌

攝　極

陽　化

重　瀫

行　類

壅　旁

變　權

抽　漬

素問玄機四十六字補遺　會稽山人陶本學泗源著

強

實強脉見似元餘，豈識元虛脉反如，分付時師多着意，誤為邪盛必虛虛。

天下之理，有諸中，必形諸外。元氣充實，脉必有力；元气虛怯，其脉亦虛怯，此人之脉本之常也。然有六脉洪大有力，重按之軟弱無力，稍舉指便鼓擊于下，令人多誤作有餘，寫用消導，大誤矣。此等脉候，必是元气絶空之人，臟腑涸燥之内，邪火沉行，真气耗散，故假象見耳。必依外見有餘之証，揆是虛邪，不可拘執，必用大加補剂，使真气稍復，脉必和軟，外証亦退，方保無虞。此恒情所易眩，而司命者所當細察也，慎之慎之。

動

六脉如珠動不寧，虛勞泄利痛并崩，少陰動甚知妊子，左寸搖搖主聖經。

前聖立言，詔人宗為是，故言有悖于聖經，為千古之訛者，不可以無辨也。夫人之脉或有动者，何以知哉？盖人之六脉，气血精神流贯于中，上下来去，至此何曾不动，而脉出复以动称，对静而言之也。惟不静则动矣。夫五脏六腑精神气血充足之人，脉之动，一往一来，不疾不徐，不大不小，不长不短，安静而宁寂者也。苟或气血精神虧损，内之元气之动荡，则冲和索然，脉便动摇而不安静，似数而又非数也。外症便有崩中血痢、惊热、痫瘕、汗泄、多拯等症，以脉书证之，是已。又《素问》曰：妇人手少阴动甚者，妊子也。夫少阴，左寸心脉也。动者，谓滑利摇动，不宁静也。凡滑动而迟甚，则怀子之脉也。及王太仆解经，改手经为足经。夫以手为足，岂不曰怀妊之事，当在下体，下体当取尺脉，况胞门子户，又主尺也。丹溪朱氏从而和之。受胎当在脐腹之下，则气血当聚旺于下，故尺脉鼓击有力，而为阳之寸脉殊别也。又有谓当兼手足二经，皆悖经之甚，不敢遵也。夫手少阴心脉行以动甚而怀妊，盖心主血脉，怀妊之妇血养胞胎，月月不下经，则血脉上壅而流主之，脉滑利动摇，故知其娠子也。不佞常诊胎脉，益主内经之言不爽，验乃敢备述，以破千古之誤悟道之覽。願加詳察，万勿侏儒觀場，隨衆喧嘩。

逼

正氣虛微，邪滯多者，雖攻擊莫他求，但將補劑扶之氣，正勝諸邪不自由。夫邪與正，於以倚伏者也。正勝則邪，譬諸君子滿陛，則群小自消。易曰：君子道長，小人道消也。陽剛用事，陰柔自伏也。人之疾病亦猶是焉。仲景論太陽証悉具，則是傷寒頭項痛，腰脊強，惡寒發熱，外感爲証，不宜用補明矣。然不脈宜浮，今反沉，蓋由正氣衰微，裡虛而寒所致也。急宜救裡，以四逆湯佐正氣，內強逼邪外出。乾薑味附豈補亦發也。又有積塊之人，攻逐反劇，以大補之劑培養正氣，佐正氣強壯，佐以驅逐之劑，一旦氣運流動，充滿積去，而愈矣。至于雜症，邪之未易速退，必以扶正爲主，邪自退，故養正祛邪，古語諄諄。奈何時師之道未明，臨病之際，拘于攻伐之症，局于習俗之談，畏首畏尾，不能下手，可勝惜哉。

引

火勢炎炎而腸衔，性情惟識苦寒攻。豈知引火歸經法，引得龍雷入坎宫。

世人一身五臟六腑皆有火，是故古人治火之法不一而足，皆用苦寒之類瀉之。又曰：君火者，人火也，可以濕伏，水滅，可以直折，惟黃連之屬可以制之。相火者，龍火也，不可以水濕折之，從其性而伏之，惟黃柏之屬可以降之。飲食勞倦，內傷之氣，為陽虛之病，以甘溫之劑除之。如陰微陽強，相火熾盛，日漸煎熬，為血虛之病，以甘寒之劑除之。心火亢極，折以鹹冷之劑除。虛無根之火，補以壯水之劑治。治火之法，似無餘蘊矣。然坎中之陽含于二陰，其妙也，寂然不動，乃有斷傷太過，或本來不虛之人，二陰剝盡，祇剩孤陽，氣浮無制，飛騰客于上部，其症則胸膈脹悶，或有物塞口，吐白痰，或咽喉疼痛，或頭暈眼花，或下飢上飽，或氣喘嗆咳，痰中帶血，或上熱如火，或下冷如冰，或多難臥倒，或兩頸怕熱，或頭痛目赤，或惡心嘔吐，或煩燥嘈雜，或飲如針刺。後此熱症，據古治例，投以沉陰降火之藥，人皆易知，但藥若手而效，不爲是也。有多服寒冷，而火愈熾發者，此曷故歟？而非芩連知柏生地

玄參甘草梗之立法蓋離經之火不畏苦寒惟用大劑補陰之藥加以附桂收斂
之虛性類甘溫從丹寒湯和火自返家乃攝其宅而招之入也易曰水流濕火就燥
同氣相求氣機自相入也古人立法甚詳豈待予嘵嘵於千言一字偶不能詳予亦補
試不從乃敢備述以見補古人未備之道之意矣幸毋曰迂

揖

見痰用藥必清痰古法今方人所謂豈知水泛為痰使揖水歸之為妙也
古人治痰有用汗吐下三法者有用二陳并枳殼瓜蔞南星半夏花粉貝母桔梗
海石之類者或有用滾痰丸潤下丸導痰湯控涎丹者治而効者十有六七有等
吐痰白色不絕于口面紅膈脹及至咽喉痰聲猶如拽鋸以服消痰之藥痰反倍
多医者每每袖手又更医不脫前法愈消痰而痰卒不可消亦付之無可奈何
噫孰知痰之為物有實有虛医之治痰有瀉有補乃若水泛為痰非星半等藥所
能消也惟有揖水歸原之法用之如神蓋人身之腎所主者水腎虛不能納氣歸

原則不能制水泛溢于上而為白涎惟用金匱腎氣丸多加熟地補腎之水則水即归元上行之痰倏然而下予見真確每治効於神或有不明此理者反难之曰擾爾云然似有真見然所下之痰畜于何處予解之曰此理易明於今以豆磨成腐漿白沫皆浮上面以香油灑之白沫隨化後來何曾尽有沫迹況于腐底耶

隔

補虛瀉實是良工　上下緣來治不同
上病必將下部治　下須上治有奇功

五臟真位有上下之殊人身患病亦有上下之異故上病治上而瘥下病治下而瘥此不易之定理人所易知易能也孰知人身經絡貫串流通乃有症形于上而發病之根不在上者有症見于下而致病之根不在下者故内經曰病在上取之下病在下取之上假於胸膈飽悶喘嗽吐痰頭暈煩燥惡心不食上熱下冷等症似宜上病者必治上矣然有下取或斧底抽薪而愈或大補下焦而愈又於韓飛霞治甲己土運濕土太过民病咳嗽用六一散利火燥濕而嗽尽止矣此皆上病

治下之法也。假如小便不利等症，似宜下病者，必治下矣。然有上取者，或用升提之藥而愈者，或用生水清金之藥而利者，或用燥脾健胃之藥，以使肺能生水而利者。又如泄瀉病服分利藥不効，有用羌活防風藁本等而愈者，有用大劑熟地補腎之藥而愈者，蓋腎者下焦要求之門戶也，惟束則不泄矣。有用平肝之藥而愈者，惟肝平而脾不受尅矣。此皆下病治上之法也，即此隔治之法，古人之至妙，而時師所罔覺。治机攸係，故嚐及之。

重

瀉實補虛先聖語，服之無効必生疑，緣服少反資壅，多服宣通効甚奇。

實者瀉之，火者降之，食者消之，痰者清之，氣者行之，此時師之訣，便而甚行。又病主之訣易明，而莫從者也。但有大虛之病，見症反似有餘，頭痛頭暈，發熱發寒，隔脹脇膨，上重下輕，咳嗽多痰，不食泄瀉，面赤心煩，此等症候，不惟病主易眩，而醫師亦多惑亂無主，且從症下藥者多矣。苟有見道分明之人，視前一切症候皆係元虚務要用參補之医而主兩相眩惑必云不可輕用或有勉從者應服五六錢減去大半服之反增脹滿或至昏憒等症必归咎于用參之故矣然有加至六七錢或一兩或一兩半二兩頓服胸中寬快豁然無礙膈脹者今寬矣昏憒者清爽矣不食者思食矣痰火者頓息矣而前頭痛頭暈一切等候皆除而去正多服則宣通剤重則下達也若少少服之則留滯膈上反助諸邪卒归咎于參不當服豈知由于多服少服之故也冤矣哉世俗之不察也至于隂衰之人若服補隂之藥亦必重剤方能速効攻下之藥元氣壯实并火邪熾盛者少服必不能効亦重剤方能建功勿畏首尾尚姑息也又如遇一弱症原該參補時師不省今日消痰明日降火以之元氣脫空危在旦夕或有令其服參医而主令少試之服後不妥或服于此氣減机绝之時而致不起清痰降火之医得以藉口反云參不当服夫參之用当用于未重之先不当用于臨危之頃過有遑然不免于謗矣冤何淂白要之几危之弱症真氣已索雖人參重剤服之亦不能济反不如不用可免謗也然

仁人之心為忍坐視以求免謗不為死中求生計也

行

投劑須審對症施熱寒寒熱可扶危而不逆陽非難於入寒熱並行補可佐

天下之事救于夾輔者恆多而躓于寡助者不少也醫之用藥也亦從是故寒熱

以寒藥治寒以熱藥此萬古不易之常法從用寒用熱之中全於夾持輔佐如係

若火熱之症必用芩連梔柏以寒之從寒涼一用常偶拒而不能入者須用行以

薑桂之屬從治熱不拒寒又必寒藥熱服亦是一法又必責婦咲辣坐于烈日飲

以寒涼又一法也故曰治熱以寒溫而行之係必寒冷之症必用桂附薑萸以溫

之從症屬上熱而下寒者有助之上熱而反損傷不安者須有冰冷者極冷而服

也從治寒熱於入必紫雪理中丸亦是一法或佐以寒熱又一法也故曰治寒

以熱涼以行之此二者治寒治熱用藥之要法也若遇有大寒大熱之症不用此

法藥必難入矣不特此也凡用地黃必加肉桂以辛行滯也補中益氣行升柴歸

脾補益，行以木香；人參補下，行以沉香；白术健脾，行以枳實。凡此之類，不一而足。即此推之，畧述崖畧。

壅

按之似有餘，逐氣四逆，神強又叫呼，此是誤陰精氣壅實，脈細弱，用參扶。去矣。醫之難，嘆難於診脈也。能于似實似虛之際，認之詳而辨之晰，斯無誤治之失矣。及之人之脈，負運行于身，始于手太陰，而終于足厥陰，晝夜循環，無少止息。無病之人，往來十二經中，毫無阻滯者也。惟人有勞傷過度者，致四肢厥冷，六脈舉按似有似無，此以元氣虛脫所至，須加溫補，方能平復。若使初病發熱，一旦四肢厥冷，六脈似有似無，務須仔細詳察，但視其形色壯強，起卧不安，言語壯厲，却如狂狀，此非虛脫者比，或飲食滯太陰，或因痰火邪氣壅遏經絡，以致脈伏不出，陽氣不能布散四支，以致逆冷，非真冷也。誤認虛脫，投以溫補，大誤矣。此等症候世所嘗有，易于錯誤，宜加詳慎可也。

變

古賢治療必求真變症還尋本病因治若不求根本上縱施巧法効难臻

外病由于六淫内傷起于七情氣血痰火之為灾此人身疾病之常也認是外感或是内傷因而為之條例遵行何难之有乃有始病脾弱後變水腫此變症也不可專于治腫还須实脾兼以分利可也又或始病有火過服涼藥以致傷脾之症不会泄瀉不利等症急須温補脾胃不可妄用治利等藥傷寒用過汗下藥过經不解元氣綫空變成坏症不可復治傷寒治用大劑温補傷寒治發厥亦是變症從血之以并瘧疾浮脹亦是變症如咳嗽治肛門發痿氣噎喉嗆流瀉骨痛不眠但係變症大便結燥地道不通以火炎變嘔吐及胃治須潤腸止嘔因致也次也之候不一而足若知病而不知變錯誤極多務須細察也

抽

邪气填胸不可當了般治瘵妙奇方但行釜底抽薪法邪退治更自体康

有食而消之，有火而降之，此正治之常法也。假使食塞中焦而用消尅之藥，服而食不能消，填脹者依然；熱者依然也。又如火勢燥灼而用降火之藥，以服而勢不能殺，熱者依然也。又如瘡疽癰腫燥灼於胸，異常消散之藥，以不取效。又如血病大吐升斗，治以犀角、芩、連、梔、柏等寒涼之藥，以不一效。已上之証，徒惟託之脈体實大，擊手。假用大承氣湯，到而用之，瀉去積滯，火毒症証，徒平一時，釜内大沸，爰用冷水止之，反不能已，不如去其釜底之薪，淋及易止也。古云，謀之人事，于臨証之時使于忽略，故特揭而論之，識不忘也。

平

訣：治從來病易除，理中承氣儘能衰。若逢病勢難攻補，務在平和方可驅。

虛者補之，實者瀉之；熱者寒之，寒者熱之，此正治之法也。有當大虛大實、大寒大熱，病勢急迫，危殆之甚者，此如拯溺救焚，不可因循而失時也。急治訣治參、芪、朮、蒼、黃、桂、附，大劑投之方能平。緩為衰也。然有虛不大虛，實不大實，實不大實，寒不大寒，熱不大熱之證，不可用大補大瀉大涼大熱之藥該治之也。惟用平常清和之藥以養之，則病邪易退，正不損傷。若責效太急，益涼氣遏，妄投閉劑，則正氣反傷，病反增劇。不深省察，而反害矣。可不慎諸。

上病制

上病制同下病方劑，分緩急，用藥量不分上下，渾氣則藥必失功，反於殃。

經曰：補上治上制以緩，補下治下制以急。夫患病有上下之殊，而用藥有緩急之異也。何意哉？蓋上虛者必補之，上病者必治之，其治須在上而不在下也。倘治投之劑，不用緩藥以投之，則其氣味逕達下焦，是投空矣。故必緩以制之，使之達上以成功。如甘以緩之，使戀膈也。又品味輕清，使上浮也。及至下焦之時，藥力已衰矣。其治以必用緩也。下虛者必補之，下病者必治之，其病在下而不在上也。使治用之藥，不加緩藥以急之，則其氣味留戀上焦，而下無為力矣。故必制之以急，使之達下以成功。如氣味厚則急趨下。又用重劑頻服，則藥達於下。又佐以沉香、牛膝、桂、柎、梧、榔之屬，引達下焦矣。此方以下，少用急也。補瀉合宜，表裏有法，効乃大臻。此《素問》之玄機，大不可忽，故特揭而書之。

因

水有原頭，木有根，人身病發豈無因？但將原委求明，確起死甦生，自有神源由緒。遂流分緒，萬派朝宗，咸歸於海。人知水之象矣，而不窮其源，何以知水之發於星宿海乎？布葉生花，形色象貌，人知木之茂矣，而惟視其華，何以知木之發於根乎？知天下無無源之水，又知天下無不根之木，則可以例觀人生身之疾病矣。夫人身之病，不特根陰根陽，當求其本，而又有四百之多，須索其因。外感內傷，六淫七情，飲食男女，罔非因也。而例外又有人所不易明之因焉，是在治者辨之，得其因而效可圖矣。故古人云：有內因，有外因，有不內不外因。《素問》云：因于寒，因于暑，因于濕，因于氣。如因于寒者，以輕揚發散之劑祛之；因于暑者，以清暑辛涼之劑治之；因于濕者，以燥濕之藥除之；因于氣者，以疎利運動之藥治之。其內外感傷情志之類，莫不因其因而療其因，則投之立効，要非孟浪之藥所可混施也。擾症求病，擾脈求因，立法甚嚴，處不可爽。雖然，此一恒人能辨也。如膈悶不思食，則有陰火上衝之因，而治以開胃則悖；嗆嗽則有五臟火犯之因，而治以止嗽則悖；吐痰不絕，則有中虛水泛之因，而治以消痰則誤；火炎則有氣不歸元之因，而治以瀉火則誤；喉痛口瘡，則有下焦虛寒之因，而槩用寒涼則誤；惡寒發熱，則有怒動肝火之因，而藥用發散寒邪則誤；狂斑則有之虛假僞之因，而治以化斑止狂則誤；下利則有脾胃虧損、氣虛下陷之因，而治以痢疾之例則誤；瘧痢則有陰虛寒熱似瘧之因，而治以散邪之例則誤；便秘則有中虛不能傳送之因，而通以硝黃大誤；泄瀉則有木氣凌脾之因，而療以止濇則誤；又有腎虛不能閉藏之因，而槩用健脾之治則誤；四肢腫痛，則有陰虛火熾之因，而筋以袪風大誤；口渴則有水枯引飲之因，而投以止渴之劑則誤；譫語則有神虛妄言之因，而投以涼瀉則悮；上焦熱盛，則有陰感盛隔陽之因，而投以[illegible]則誤；痞積則有氣鬱不化之因，而治以攻剋則悞。腫脹則有氣血虛損之因而槩投消脹逐水之劑則悞。胃痿則有中氣虛寒之因而槩用消藥則悞。嘔吐則有大便秘結、濁氣上逆之因而槩用止嘔則誤。嘈痛則有失飢傷飽之因而治以純寒降火則悞。大腸膿血則有胃風之因而治以純寒降火則悞有腸臟（止滲則悞佛棟則有氣）滯瘀注之因而陡以外科攻下之法則悞。溺血則有心胞移熱膀胱之因而徒以滲泄則危。健忘則有盛怒傷志之因而槩用補心之藥則非。顫動則有精血枯燥、血脉瞤惕之因而反用消風消痰之治。大詳遺精則有肝虛火旺疏洩之因，治用方書套頭之藥悞。甚鼻瘡紅痛則有真陰虧乏熱沖清道之因，治惟清肺之藥則悞。喘脹則有氣不歸元之因，反用降氣之藥大悞。半身不遂有氣血虛弱不能榮灌之因，若疏風治痰悞極。如此之類，不一而足，非一恒人所能辨也。因乎乎其水之源、木之根乎，治者當深省而求之矣。

凌

臟腑清平本自寧，許俚邪氣偶相凌。但將外務嚴驅逐，賊去須知家自寧。

人身之病有本臟自病者有別臟之邪相凌而病者經云七傳是已医者知其自病又知其相凌而病則補瀉自合其宜而不致有悞治之失矣如肝氣盛則脾病在治肝心火盛則肺病在治心餘可類推又如弱病咳嗽有痰有火世人見其有痰皆用貝母瓜蔞花粉星半之類見其有火皆用芩連梔柏玄參之類咳嗽以款花二冬枇橘之類治在清肺殊是伐肺肺愈清而嗽愈甚將更傷脾而泄瀉聲啞喉痛等症作矣不知此非肺經之病也蓋因水虛火炎肺受戕也肺如無罪之人已受陰火凌爍不能濟腎救解反以寒凉摧折有是理乎惟宜補下之虛火不上炎肺自安矣又如勞碌下虛之人相火本有上炎之勢一旦怒畜肝經火勢衝激挾相火以上厥客于手足少陽二經頭額部分以致頭痛連眼今医不審悞作頭風治之或以目病治之攤烙熏洗無所不至又用疏風降火大寒之藥壓住火邪而

不得散治弥久而痛弥甚豈知病者火而所以火之甚者肝氣逆與腎氣虛也瀉

其少陽補其少陰，水火相剋，而火不厥，痛自息矣。何必治目，何必治風，何必大寒治火邪？即此二症，皆他病致其病也。世人以鹵莽之心，行臆度之說，見嗽治嗽，而嗽不愈，肺臟成真病矣；見眼治眼，而病不去，眼目成壞症矣。卒歸咎于天命之不可挽，而病重之不可救，付之無可奈何。豈知由于世醫不識病，妄治害人之過耶？可以慨矣。

極

物窮則變。古往云：陽九還知變，少陰治亂相尋，天地理極，寒極熱，變須深。易曰：物窮則變。故陽之數極于九則變少陰，陰之數極于六則變少陽，盛極則衰，衰極則盛，天地之理相為倚伏，治亂之机相為循还，故未有極而不反者也。明乎此，則可以通于人身之理矣。寒之極則反似熱，熱之極則反似寒，故金之極則行燥令而反如水火，之極則行寒令而反如土，火之極則反厥而似寒，腑臟可以例推。故傷寒至六七日，四肢逆冷，非真冷也，熱之極而似冷也，此正火極似水。若投、以桂附之屬立危矣。雖病日久，反煩躁不寧，口渴舌胎，面紅肌熱，一如火症者，非真火也，由于下焦虛極，陰盛隔陽，熱氣上攻，此正陰極似陽也。若投以冰水立危矣。又如元虛之極，則脉反鼓擊有力，牽按若定者，有大定之病，脉反沉伏似乎虛脱者，若用補药反致危亡，必用消導加有虛浮者，洪大者，若用降火疎邪之劑，必致危亡，因大補無疑，或可一效，方可甦危。又如弱症陰虛之極，脉反細數有力七八至者，非真火旺之脉也。夫物極則反，理不可不明，假極似真，症不可不察，疑似之間，恒情易眩，司命之賢，加詳察。

化

天生萬物皆有化，化化生生自有源，偶使化源先遏絕，人生氣血豈能全。

易曰：變者化之漸，化者變之成。又曰：天地感而万物化生。又曰：天地絪縕，万物化醇；男女媾精，万物化生。素問曰：東方生風，風生木，木生酸，酸生肝，肝生筋，筋生心。南方生熱，熱生火，火生苦，苦生心，心生血，血生脾。中央生濕，濕生土，土生脾，脾生肉。

々生肺西方生燥々生金々生辛々生肺北方生寒々生水々生鹹々生腎又曰化生精氣生形又曰陽化氣陰成形寒極生熱々極生寒寒氣生濁熱氣生清觀此而天地萬物莫不由感而化由化而生也然則人身之氣血豈不由此化生而盛乎可遏絕其化生之源乎故知水生木是水為木之化源也火生土是火為土之化源也土生金是土為金之化源也金生水是金為水之化源也是以肝虛須滋腎水心虛須寔肝木脾虛須益心火肺虛惟補脾土水虛須養肺金子母相生化源不絕五臟數明長保天和也雖然五臟之氣皆稟乎土則又以脾土為大化源也脩使胃不納而脾不磨則水穀何由而入經曰安穀則昌絕穀則亡化机由此而息也五臟之氣血何以化生而盛也故曰土為万物之母不可損傷嗟々世咸以寒涼消尅之品治弱病而卒致瀉泄声啞噫癖豈病勢之必然哉蓋以寒尅傷脾絕其化源也而然耳經云出入廢則神机化滅矣舉此一藏餘可類推

激

元氣六脈本衰，虛邪火炎炎，症可甦。時師罔覔虛寒，尅脈激洪弦似有餘症。餘脈大症，弱脈微，理也。然有病不足而脈反寔大者，必須察其形色，果是虛怯，必是前治之人，以其所病大熱，症似有餘，猛用寒涼消尅之藥，激其火盛，致然，非真元氣之有餘也。藥惟溫補，使真氣稍復，脈必歛而熱必退。夫寒涼之藥何以遂致脈反大寔也？蓋虛火之症，見寒則興，得溫則伏，藥愈寒而火愈盛，脈愈大，不能收歛故也。倘使後醫不審，因其脈大似屬有餘，再用寒涼消尅，必成壞症，而不可救矣。可不慎諸。

類

入身疾病恒相類，切莫糊塗假認真。臨症却須詳細辨，辨真方不悞斷人。

紫之似朱，鄭之似雅，邪之似正，魯魚亥豕，天下之事固有然者，而况于入身之病乎？惟当辨之晰耳。天有六淫，風其人觸冒之病曰中風，自有中臟、中腑等症可辨也。而食中、氣中、遲中、虛中、痰火中，其症相類，治難一例，不可以無別也。冬月嚴瘥殺厲之氣人感觸之病曰傷寒自有六經之脉症可見也而痰火食積虛損脚氣勞倦之勞怒氣七情其熱相類其治霄壤不可以無辨也瘡症條例惡寒發熱人所易明而虛弱之症亦有惡寒發熱在脉亦相似若作瘡治貽害不小痢條例赤白膿血人所易知而勞倦之餘亦有下痢膿血在病因不同若作痢治危亡立待瘥積在腹牢有定所人餘易知乃若氣偏凝滯結而成塊誤以積治消尅破積反戕大營發狂發班症雖相類而如狂陰班治大不同有瘀有火称名雖一而或虛或寔攻補殊途相類之症非止于此即此數種之病彷彿依稀之間人多錯悞以甲作乙應補反消立危之故條揭于右以識不可少忽云尔

旁

先賢治瘵多方法五治之方法更奇此外又通旁理治魅生濟世等向時

古人治病傷寒有汗吐下溫和之法雜病有補瀉升降之劑五鬱有達發奪泄折之凝熱病有和取從折屬之法又有寒因寒用熱因熱用通因通用塞因塞用一切

之法布在方策，昭昭可睹。已而時師之所能明也。至于不治本病而旁治之，以俟病去，此時師之所易眩而不能行也。經曰：虛則補其母，實則瀉其子。又曰：母能令子實，子能令母虛。故東方實，西方虛，瀉南方，補北方。夫東方木也，西方金也，不瀉木而瀉火，正欲子虛母氣，而令東方之不實也。不實則木平矣。不補金而補水，正欲母受子蔭，而令西方之不虛也。不虛則能勝木矣。補水瀉火而木自平，此不平之平，乃所以為平，正旁治之法也。至若咽喉腫痛，喀嗽氣喘，臥不能倒，面如塗硃，膈滿不食，正治之法必不能效，皆須大補其陰之品服之。陸安膀胱不利，水道閉澁，正治不利，須用大劑人參而利，有用升提之品而利。傷寒吐衄，不治血而治以發汗；熱症血湧不止，血而治以抽薪；瘀痛不治瘀而補水；火症不瀉火而益腎。又有悲勝喜，怒勝思，喜勝憂之類，皆不治本病而旁治以餘病之法也。其他之療治法頗多，載在方冊者，不敢復贅，姑舉其大者言之耳。此等治理，醫家俱宜通曉。不然，必將臨事而眩，執見病治病之常法，而大事悞矣，可不勉乎。

權

諄諄無伐天和語垂訓那知有变遷時師切莫膠常法权運經中邁古賢

天下之事有常有变吾人料理有經有权守之以常者雖哲人之所不能更而通之以权者尤智士之所不敢廢也經曰必先歲氣無伐天和又曰用熱遠熱用寒遠寒謂春溫夏熱秋涼冬寒四時之正氣也寒熱溫涼用之不乖四時之正也春夏之際時令暄熱用药皆宜清涼若投桂附必有黄班狂躁等症矣秋冬之際時令清涼用药務在溫和若投硝黄石羔必有洞泄厥逆等症雖然此特語其常耳不知守常之外貴有通变之权蓋不得不然耳假使春夏而有陽厥逆之症非桂附以溫之不可也豈可拘執時令之熱不可也烏可固執時令之寒而不投硝黄以挽之如熱而不投桂附以挽之假使秋冬而有狂班躁妄之症非硝黄石羔以寒之冷時從症古語不誣應变從权先賢妙法不然發表不遠熱攻裏不遠寒聖人豈無謂而言哉在司命者权之薛立齋癘瘍治例亦云凡治病必察其下謂察時

下之宜也。諸痛瘡瘍皆屬心火，言其常也。如瘡盛形羸，邪高痛下，始熱終寒，此反常也。因當察時下之宜而權治，故曰經者常也，法者用也，醫者意也。隨所宜而治之，可收十全之功矣。

漬

陽經邪盛偏須汗，麻桂柴前葛所宜，藉令脉弱休過發，漬潤身形方不危。

外感風寒之症，頭痛項強，惡寒發熱，是邪在肌表，務用麻黄、桂枝以發其汗，使其汗透邪去熱解，此不易之道也。倘其人元氣虛弱，不勝大汗，熱久不退，不得不過汗，若大發汗則虛其虛，不發汗則熱仍在，務用柴、前、蘇、葛等輕清微表之藥，使所出之汗僅僅浸潤自形，而不致流走可也。如是則表熱已散，元氣不損，此蓋不瀉不發之中而為委曲調治之法，古人圓神不治之妙用也。若拘執汗例而概用麻黄、桂枝等湯，又拘患人虛弱而熱不表散，則陽亡之害與過經不解等，再可不慎哉。

潤

陽明邪盛偏宜下承氣諸湯是所便脉弱原虛宜酌治潤腸之法始安也
古人治邪在陽明之裏致痞滿燥實堅之症設有大小承氣湯又有三乙承氣
湯調胃承氣湯大柴胡湯桃仁承氣湯防風通圣散備急丸涼膈散等皆下藥也
隨宜而用惟使大便通利則陽明瘀火食積壅遏于經絡者隨即通達胃氣之敦
阜有餘者隨即承平此形盛氣食之人所必用之劑也假使患人素弱不勝大下
又有前前症不得不下務不酌議可否小乙湯丸疏瀹而微下之則所壅邪物亦
能解利又不傷損真元此古人立法之中又立一層妙法也奈何時師不審或虛
或實可下不可下懵懂者不顧凶吉而急于一下致使肓腸洞泄而不可挽執一
者惟知雖守而不敢少下致使邪惡畜留而變症百出要于潤腸爲下之説未有
講耳不佞每遇邪壅脉弱之人屢試此法無不大效因此備及智者諒之

均

上身如火下如氷下部陰衰陽陡升但使天陽行入地何須葯用苦寒攻
人身之火由于風寒暑湿者可以散而由于喜怒憂思悲恐驚者所可降也惟有身半以上如火之热身半以下如氷之冷則不可散亦不可降縱使散與降無益也何也盖人身之氣曰陽血曰陰陽降陰升水火既濟上下温和無所偏勝惟真元斷削心腎不交故火自火而上升上部重陽而热如火炙水自水而下降下部重陰而冷似氷凝要之火厥上炎陰陽偏勝而不均平非六氣外生之火亦非七情内動之火也治之者但使心腎交濟陽火下降而不一于升陰水上升而不一于降陰陽既合而得均平上体下体不寒不热如天之陽氣降于九地之中也若見其上热遂用苓連梔柏等苦寒之葯雖日日服之愈投而火愈盛矣可不戒哉經不云乎上热下寒視其脉處而陷于經絡者取之氣下乃止此所謂引而下之者也觀此則不可以苦寒降火益明矣東垣亦曰經云陰病在陽當從陽引陰必須先由络脉經隧之血若陰中火旺上騰于天致六陽反不衰而上亢者先去五

臟之血絡引而下行天氣降下則下寒之病自去矣慎勿獨瀉其六陽此病陽亢乃陰火之邪滋之只去陰火只損血絡經隧之邪勿悞也夫觀東垣之說如此益知上熱下寒者不可降火矣第東垣治楊么正卿面顏鬱赤若飲酒狀痰稠粘時眩暈如在風霧中正熱在上寒在下也刺出血而愈以愚揆之終不若引火歸經爲尤便也不佞居京治平之女朱之婦正當相火司令之候身半以上如火之熱身半以下如氷之冷上身在床而下身在火杭也医用寒凉降火不效予用大劑熟地黄牡丹皮山茱山葯澤瀉伏苓熟附子牛膝故子一服而上不热下不寒此可以爲一驗也已

經歷雜論

經歷雜論

《經歷雜論》不分卷，謄清稿本，一册。清末劉恒瑞著，成書于清光緒二十四年（一八九八），此本爲其女劉文寰謄録。劉恒瑞，字吉人，一字丙生，京口（今江蘇鎮江）人，清末醫家，著有醫書《伏邪新書》《六淫直徑》《察舌辨證新法》等。書高二十八點五厘米、寬十七點四厘米，版框高十九點五厘米、寬十四厘米，四周雙邊，白口，單魚尾，半葉十行，爲裘吉生藏抄本用紙。有目録及自序一篇。目録葉從上至下依次鈐印章『紹興裘氏』『讀有用書樓藏書之章』『中華書局圖書館藏書』三枚，序言葉有『中華書局圖書館藏書』一枚，係裘吉生舊藏。裘吉生將此書整理本收録于《三三醫書》中。

劉氏自序云：『兹將予二十年所經歷諸症診治之法，不拘泥古方古法而獲效者，列案于後，而以予心得之法作一論，以冠于前。』書中載劉氏醫論醫案二十四篇，首篇《正名論》即序中所及『心得之法』，認爲治病必須正名爲先，『得其正名，然後知講求治法』，强調『欲後學瞭然無疑，點清眉目，必以正名爲先，名正而法亦隨之正矣』，并將傷寒諸病、六淫外邪等相關病名進行簡要梳理和闡釋。後二十三篇涉及内外婦兒諸病，如内科諸痛、虚勞、浮腫鼓脹、癥瘕石疽、氣鬱譫狂、咯血咳血，婦兒科有安胎催生、産後、小兒臍風，及外傷科癰疽疔瘡、瘡毒斑疹，亦有用藥禁忌和怪症診治等，體例多爲前論後案，先總述疾病病因病機，後載驗案數則以輔證。

書中所載驗案頗爲精彩，選方用藥多打破常規，誠如自序所言『所記皆新奇創解，未曾經古人道破者，以開後學之見聞』。如《安胎論》一篇中，劉氏用承氣法治療妊娠三月的孕婦，以解其『陽明伏熱内結症』，此運方用藥之法正合醫案前論所言，『予謂胎因熱邪不安者，清熱即可安胎，雖寒如大黄，用之可也』。又如《疼痛辨》篇，治一患者肺俞穴生紅餅，色鮮紅，痛徹骨，欲成膿而不得，劉氏診爲『肺氣虛』，用獨參湯三劑而得膿，後以收斂方收功。此案病機正如劉氏所論：『殊不知亦有未潰膿正氣不勝毒氣之虛痛，亦有既潰膿毒氣仍實之實痛者，不可不知。』

劉氏分析醫理細備通透，診斷疾病直中癥結，臨證實踐小大方圓，每篇所論皆醫理實踐相輔相成，醫案剖析深入淺出，便于後學者深刻理解，頗具可讀性。是書有劉恒瑞之女劉文寰眉批一則，見于《正名論》，論疾病隨意命名云：『如麻痧疹，各處方言命名不同，世醫遂强分爲三病，其家三症（證）分别，皆胃肺之症耳。』此眉批《三三醫書》本未見，可參。

（張雪丹）

目録

經歷雜論目録

温下寒下閉下攻下不可混用禁　楊梅瘡診治法

譫狂癥不可專認心胞火熱辨　小兒臍風撮口診治法

經歷雜論序

老馬識途以其經歷多也諺云熟讀王叔和不如臨症多蓋臨症既多其學問見識亦有從經歷而漸推廣者故醫家有醫案之傳以為前車之鑒然以醫案傳者每有重複雷同之弊亦將予二十年所經歷諸症診治之法不拘泥古方古法而獲效者列案於後而以予心得之法作一論以冠於前案驗雖多僅記一二凡無甚大異之案一概刪去不錄以免煩冗所記皆新奇創解未曾經古人道破者以開後學之見聞神而明之存乎其人青過於藍則幸甚矣

正名論

孔子曰名不正則言不順醫方所載病名是也其命名之理真偽混雜專總不分名不正故其言亦不順其治法亦难講求矣余故謂必以正名為先得其正名然後知講求治法凡古書所載如傷寒中寒中暍中暑傷風中風中惡等名是正名也是專名也可以其名求其治法用其方者也忽又雜入瘧疾痢疾類中風等名瘧痢是總名也仍有專名在焉如傷寒化瘧則名曰寒瘧也可傷風傷熱化瘧則名曰風瘧熱瘧也可類中風偽病名也自有其真名在焉如血虛內風動肝厥則名曰肝厥或名曰內風可也痰厥則名曰痰厥或名曰中痰可也乃不正其名或以總

名名之或以偽名名之又或雜入一二正名專名者昧者不知其故見一名即以一名门中治法囫圇治之不效則曰吾照古法治之非吾之過也此皆古人命名不清不能點清後學眉目之故也降至後世其弊更深如霍亂古人總名也後人名之曰倏痧且有子午痧癟螺痧轉筋吊脚痧絞腸痧等名小兒驚癇古人之總名也乃後人又有急驚慢驚慢脾風鯰魚驚蛾口驚老鸛驚天吊驚扳弓驚痱驚等名翻胃嘔吐古人一症名也後人遂有胃家寒噎膈隔食等名按後人捏造名中惟胃家寒之名最正最專最切惜無一人名胃家熱者以对待之於是死於胃家寒

又麻痧疹各处方言命名不同世醫遂强分为三病其實一也分别皆胃肺之症耳

者多矣以其只知有胃家寒之症有以胃家熱告之者必訕其妄以未之聞也此外更有各处各言不同如苏人患瘧則名曰脾寒南京人名癟螺痧曰鬼偷肉是更無理取鬧像形隨意命名更不可從者也今余以正名告後学而分别總名專名求其至當不易之理焉

今之人聞人有病輒向曰何病內症乎外症乎則外症內症是總名也（外症需外科　內症請內科）內症中有二大總名曰內傷曰外感（內傷五志　外感六淫）可執此總名以治病乎總名曰外感分而言之各有專名在焉輕者曰傷重者曰中故有傷風中風傷寒中寒傷暑中暑傷溼中溼傷燥中燥傷熱

中熱之常名爲感而不即發病過後由裏而發者總名曰伏邪故有伏風伏寒伏溼伏暑伏燥伏熱之專名爲此外感病之常名真名也可以其名求其治法者也其有兼感兩氣者則兼名之兼治之可也内傷之因於五志七情者曰喜笑傷心曰鬱怒傷肝曰思慮傷脾曰恐懼傷腎曰操持動作傷腎曰色慾傷腎曰悲泣傷肺外此又有氣血瘀食所生之病爲此四者是六淫之渊薮邪氣所依賴者也曰氣虛邪傷氣則氣傷而虛曰氣实初感則实曰氣鬱安按六淫七情皆能遏鬱氣機曰氣復安按熱病後血液大傷氣易復血液难復多變浮腫病名曰氣復曰氣急呼吸太速血滞遏之安按亦有邪壅氣閉氣遏而急者曰血虛安按血不能配氣則虛有因邪傷者有本質素偏者

曰血瘀安按血停經隧曰瘀　曰血脹安按血泛若水貫注經絡曰法脈有紅紋一名血蠱　曰血溢安按溢泛於外
也陽絡傷則血外溢陰絡傷則血內溢　曰痰結安按結凝聚也有寒氣冰凝而結者有火熱烷乾燒煉而結者有氣鬱而結者
曰痰核有形之核生於皮內推之移按之痠者是也　曰痰飲安按痰有風寒燥濕火之分飲者水也痰飲者稀痰如水
也寒飲有濕飲有風飲有熱
飲有熱燥極反澤之溼飲　曰痰氣流注安按流注者痰氣流於腠理膜內也為腫痛潰則難
斂亦有陰陽虛實之分為紅痰屬陽屬實
白痰屬陰屬虛其實皆陰邪也　曰痰痺痺者痺於四肢經絡之外也痰
氣痺痛肌肉不仁四肢脇肋常見之症也　曰痰疸阻者阻於臟腑之內也如痰阻肺絡喉中如拽鋸聲　曰痰厥安按
痰火蒙蔽清明則厥　曰食積安按胃陽虛則不能腐食或胃陰虛不能運食　曰食痞安按非謂食水穀而為痞
乃指紡綫食黃土紙布磚丸之類消化多成痞塊　曰生冷傷脾安按脾土喜燥最惡生冷之物　曰食
腐濁不消安按腐濁者食化也不消者不降也有因肺氣不開有因胃氣不降也　曰宿糞結滯安按糞在
腹中如舟在水中須水液以載之風氣以運之今曰結滯其為乏津液或氣鬱可知矣　曰食復安按熱病汶重食助

邪化熱溼病汝重食阻遏氣化成能復病者以上皆氣血痰食所生病之名也

有兼六淫外感而生者有口腹起居不慎七情不適而

生者當因名分別求治焉其餘又有以臟腑經絡命名者

如胃寒胃熱肝風心悸脾虛膀胱氣閉精脫肺脹等類

皆以所受病之臟腑命名也如陽名熱結厥陰伏暑等

類是以經絡命名也如太陽命名取義款人知病所犯

臟腑經絡分別用藥引經若張冠李戴也其他如瘧疾

之名則很病之總称也以其至其日時而即病也门類甚

多有六淫氣血痰食之別當分別求治焉如痢疾則

滞下之總名也亦必如上分別治之推而廣之如發熱惡寒

嘔吐吐血泄瀉遺精怔忡譫語自汗煩燥發狂戰慄昏迷抽搐痙瘛角弓反張腹痛疝瘕等類皆非病之真名實一病中之證候各以證候之淺深知病邪之輕重耳皆不可因求治者也必求其病之所以致者于證候之理而後有治法焉即傷寒金匱有陰陽易百合狐惑等名亦諸邪皆有之證不獨傷寒為然也亦當分別因何症之所傳變而犯于症以治之也使泥於古方投之不效將如之何哉亦必因症變化別求方法以救之矣若外症之名惟曰癰曰疽石疽曰脫營曰病移曰疔曰瘡曰癬而已此可以名求治者也其餘有以穴道部位名者欲人知分別

用藥引經也。有以形像名者，如楊梅瘡、蛇頭疔、魚口等名是也，亦不過狀其形症而已。至於治法則虛實互異，陰陽不同，經以迴別。外科金鑑、正宗亦皆詳言之，特未盡其旨耳。兼考本論，以疔瘡癰疽諸辨症法自得之矣。故欲以參了然無疑，點清眉目，必以正名為先，名正而法亦隨之正矣。慎勿為古偽名像形之名總稱之名證候之名所惑也。

疼痛辨

近世之醫遇疼痛之症，莫不以通則不痛，痛則不通二句定案，所用之藥無非芳香辛通、破血行氣之品。豈知痛有須実之

别乎实痛由於氣血凝滯痛當拒按虚痛由於氣血不足痛
當喜按此理在稍有學问者莫不知之然其中猶有一至理迺
予親歷数症而得之者也以痛生於血氣有血瘀氣虚氣不
足以行血者痛喜輕按重按之則痛甚必待推揉之而後
減法當補氣以行血其脉必舉之不足按之弦滑而長最
牢者也有血虚氣滯血不足以配氣痛喜重按輕按之
亦不減痛當補血配氣其脉必芤濇而大按之若按破芦
管狀者是也更有六淫所生之痛治六淫即治痛也惟虚
熱之痛最易惑人但補虚則痛甚拒按但清熱則痛
甚喜按必清補兼施方可清補之中稍有偏勝亦如

是變法當隨病變化加補加清平而後已凡六淫之痛
皆有虛痛實痛之別虛者正虛實者邪實治邪則正
虛補虛則邪實故痛之喜按拒按不能不因病而變也
正虛則邪陷扶正即所以捍邪使邪得以外解也即用治
邪之藥亦必正氣助力而後邪乃外解也非徒恃攻邪
之藥所可以祛邪也倘正氣不能捍邪雖用攻邪之藥邪不
解而正反傷矣如用兵勦匪軍粮不足兵必變而為匪
矣正氣者兵粮也善用兵者必先屯粮善治邪者必先
養正其有邪實正虛之病不去邪正不得復不養正
邪不能解妙在去邪不傷正扶正不助邪斯得法矣

外症之痛未潰膿為實痛既潰膿仍痛為虛痛人皆知之殊不知亦有未潰膿正氣不勝毒氣之虛痛亦有既潰膿毒氣仍實之實痛者不可不知

馬隊營德延壽氏肺俞穴生紅拼其大如順治錢其色鮮紅如洋紅棉胭脂有白頭在中痛輙骨竟夜裳壓之若不勝其重不能得膿予曰肺氣虛也因以独參湯進伊服党參丿至八錢一劑独用一服痛減三服得膿服至收歛方已並未用別方

諸痛論

古人謂通則不痛痛則不通蓋為實痛而言若執此以

治諸痛則謬矣今將余歷治諸痛而得效者為業醫者備陳之夫痛亦各病中之一証也必詳其所因而後治之始免差謬也痛之名目不一有少腹痛脇肋痛臍痛大腹痛胸脘痛膈上痛天府痛頭角痛巔頂痛眉稜痛太陽痛頰車痛喉咽痛項脊痛肩胛痛腰背痛髀骨痛肘臂痛手腕痛腿足痛周身筋骨痛瘕塊痛走竄痛流注痛疔瘡痛癰疽痛足跟痛溺管痛疝氣痛此以上皆痛之名也而非痛之因也若問其痛所因總綱則有虛有實有半虛半實有陰虛陽實有陽虛陰實有陰陽皆虛有陰陽兩實陰分陽分

氣分氣血何以有虚實當辨其外感六淫是何邪所傷內傷七情是何藏受病更有不內不外乃人事之乖者如跌打震動刀傷失血等類此所以核痛之因也辨之之法全在切按二字詳細工夫內症之因於六淫者如寒從上受發為太陽表症則頭項痛太陽痛頭痛為脊脈浮緊宜汗表散之則愈寒從中受發為胸脘脇肋痛吐水甚引背痛脈弦遲而緊痛綿綿不已宜止息宜鬆緊喜熱手按摩宜溫中散寒則愈寒從下受傳入三陰發為臍腹疝瘕痛甚則為奔豚上逆痛有定所痛若筋牽引宜止息宜鬆緊爪甲青白甚則厥

逆肢冷喜熱懊也急溫足三陰則兼陽明燥金勝氣兼
寒化也其症相若燥金本氣之痛症相似但脈象弦澀
而短善傷血分血虛人易患也法當溫潤有燥結者當
溫潤以下之若將化火其脈兼數當平潤以解之風痛也善
走竄痛無定所血虛人多患此其脈浮大而緩按之乾
此肝血虧虛經絡隧道空虛血不配氣氣行太速之故
古人以內風名之脈不甚乾者養血祛風乾甚者當填
補血液溼邪流注而痹痛多手足四肢症當宣氣化溼
以腸胃邪著薄於內而爲臍腹脇肋痛也痛有止息有
鬆緊綿綿雖兼多太陰脾症其脈緩法當宣燥調氣化

暑熱之兼挾者，當先從溼治，化熱而出，從熱治之。熱症頭痛或裂，胸膈痛或夾脇肋痛，或脹，臍腹痛，或吹爪甲紅紫，痛有止息，驟然其脈數，法當清熱。若夫七情狂喜大笑，心脈震動，火氣赫曦，血散四旁，當胸而痛，其脈洪數，法當酸斂。大怒傷肝，木氣奮激，血液妄行，經絡震痛，其脈弦勁，按之芤，法宜甘酸以緩之，微辛以和之。哀鬱傷肝，氣機阻滯，胸膈隱痛，其脈結澀，法當宣暢氣機，小鬱者芳香宣達，大鬱者則中氣受傷，法當寓宣於補。思鬱傷脾，木氣過鬱，脾氣不舒，脇肋臍上隱隱痛，飲食不甘，其脈結而澀，往來不利，見於右關，左關弦細，法當芳香醒脾，甘酸柔肝恐懼傷腎腰髀虛痛喜按法當甘鹹補腎色慾失精勞心失血血液枯槁經隧空痛喜按始則腰脊繼則項背甚則隨處皆空痛而喜按當用血肉有情填補精血蓋虛則喜按實則拒按氣虛輕按不痛血虛重按則痛揉之痛減氣實血虛輕按痛重按不痛久按之乃快更有虛極反實候為傷癥瘕者喜按候為石疽脫營者亦拒按也其脈弦勁平和滑之象按之則芤外瘡之久腫高大者起尖頂必焮痛脈必數而有力瘍毒也必清解消散之脹痛者濃汗已成中頂必軟可潰之去腐生新已潰而反痛增者虛也脈必虛芤或散當補之蔓種平頭不起尖頂且痛

輕夜痛至夜半陰半陽當用回陽法使歸於陽而可泄
之潰之提之托之皮色不變塌腫平頭痛而兼癈全陰也
收斂以回陽法治之已潰而平塌蔓延紫暈紅開痛不勝
衣雖着綿衣壓之處有多重者虛甚也急宜峻補氣
血　跌打不破者多血瘀氣滯當行和刀傷失血者氣
血兩虛當平補其色証形象即虛實二痛之師證也夫
天穴痛足跟痛肺癰肺痿二候也亦當察其所因而治之
症痞屬肝有氣症血症有虛實六淫之別七情之分
亦如上法以辨之溺管痛有虛實當通利當滋補亦
如上法以辨之茲不贅述

虛勞真偽辨

世人以癆瘵之症為必死者多死於庸醫之手也遂致因噎廢食坐而待斃相習成風良可慨矣而醫家見此症亦推辭不治或見勉強之則必曰易請高明斟酌以為謝過塞責地步吁乎操活人之術者安可不求其生乎使求其生而不得然後彼死於病而不死於我也余少時凡遇人不敢治之症莫不勉強以求其生苦索深思務必欲於無治之中得一治法投之間有一二不效者必深以為己責抑用藥未盡善歟抑辨症未確的歟抑病人服藥未如法歟必求得其法而後已念年以來薄名雖因之不振學問則因之而增知乃

虛勞之症除古人所論五勞七傷而外猶有似勞非勞者幾種存焉故虛勞真偽不可不講求分別以施治也恭為改李敬告之古人所論五勞者五臟自生之症五臟中有一臟敗壞也故有心勞（計念操持竭老心血）肝勞（鬱怒傷肝耗血）脾勞（思慮敢讀飲食傷脾）肺勞（咳嗽多言喘促多痰）腎勞（房事失精恐懼傷腎）五勞之目焉

七傷者七情所傷也仍不外五志五臟之治法也勞病之所以難治者因七情而傷其無形之元氣元氣无補法醫所不能刊者也然有者能便是回天妙手天地是哉做多若无形之元氣未受大傷僅傷有形之精血雖曰七情之病較難於六淫然余尚可設法以救之

法載七情編中然於五勞七傷之真勞其兼六淫者皆五五臟自生之病其來勢也緩其成功也徐非半年一年之久不殘有性命之危苟初起之時遇明醫治之便不致增重矣若似勞非勞有兼夾六淫伏邪者或本非勞病實因六淫伏邪為病狀似虛勞者其病反速於真勞俗傳百日勞病大約皆似勞非勞者也有伏溼似勞者有伏暑似勞伏熱似勞者有痰飲喘咳似勞者有瘧疾久而不愈似勞者有伏風在内咳嗽似勞者有伏燥傷陰似勞者亦將真勞傷勞案臚列後

余未冠時家嚴每戒余不可妄治人病而余每見有待

斃之危輒技庠多事偶有效之輒相傳就余診一日
有患噎膈老婦復診偕一少婦來少婦顏色鮮媚動
人並無脂粉老婦診後少婦戲謂余曰先生看我有
病否余診得兩關細弱因謂曰肝脾兩虛癆將成
矣午後至夜半當寒熱五更汗出心悸心窩如涼
水飲食不香天癸愆期久矣少婦驚曰先生何以如見
乎予家寒無力醫治先生雖洞見病情奈我
連藥資難得惟待斃而已余勸之曰燕劉多費爾
用不起以余觀之有二百文即可愈矣少婦曰何
太容易何太便宜余曰請試之便知不謬少婦

喜請賜方余以二丸各四兩與之早服六君子丸三錢淡姜湯下晚服六味地黄丸三錢淡鹽湯下藥盡病痊

適年少婦又偕一中年婦來診余見中焦脈兩關弦長而遲後左寸芤濇舌白滑兩顴微紅咳余曰痰飲停於中宫隔斷心腎不能交媾夜間咳甚所吐皆白沫寒熱大汗為水傳尸癆成矣頭上當有紅髮三根取下焙灰服之因用六君子加黄連官桂桃仁川雄少許共之服下夜間得寐次日早起作嘔吐出癆虫一長二三寸紅緑花雜色又來復診遂去桃仁川雄命服二劑後用六君子丸收功後來謝曰予家六口病

卒而死惟予一人頼先先生独生恨不早遇也

一同孝生員李苦讀用功家計亦絀心肝血耗至暮夜骨蒸天明盜汗予見脉乾濇而弱因用猪腰子湯加忘憂草煨食每夜五更時嚼龍眼肉二五枚隨津細嚥之半月愈

一鄰姓腎虛成癆咳嗽失音坐必曲身而後能寢且痰甚多諸醫藥以化痰補脾補肺滲水之品皆不應余偶過訪見其面色鮮潔黃白無滯色雖形消骨立尚可救治請脉則乾字一字而已因勸之曰藥不可服痰不可化愈化愈多脾不可

健愈，健脾死愈速也。經曰：精不足者，補之以味。凡有氣之藥聞之即吐矣，宜不服藥，以留胃中未亡之陰為能飲食也。余但食猪腰子湯、生鴨子、黃鹽水、海參湯、其猪膚湯或羊肉湯、羊腎湯，間日配搭用之，自可活命。若再用藥，則中物必不可救矣。卻從余言，服食半月，已能走上街買物矣。後忽耳某明醫名，從其第數十里全往就醫，數日回家不起，不可救矣。以上真五癆也。

偽癆一鄉人，午後發熱，狀似陰虛癆瘵狀，余診其脈緩，曰：伏暑似癆非癆也。藿香正氣散加滑石三

劑愈

艾竹樓嫂日晡寒熱胸悶腹脹天癸不調四肢倦怠腰痛王錫仁治之十餘日不效因告其鄰曰艾嫂瘵已成勢不必治矣艾嫂聞之請竹樓哀哭托孤以為必死竹樓笑曰焉得有如此速死之瘵病乎延劉吉人治之如反手耳因請余治之余診其脉兩尺長大兩關雖細弱而濇而右關重按之有力余曰伏暑結於陽明也以青蒿鱉甲加萎貝與之二三劑加調味承氣法微下之七劑而愈

朱霞村外室湘産也偶感風咳嗽閏醫不知湘江地土

犯桑潤之解遂加劇匆日吐白沫一二盂霞村遇余於途
詰飲汝因曰敝室勞病已成萬难全活非昨卜吉凶需
路遇良醫方可救之見余執扁鵲心書喜曰吉翁用
心也道敝室救星也因同至其家見其卧蚕浮腫久
卧床席脉則双弦遲緩舌潤白余曰水飲寒痰凝结
中宫卧必咳喘較甚矣因以蒼朴桂附苓朮大劑
與之一劑較愈一劑五七日能起床矣後水去脉虚血
虚象見加甘温補血如桂元肉鹿角膠阿膠等類
实之補血收功

辨浮腫鼓脹

古法所載如脾虛溼腫肺虛氣腫血瘀成脹水溢為腫風入腠理頭面痒腫大風癘疾週身浮腫外仍有溫熱之氣浸為腫鞠通已載於雜說矣又有一種未經古人言及者則陽明伏熱傳變為浮腫是也夫腫脹亦一症之形也見腫脹者當求其致腫致脹之因而分別治之耳奈近世醫者皆認為脾虛溼腫脹冠李戴妄為施治能勿夭乎茲將各樣浮腫鼓脹之診治分別之法細詳於次

溼腫由於脾虛脾陽不旺不能消有形之水液溼氣泛溢瀰漫中宮必先食不香飲入輒脹四肢倦怠脾土濡潤脹大土濡不能克水不能作提岸之功而腫勢成矣及其腫

也榜亦緩而增不甚驟急也其人面色黄、暗腫處色亦黄暗不鮮潔然則不甚光亮繼則腫極方見微有光亮其脉緩無力鼓指其爪甲甚不紅其、舌質淡其唇之四白微浮不起稜角治宜培土宣氣化調水、道

氣腫肺病也先喘後腫由於肺之燥金本氣不足燥不勝溼肺之津液痰、涎有涿漲滿肺絡肺氣不安格於外而為腫也其人面色浮白顯於黄暗之上額上白如浮粉目下微浮脉氣口緩大如散而不聚不能鼓指治宜培土生金復其燥金之本氣

血瘀殘腫脹大腹者乃二陽之病係心脾不得隱曲女子不月衝任不通月事不來瘀血塞其道路寒、熱作於日晡多夢怪誕視

其因寒因鬱因熱分別治之寒瘀人人能治以通血脈之為多温也右有陳法亦不復述熱瘀之理人鮮知之以熱傷血絡血中稀汁漸汁乾耗久則為火熱煉乾如血條炭熱味者不知其理仍用温通之法以益其火熱焉不自燓乎法當從鞠通加減桃仁承法加增淤之品使耗乾者復化為稀而淤能通行也鬱者氣鬱不能繞有形之血淤以乃也然氣鬱久多化火熱症多多然因鬱而化非真熱不可清也脉必浮濇但解鬱舒氣氣行血亦隨之行矣

水溢皮膚成腫脹者金匱有風水皮水黃汗停飲治法具在參考可於金匱心典求之古人又有陰水陽水之別陰水者陽氣已虛坎中真火不足陰寒之水充溢皮膚形症較實者當可用温下一法虛甚

当先建補真陽待脉氣稍旺再温下之以散其流次用補火生土以
收全功

陽水者在腑之病也陽氣僅受遏勝未受大傷陽勝而化熱溼熱之水
充溢於皮膚之間以金匱葶藶瀉肺湯外台茯苓飲甘遂芫花大戟
之屬下之可也余更以内經水熱穴刺其絡之青用針淺刺其委
中承山陰陵泉三陽交以分消之諸水之脉弦長沉則滑利浮則
不斷鼓指或緩或遲或數当定也水熱兼數溼水則緩寒水
則遲水液有餘則滑利以上之症其勢緩不若以下之症其腫速
也風入腠理頭面先痒 甚腫甚一日可徧身皆腫其皮色不
變脉浮緩而大風熱則數大風癘疾遍身浮腫每逢骨節其

腫較甚眉眹筋骨痠痛斷至手足不仁診治法詳於伏風條下
溫熱氣復之腫由溫熱病後陰液大傷餘熱未盡陰液未能來復
陽氣先復無陰以歛之故氣皆浮居於外而為腫也如人遭兵燹之後
夫先回家妻尚未歸夫必寄食於外待妻回自一室安居矣治之之法
惟補陰以配氣補腎以納氣其腫自消矣
案張西園長子時疹之後鼻流黃水一二日間遍身浮腫其勢甚
急柳幼安診之曰絕非溼熱並不知所以致腫之理吾不能立方
也敢辭後遍三醫誤作溫熱治以淡滲法小便遂不通矣延
余入見其夏月裸衣坐床上渾若玉人其周身皮色鮮潔如羊脂
玉中孩兒面色一望而知其為氣復矣診其脉芤大滿數舌赤少

答用生脉增液合法加於白虎湯。西園以爲劇見疑，余曰：但服余藥。服
日小便通，是余第一功也。次日將鞠通先生書與看，始信服，七劑而消
陽明伏熱傳變浮腫，詳伏熱條下。案：張西園族人，先是陽明伏熱化瘧，
從發瘧，假愈，内伏遂腿足浮腫，腹大囊陰皆腫，嘔不納水穀，諸醫皆
以腫水治之，更劇。余診其脉狀似促而濇，兩尺虛火而長，静中有動，
似蝦游，以增液承氣下陽明之熱結，一劑嘔止，瘧見，占一再下大消。

虛極反實生僞癥瘕與疽辨

經云：虛極反實，陽極似陰，燥極反澤，有至理存焉。陽極燥極
之症，前已言之。惟虛極反實症，古書不多見也。除燥熱傷耗
胃陰，胸中反覺痞悶，是常有之症外，仍有血虛已極，氣獨走注

下元少腹脇肋等虚反見硬塊疼痛喜按類似癥瘕痞塊實症而非

癥瘕痞塊病家以為痞塊醫者亦以痞塊攻之誤殺者多矣又有

堅硬如石包在皮　之内者按之移者為硬核推之不移者為石疽此

皆氣血兩虚死氣所聚也全賴温和補氣補血方有轉硬為和消

患等形之望否則潰斂無日矣可不慎哉石疽之症潰則難愈因其氣

血兩虚不能化膿多出腐渣

飯未硬石枯骨之形動輒崩塌如地陷然不可以

外症法治但温養生化其氣血可耳

一劉姓女痨瘵將危忽生一硬塊在少腹関元穴以予善針灸攻

痞有奇功延予治之予診其脉芤弦相合兼和緩氣咳甚夜热

痛處喜人用手按之刻不可離予曰虚極反實偽癥瘕假痞

塊也宜補之則消劉不信固請針灸予固辭再三始服予論以

爲聞所未聞予用甘酸溫和兩補氣血法加猪腰子湯鷄子稀
黃一劑痛止三劑輭化七劑消内症亦大效後以環跳穴生石
劉用大紅花藥敷之疽未成而宗氣大傷延予予辭曰此症可以望
救者以氣形之氣未受大傷耳今財氣耗散真元醫之矮失
惟真元氣補法耳不可救矣不日卒　一丙菊谷右翼奥恊領
也胯紋際生石疽一名醫用提膿法以爲得膿則生其子
告予予曰潰成矣防有石圍出不可救矣未旬日卒
一予業師嚴可眉腰間生石疽延予友王少徐治之雖潰少
徐用溫和膏外貼用溫補藥内服竟能化膿生肌收功
予自左胯間生一石疽如近世五月所賣角黍狀堅硬如有

三角石在皮内服独参汤猪腰子汤消

氣鬱徒用攻散禁

凡人敢怒而不敢言之事謂之鬱世醫治鬱卒用攻散之品如檳榔枳實青皮鬱金烏药香附木香等類非不暫開石下復合再以石投之旋開旋合而水亦因飛濺之多折耗多矣氣犹水也易耗而難生長者也豈可屢勝攻散之药乎予觀鬱症初起者氣结而不通暢尚可稍用芳香借舒陽氣其鬱之久者非特氣虛且陰血因之暗耗矣故氣鬱之初症脉象浮濇沉滑久症脉則浮沉皆濇矣温散太過有脉变芤虛散大者矣攻散降氣太過有脉无力鼓指若有若无者矣夫

鬱本於七情人之陽氣不能舒暢耳有兼感六淫者有不兼六淫者不兼六淫治之較易若兼六淫治之較難全在醫者明白寓攻於補寓補於攻調治得宜耳治不得法致傷氣血病中生病更難支持矣茲將治驗列案於左

一楊姓婦久鬱成瘕醫攻散之久而不愈痛更甚予診其脈細澀若無因用獨參湯潞黨五錢一味主之服三劑安 一予姨母之婿因久鬱患胃氣痛嘔吐不納醫治無功因往孟河就醫回以方示予予曰無功效明春木旺恐大發作次年正月初病發諸醫束手復延予時已大痛七日不食不寐矣予診其脈亂虛弦澀因謂之曰氣鬱血虛血不統氣絡隧空疼延

胸引背非補血氣不可勿使怪氣鬱也因用溫和補血甘酸
并用法加鴉子稀黃一劑安又用膏四五料竟不復發 一予
婦以因與伊子怒鬱甚而乎如之何翌日至予家以奧散問予
見其口吐粉吐沫因問之婦曰昨因作氣汝即如吉且口中自
覺敗鷄肝臭味甚重予請診脈左關若絶若續予曰肝已
傷矣速回服药因與真阿膠五錢蛤粉炒生蒲黃各四分分
並化膠頓服次日覺左肢一边大痛不止延予予曰鬱氣發
欲通而不能通之候也因仍用昨日方外以黃芪全归紅棗
各二兩並濃洗熨澹數次日效
初下便用生軍禁

下法始於仲景試看傷寒入陽明化燥用承氣篇中大黃之下有註明酒炒者有註明酒浸者有註明酒洗者豈無分別取義乎夫大黃將軍藥也醫之用大黃如國家之將將全賴用之得當駕馭有法耳故善用將軍藥為醫家第一條事考本草大黃條下稱其有衝牆搗壁之功走而不守由胃中直走下達肛门能逐無形之熱用有形之糞而出本草又稱為黃良以其無毒也又曰得湯良今之庸醫畏之如虎如毒而不敢輕用以不善於用將之過也近世時醫見識不廣讀書不多知其然而不求其所以然故偶爾知用承氣法而不知承氣命名之義竟昧昧然用之誤殺者多旁觀者遂相習成

風因咽廢食竟視大黄爲毒藥矣予今爲汝孝正告之大黄入
陽明藥也入胃與大腸酒製之則下力緩可在胃與小腸稍爲停
留而後方入大腸也能降無形之火熱非攻有形不化之積滯
者也凡温熱之初感在肺不解傳入陽明胃之上脘作結胸痞
悶神糊譫語者冬時之熱邪狀在肺之上膈若僅用婁貝下法
又恐勢緩有病重藥輕之弊若竟用承氣又有太過之虞法
當用婁貝微加酒炒大黄以佐之則以一劑而解若大黄不用
酒炒酒浸生用之必有遺熱在上不解之弊亦將予所歷驗
之案述爲汝孝之戒
一祝姓名家儀住鮑魚套四圩中向曾在予家茶業孝徒丙

戊岁感暑熱予診視後勸其在店服藥易愈奈秘歸忽似
翁竟自擅回途中烈日曝背半天受暑熱更重歸服予方嫌輕
不解遂延圩中潘醫診治老潘以正氣散法投之翌日燒熱
神糊復改延其子小潘診治小潘見其結胸痞悶舌如芒刺急
下之數劑不解大便已下黑垢半桶矣而譫語如故也又下之至
小便不通欲便則厥逆汗出小潘仍以五苓八正等方求
通之勢更危延予下圩予至時已二更見其脈虛芤而濇手
足下頦皆冷惟額上胸間微熱予曰勢急矣脱在一二時
耳急用銀花一兩 白芍 麦冬 各五錢 生甘草稍三錢 阿膠三錢 姜
一小片 棗三枚 煎服後小便通厥冷回神志清楚家人咸喜

次早予復診其脉兩尺關仍虛數兩寸已有斂象戒曰勿喜
尚有恐嚇在汝今日仍服昨方去姜棗明日當復烷熱譫語今
留一法在此予回矣留方案曰津液元氣稍復遺熱在上膈
者如仍作譫語烷熱一法用去姜棗之方加製軍一錢再以鹹
大一斤口含之隨咽汁以搜至高之熱復使下奔則可調理
善後矣後果如予言復下黑垢半盞方神清熱退

滋陰徒用甘寒草木之品禁

陰者凡人之腎水五液津吐痰涎精血等流動有形稀汁之
總名也凡人身內流動有形稀汁概之名曰陰虛此滋陰
法不可不講也如熱病初起之輕者僅耗其無形之陰

陰氣而不能驟傷其有形之陰質若熱邪久羈傷及有形之質始則内腎水虧肺經精液乾耗口之涎唾繼則胃汁上溢胃中之汁反少末後則骨髓乾槁真精亦耗藏精既耗反吸身中經絡之血而血亦耗故熱邪傷陰先後輕重之分也此外又有燥氣傷人先耗肺液繼耗胃汁肝血終及腎水真精若風亦能先耗肝血繼及胃汁終及腎水真精寒邪傷人營血先耗五液斂少如寒暑表水銀縮下狀暑邪傷人先使人血液泛溢如寒暑表水銀之升繼則如煉丹丹水銀上溢鍋底反乾溼氣先傷人之陽氣陽氣傷不能通調水道如水道下流淤塞上流泛溢必為水災一旦水退

乾旱從之亦能使人真陰不生長而耗及陰液經曰陰傷內
內何物乎即脾胃之陰汁貫注皮內腠理耳此皆六淫傷人
之陰自然之理也然滋陰者當先辨其水虧液虧汁虧
精虧血虧及氣形之陰氣虧分別治之補之矣乃近時醫
生率以甘寒滋潤如冬地之屬草木之品以滋陰在熱傷腎
水之症未嘗不效若大肉削脫大骨枯槁大熱傷及精血腹
中脂膏有限者何能起死回生乎因病久傷陰陽氣亦
必常累如妻病甚夫亦憂勞不安斯時若僅用甘寒草
木之脂膏汁水以填補失喪之精血少用無濟於事多
用陽氣不足以消化並煉而化為血液若用之太驟大劑甘

甘寒之汁存留胃中有反傷中陽之弊矛於精血虧之脂膏不足之症改用物類血肉有形之脂膏以填補人之失喪之脂膏同類相濟像形較草木之汁水事半功倍且無需陽氣並煉即可復其本元以告汝等多一法門变化耳　腎水不足精竭者猪腰子湯取以水中之水補水也無傷陽弊　精血脂膏胃汁大耗者用猪膚湯去白粉白蜜單用猪皮遏肌膚甲錯大肉脱者以此湯緩緩送之血虛者以鴨子稀黄補之煮乾則有損氣益稍老則加功減　胃汁肺液虛甚者生鴨子温水浸去冷氣生吞之以上之法皆以近時無好阿膠用代阿膠法也　血虛

氣亦虛者進皮羊肉湯補之肝虛者瀉肝湯心虛者亦可用　若僅熱傷陰龜板湯主補之

前視象儀神清熱退後仍延潘醫調理善後潘進溫膩卒以甘寒滋陰之品大劑投之越七八日復急請予下圩予至圩診其脉象弦細往來滑利而後惟兩寸稍大症現大渴欲熱飲飲不解渴腹脹胸冷身體軟弱頭汗出舌反赤等苦予曰是必滋陰太驟甘寒柔膩有汁之藥水停結中宮中陽困憊不能通調水道而化生津液故脉滑舌乾時求熱飲也若投以辛溫又恐傷熱復熾思維至再惟有用甘辛淡滲法以甘辛和陽淡滲消飲小其製遞用

製半夏錢　雲茯苓錢　生苡仁三錢　秫米錢　生姜一片　棗二枚
與之服一劑愈因思調理善後不善當生枝節而彼素貧寒
又非可常費與全者雖食膏粱補亦難為力予因留善後
之策屬用豬腰子湯　烏龜湯間服十日後又以大便難告
於予求方予以豬膚羹　生鷄子與之七日後又來告予
曰大便如常一切皆好惟腿足腰間無力不能坐立予以
豬用金毛狗脊湯與之一月後壯健如常加康矣
溫下寒下潤下攻下不可混用禁
俗當日偷閑讀湯頭歌便思行道者多矣予和汗吐下三
大法皆醫家選鋒治真病者也用之當否吉凶立見汗

吐之法不多亦不多議惟下法門類極多古方甚夥其大綱
有温下寒下潤下攻下四者之别温下如古法天台烏藥散
加巴霜以下寒燥之結者也脉必短小緊濇有力方可用
之來復丹以下寒濕凝結者也脉必遲緩兼結者方可
用之寒下如調胃承氣增液承氣用大黃芒硝是也脉
必氣口大數或小數有力方可用之潤下如婁仁泥火麻仁等
品取其有油滑潤以下之是也脉兼細濇血少陰虛便秘者
方可用之攻下如木香檳榔丸用檳榔枳殼枳實神曲山查
消導等品以下飲食痰滯有形之積滯者是也脉必氣口
緊甚或牢堅而滑方可用之此外有寒溫并用以下之者如

大小承氣大黄附子細辛湯是也大小承氣可以下傷寒已化爲燥燥化熱之劑大黄附子細辛可以下寒傷營血化燥之劑潤下法有溫潤下法如用歸身淡蓯蓉金宗苏子杏仁泥并品以下燥氣傷血血少人虚之燥結者也五仁丸亦溫潤下法也去砂仁則爲平潤下法寒潤下法若增液承氣減大黄或少用大黄以下火熱傷陰便秘人虚或熱結旁流自利多日陰液耗損者也攻下法有攻瘀血者如桃仁承氣是也必右尺脉長大而數血瘀瘀熱方可用之有攻痰涎膠固者如礞石滚痰丸竹瀝達痰丸是也必氣口脉滑大有力方可用之有下

痰飲水液者如外台茯苓飲泄肺湯芫花大戟甘遂等下陽水者是也必脉象弦長流利而至緩者方可用之有用巴霜下寒飲水者必脉象細長往來流利至遲二三至者方可用之再合舌症人形虛實斟酌輕重用之方可無失若指下不清目中不清當寒用溫當凉用攻禍不旋踵矣

詁狂症不可專認心胞火熱辨

近世醫生有因讀葉氏吳氏溫熱論善治溫熱而得名者其尤易名噪一時者則莫如心胞火症用牛黃至寶紫雪等症蓋此等症最恐嚇病家最易擾乱反正映

輩見識淺短讀書不多凡遇譫狂莫不以其得意之法治之反將古人所論各種譫狂症忘却矣按內經有心胞火症因於暑汗靜則多言之文凡心胞譫語之症其人必沈迷而陰有煩燥之象不甚狂也語聲低脈兩寸獨大數或促而有力舌赤異更如火灼方是心胞火熱症之的候方可用清心宮法若其人狂甚煩燥顯然言語聲洪亮但妄言妄見所向非所發則是陽明譫語考譫語之症古法以傷寒化燥結於陽明胃中有燥屎為第一譫語症法當下之若誤用牛黃紫雪等芳香太甚反傷其元氣不勝下藥且有開門

揖盜引邪入心之癥　又有熱入血室厥陰病熱與陽明合病亦能譫語妄言妄見如有鬼神憑附狀由傷寒傳變者用仲聖桃仁承氣法由溫病傳變者用吳鞠通加減桃仁承氣法之外仍有痰迷鬼祟處亦能譫語當祛痰逐鬼者不可不知蓋鬼祟憑附之處無論其鬼之真與有與否即使真有鬼祟然鬼為陰物使其人無痰病陰物避陽氣鬼何由得近人身故鬼祟附人必借痰與病血為淵藪去其痰病鬼亦無所附矣孫真人千金方有案驗徐靈胎有案驗可查茲不復贅

案予堂妹婿患陽明譫語神志半明半昧予曰當調

胃承氣下之其家畏大黄如虎不听他醫用棠雪三服不應元氣耗散自利虛脱而死　一友人王少徐淡及其友柳明之病曰胸悶拒按譫語煩躁耆老汗不達腰以下脉濇小有力類似促結他醫按摩角至齊棠雪不應令延予予辭不敏未敢立方請問其病尚可救否予曰其陽明熱結病也君明日往診其左脉尚有力稍能鼓指雖濇小可以增液承氣主之王從予言遂七八劑愈　一秦姓女妄言妄見如有鬼神駭人听聞他醫用清宫法不效用巫亦不效予以吳氏減加桃仁承氣湯合青蒿鱉甲法

二獅座

咯血咳血非死症辨

世人每以吐血為危症而必欲勉強止之者此猶人情不知醫者之常不足怪也乃亦有通品醫生亦以咯血咳血為危血症中難治之症且見有痰中帶血絲血點者即名之曰金絲吊蝦蟆極險之症以為必死以此嚇人病者聞之亦恐甚多致不救不知此輩之言從何而來本無根據可知矣殊不知血症之死者多死於勉強止血耳不治其本徒塞其流非不暫遏其勢而崩潰隨之反致勢不可救故

善治血者不治其血，必求其致血出之因以治之，其效雖緩，然可保無反覆之弊。亦舉一二症者以參用振心目。

甲申年予友浙人陳惠堯患痰中帶血症，醫治多人，率用甘寒清潤法，積久弊生，脇下停蓄水飲，漉漉有聲，不能寢食，自知必死，株守而已。予因治朱友妾之病，遇於朱家，朱因促之出手診脉。予曰：脉緩而弦細，陽氣不足，水飲停留，法當宣燥。且許之曰：水飲可治也，痰血不必治也。予但能使君寢食如常，而不能使君痰中無血也。陳曰：血不止命雖久已

多日飲食能似血錢何而可使之常出乎予曰男
子之所重者莫貴乎精矣好色之徒家中内色
旦旦伐之者有之即多日一度所減必發君所吐者
多況有宿妓三四度者乎白血尚然者其賤何況
君之紅血乎陳聞者比大笑曰吾無憂矣因服藥
十餘劑寢食如常身體精神復舊次年出而經
紀至上海輪船中遇浙人四五内有同病者之皆
至上海就醫者見陳痰中亦有血點驚曰君不治
乎因同遊同至上海各醫處就診三人得方皆
服惟陳不服三人醫三日血止而食不能進矣延末

多日三死其二其一速回免作异鄉之鬼陳後十年遇予親告其事曰彼三人以止血死我独以吐血生先生所賜也

安胎論

胎之不安必有所因能漫無拘执古方即可以求安者古安胎之方用寒熱用用補用瀉用通各有取義能者放而造出此方而以安夫人之胎也其有因跌仆毆打損傷動胎者傷経者而迫安傷重者难獲效亦有因舉重攀高而動者攀高則身体伸長血管脉離兜口重壓則氣不舒展陽氣壓下遏鬱血难流通此致者

皆人事不慎使然也治法惟擧高者宜酸甘以歛之係則宜傷科法和血舒氣使其瘀積之血得行再生新補助以益之則不致血竭脉蒂枯落之患矣

有因外感六淫邪氣害正脉者好氣好血以養之者世醫因辨症不清用藥錯誤益邪傷脉者遂至脉前外感六淫之症对症之藥多以好脉而不敢用坐誤機宜辛至大小同亡良可慨矣予謂脉因熱邪不安者清熱即可安脉雖寒者以大黄用之可也因寒不安者散寒即可安脉雖熱以桂附用之可也在辨症清楚用藥的當耳慎毋以大黄桂附傷脉而不用也经曰有故

無隕言有病則病受之治邪尚且不足焉有餘力以傷胎乎并舉一二症以備治參陽反

一劉子聰妻孕五月患疔毒治宜治火毒結於陽明漫延臂脈陰蹻脈腿彎而不直膝骭而難開雖欲入一指於兩膝間而不可入且身倦　直頭難轉動前醫亦各士執古法不敢下延月餘勢急予用增液調胃兩承氣合法加羚羊犀角鹹寒之品服四十餘劑膝開治足月而生生後又四十餘劑腿方直○一周小產外室孕三月患陽明伏熱內結症予用亦兩承氣合鹹寒法治之至十二朝伏熱外達症勢似險周延樊醫許論予

方曰爲當病重伏邪外出也方甚合宜可不必改但大黃能下胎宜去之周陰從其言二三日予診其胎脉不甚流利有欲停之勢因問何其故予曰保胎將軍安可去乎遂加用至三十二劑病痊胎安如故

催生與下胎不同辨

下胎者如胎死腹中或私胎不可使人知二者皆但欲下之而不必保全其胎之能生長也若有夫之婦孕胎足月臨盆太早生產艱難除試痛非正産何需安胎可不必催者外有已當正産因有他故不能遂生不得不借仗於藥力者曰催生雖催之使下而生下

之法務必期保全母兒易長易育能長大長壽無災病也非徒下之則已者可比古方兔腦丸鑿柄木等方但取攜下之義然予視之用此等法者產婦大人小兒多不健旺長壽是以戒催生者不可拘執古方凡下胎之方更不可用

生產本婦人常事本無難者試觀胎生之畜類與私產之室女可有難產者乎其所以有難產者除因驚覓太早累次臨盆空費氣力者外亦有因氣不足者如船在江河中無風以送之也亦有因血液虛者如船在河中潮小無水不足以載舟徒費推移之力不能行也當補血液亦有因氣鬱已久氣逆而不能降者胎前家中多拂意事肝氣鬱抑已久

如船在河江中雖有風奈非順風不能行也當以耕順氣亦有因肝腎素虛陰虛不足以化生者老陰不足則氣以生化當培肝腎之陰亦有因外感六淫邪氣縛正而不生者感熱則血耗乾○感寒燥則血凝結○感風則木不能運動陽氣不能運行氣上逆營衛不和血○感溼則中氣困之陽氣不因風耗運脾不統血不能運行亦有因七情五志所傷不能生者悲則氣結不能運血○恐則腎傷腎陰不足不能生化○思則脾氣耕不能統血○怒則氣逆肝木橫行肺失肅清下降○喜甚則肺氣渙散亦不能降○驚則氣上越散而不聚亂而不順以上有一皆足以妨礙正產之勢故不能速生此催生法不可不講也謹將舊案有效方列左

催生通用外貼膏 龜板 蛇蜕 入麻油炸枯後去渣入龜板膠收摧貼少腹如氣此膏倉卒用龜膠化貼亦可

本古方龜壳散化出取補老陰陰足則能生化之

義如驚覔太早用之亦可安胎

一婦因驚覔太早予診其脉未離经水未下貼此膏

腹痛止遇三日方生　一苏姓婦难產過時不下予曰血

不足以運胎也用阿膠杭芍生甘艸湯外貼催生膏越

戌至辰六時而生一子　一胡姓婦难產二日不下予診

其脉細如游絲不能鼓指用四君子湯越六時生

一劉姓婦难產三日不下予見其面青舌赤寒戰脉大

参偏用龜板圭兩生甘草叁錢服下痛止安眠不戰越

亡時而生　一卜姓女產二日不下氣喘急舌黄赤脉大

數口渴予曰大熱血乾氣逆不降用清降法羚羊石膏冬地少加大黄以降之服下踰時即生　一婦產二日不下脈弦濇如循刀按之微滑利予曰氣滯也用香附芎归湯服下越三時生　一婦產三日不下又當冬令面青脈緊甚逼指有力予曰寒邪傳陽氣也用蘇梗防風辛散解表之劑服下一時得微汗三時生

胞衣不下不必驚慌論

穩婆無識每見胞衣不下故作驚慌者但須鎮定勿為所惑俗有用自己髮入口作嘔心取下者其法亦就然有瀝漿生者因下血水過多胞衣乾涸滯於

腹内亦需用補血生其血液方能達下法宜於增液四物湯酌虛實寒熱脉象擇而用之並有因胞衣不下上走至心者醫家勿為邪説所愚可也

亦有反胞而生者因胞已仰承在腹内胞中滿注瘀血不下者但須穩婆用手伸入以一指頂胞底則胞内瘀血得溢於外亦可下矣

産後論

古人謂産前多實熱産後多虛寒世俗遂因之新産後必食紅糖粥湯胡椒湯蘄艾湯生化湯等類牢不可破習俗相沿永定為例即尋常庸醫亦只知以

芎歸四物湯佛手散烏金丸生化湯溫和之劑調理產後諸症間有產後虛熱瘀熱溫熱等需用甘寒辛涼之劑者每不肯相訕謗以為不可殊不知古人立言下一多字者亦不過虛寒症多於虛熱實熱耳非謂必無熱症也若產前豈無一二傷寒虛寒需用溫者乎產後豈無一二虛熱實熱用寒者乎豈可膠柱鼓瑟拘執一偏之見乎要者但須照脉舌症合參新病宜寒則寒之宜溫則溫之宜補則補之宜通則通之全在指下清楚目下清楚務在得其病根不致張冠李戴耳亦將產後破格用藥治愈之案列後以告後來知所變

通焉

一鄭姓女因夫妻相打動胎下血延予安胎不遇次日予往其夫曰昨日請君不至因抄達生編安胎方服下何反叱催生散更速乎予見其脉洪数鼓指有力按之力更甚因謂其夫曰方中殆用归芎續断等品現在热血已乾滞腹中矣宜戒俗用通套艾椒又紅糖之品下咽恐難挽回過七日自見热症大作矣過七日延予診脉更數至七八至炕熱氣喘有汗不退熱腹中時痛時止口渴予曰氣血兩燔今西瓜上市可用西瓜自然汁緩緩沃之需服七八日再議其夫不敢信门外门内鄰醫聞之吐舌幸病人自主西瓜甚

急因與之一杯稍安後其夫胆漸大遂日以西瓜汁三次當三餐七八日週身出紅痱數次始變白痱白痱出腹覺脹痛又延予予用吳氏加減桃仁承氣湯一劑大實投二劑徑行其病如失

按此症與古産後黄芪湯血虚症相似惟脉有根無根之别耳此症全在脉按之愈數愈有力定案若按之虚空無力則是血虚陽氣外附症矣仍遵古法可也

目疾論

眼科諸書率以風熱外熱感主治久患者率以補腎補

肝莽法主治殊不知眼之全体屬肝黑珠屬腎白睛
屬肺與大腸兩目角紅肉屬心與小腸上下胞屬脾胃
目外眥外屬少陽內眥下屬陽明睛明穴上胞眉棱
骨屬太陽陽明五運六氣偏勝六淫皆能為病亦有
氣血痰溼自生之之病其溼邪如雲霧蒙蔽太陽患
目者固多而瘀血溼痰陰凝之氣侵目者亦復不
少氣虛血瘀不能生失退紅者亦復時有非深明醫
法者不能出古法拘執範圍也
辨之之法全在於脉六淫時氣脉症診治如以上內症法
特神而明之存乎其人耳謹將罕聞創見之反乎古

法治之獲效者列案於左

一耿姓患目念年醫以滋補肝腎法治之久不效且覺羞明不可見些微之光胸中氣怯甘甜之物不能稍離片刻予診其脉緩大如綿色止三四至往來滑利予曰此痰凝結中宫應上下胞浮腫光亮用苦辛溫兼苦寒法倍蒼朴黃芩黃連微加桂附以湯劑服陰寒藥配藥時藥店力阻勿服次日又延予予曰爾覺虛甚桂圓蜜棗不能稍離然亦不能不虛爾先將川朴必分來放一二片入口嚼之如此棗圓有功覺不甚虛矣爾即服昨方不必改也二劑愈矣

一施琴夫婢女左目白

睛有黄膿一點如荳，予大外皆紅絲貫之。予曰：瘀血循少陽膽經貫目，其殆天癸未不暢歟？用加減桃仁承氣法二劑愈。

予侄丈陶里睛下白膿一點如荳子大，棟之黃睛瘀。予曰：此瘀氣循陽明經上也。用二陳湯一劑愈。

一吳霖生患二目久不愈，至予寓時已款相扶至。予診其脉浮濡沉滑而細，二目紅瘀不辨黑白。予曰：此氣滯血凝，因不遂意而得也，誤服涼潤矣。用辛溫散滯之八劑愈。

癰疽論

癰疽者，外癌之總名，其小者為癤，大不一寸之徑；大者為癰

二三寸大者有形高起有形潰膿有色者為癰平腫扁塌平爛横

延者為疽亦有高起如覆杯如小饅有根脚如繩束引

頭如平圓棋子小豆餅者潰後深凹起肛口亦陰疽也

癤陽毒根淺來源少易治內服清涼外用太乙膏癰陽毒根深來

源遠大難治內經有初傳熱中末為寒中之文故有始實

終虛者亦有毒實人虛者有始末皆虛者末潰已虛既潰更虛脉芤

血虛脉濇弱氣血兩虛脉細弱氣虛法當甘補甘溫益氣有半陰半陽者溼熱相兼治宜平劑內用金鑑正宗

活命飲或八珍湯等法外用忌疔散擒王散萬應膏有全陽者脉數舌宜紅腫有頭初宜清解潰後防虛宜兼

扶正有陽毒發於陰部位者有兼陰毒而發於陽部位者

如伏兔疽環跳疽部位則陽病因有兼寒溼血氣凝滯者陰部如囊癰横痃魚口大腿裏面腋下胸腹等是也疽陰症

也有氣血凝滯而發者如范增因患發疽而死有經瘀凝結而發者如紅瘀白瘀瘀核等有氣血不足死氣而發者如石疽脫營等症是也諸書有以紅白辨陰陽虛實分癰疽治法者然予每見有初起不紅之疽因治不得法變為紅紫而平塌者甚至有紫暗灰暗色者若曾經治顏色已變從何分别乎法當向其初起顏色形狀以定之蓋白疽誤用涼散之藥冰凝其血其色必改變紅紫灰暗矣法當用陽和膏或小散陰膏貼之如石疽脫營之症其脉多弦細緊濇按之如引繩循刀堅而不移往來不利法當內外溫補虛甚者用血肉有情填補之法有介乎癰疽之間實因內症不服發於外而為病移者其外症形勢介乎不癰不疽之間傳變症候不與外症古人定論相合必向其外症未起之先曾有他病否但此種病移之外症多陽證當下不下症傳變而來但有暑熱燥溼之异耳治之之法務在得其內症之根由對症施治除去病根方愈外亦勿用癰疽古法末藥敷搽之但以溫和膏藥護其外慎毋用涼血敗毒提膿之法若外用涼藥遏其內邪外發之勢則後延難愈橫爛侵淫膿水多稀累月經年杳無效驗矣

疔瘡論

疔毒之發有二種一為火毒獨發一為兼火兼濕而發生於手足少陰經穴極重兩厥陰兩陽明次之少沖湧泉穴極重大敦勞宮穴次之皆有紅絲人中口角虎口眉頭眉心陽明部皆易散大漫腫古方法多拙惟菊葉汁入酒少許服為治濕火之疔最當法今增一法凡脈數極有力振指者大黃甘草湯脈無力大數軟如綿色而滑遲散者大黃湯一味主之外用砭石或磁鋒角針挑刺之出紫惡血有紅絲用金針刺紅絲尽處出血外貼洞天仙州膏稍加陳升丸一丹貼之單洞天膏貼之亦可皮青肉

瘡之變禁用砒丹恐生努肉肛口不可不知

瘡毒

瘡有乾疥濕疥膿窠之异乾疥顆粒密而小色紅隱於皮内者多搔破有血火氣所發也肺胃腎肝血熱也其脉細数沉数舌質紅治宜清涼血分濕疥粒如珍珠光亮有水濕熱平等者亦有紅盤濕重者无紅盤脉緩滑治宜甘辛淡滲法從太陰主治膿窠亦有有紅盤者亦有无紅盤者亦從上法分別治之其顆粒較大如豆或兼陽明肌肉之分也若大如蠶大如楊梅者從下梅瘡治法治之

如用一掃光合掌丸治之者其效雖速必變他症有似癰痢者有變生瘡蠱浮腫者有變為大瘋症者不可不知

乾疥用三仙丹豬油調搽濕疥用二妙丸末乾搽膿窠用萬應膏或椒苦膏和陳炸丹和入藥內攤貼乾搽者必極陳者方可不痛不起努肉和入攤貼則妄斃矣不陳者更宜少用為佳

瘡蠱浮腫古有蠏黃酒煉之之法但在脈滑數不乾濇者可用設脈已細濇乾數是極已傷陰營血已耗豈堪再用破血之蝌乎蠏為介蟲屬金得

燥金之勝氣故西北風起九月菊黃則蟹正盛矣以治溼熱相兼之瘡蟲識是以治火熱之瘡蟲則恐有遏陰之弊亦改用增液承氣湯加麻黃升麻薄荷細辛等一二分微兼辛以開其表不使冰伏内陷足矣此の種病中擇一二味合用者用之可耳不必全用也透發於外以去之

楊梅瘡診治法

痘瘡因於先天相火而成梅瘡則後天相火而成有挾溼毒者有不兼溼氣者有妄治妄用尅伐太過傷及元氣津液精血而成内陷者有誤用輕粉劫病而

成結毒者何謂結毒以楊瘡屬陽毒輕粉屬陰毒陰陽之毒凝結一團清之不可温之不可故曰結毒楊瘡雖重易治結毒雖輕難醫 其脉數大有力鼓指舌黃厚腐雖作乎完膚易治以增液承氣湯加鮮遺 下之以其相火一氣為病也 其脉數大而躁如絳色者兼經氣也加苦寒以瀉之苦辛以和陽參淡滲以通水道 其脉芤虛濡者元氣陰血不足也宜先清補滯益之以防內陷托毒外出 脉象弦數兼濡者乃已誤服輕粉陰陽之象並見如有筋骨疼痛肌肉麻痺如蟻行癢瘡者必

誤服者疑矣宜用收水銀法取出輕粉毒氣方愈法用開口花椒十四粒整吞以送丸藥法每日吞之便出至不開口止外以金針取穴道引輕粉氣吸針上緩緩日日針之取出陰毒方止凡服輕粉霜者牙銀必腫口流涎水其犯陽明經可知凡病入陽明多不再傳用金針取法亦取足三里手合谷二陽明經穴再深內針久留之待氣至然後出針弱者徐出針恐其不勝大泄也富者可用赤金為珠如綠豆大數粒當丸吞之待其由大便出揀出洗淨其色必淡白用火燒收再吞便出再燒收是可數次再筋骨痠痛肌肉麻麻癢癢如蟻附

之委用金器磨之磨擦久皮持紫黑如破用真金箔貼之若係毒已潰者極難斂需用金葉作油紙攤散陰膏摻鬆去油硫磺末貼之先冬桂末與花椒末亦可用赤金者取物類相感水銀食金之意也

痘疹另有專書

班疹診治法

班疹者肺胃病也肺主皮毛胃主肌肉疹病輕班病重班有大小小者其根淺病輕邪易外解大者其根深入肌肉之裏有因肺腎心三藏血熱遊溢而成雖有陰陽之別实則伏热所生陰班者其色紫黑暗重濁有因外寒遏鬱内熱而成陰班有因氣血兩虚正不能捍邪而成灰暗之班其癥瘡灰陷里陷五陷陰异庸醫以班疹之症必須發表有妄用剛燥之藥者亦有以班疹爲熱妄用涼劑若寒者必用茅根妄用至四兩者並不審其氣血虚实在表在裏率以上三

法治之誤人多矣故分別治法大畧於后

其脉浮或緩風疹風溫也辛平解肌其脉浮緊者有

表寒傳之也方可辛溫透表舍去脉象者辛溫發

散之理其脉中部數大甘寒微苦法以清之其脉實

大有力搏指者陽明實熱在裏雖疹未能透達時

隱時伏必微下利之裏和則表自透達矣兩尺脉數大

而長者甘寒鹹寒苦以潤之數亂者陰虛重用甘寒

以潤之脉象虛亂者益氣增液以添益之否則白痦

空泡作矣有白如水晶有光亮者氣分独發也脉滑緩

[illegible]力舌潤白氣分濕邪所發宜加甘辛淡法脉不滑

緩而仍沉數者血傷於熱血少不能隨氣而出於表也法當益血滋潤以助其外達之力胃經誤治誤燒誤表脉數者甘酸以斂之次生脉法最佳誤瀉氣弱脉微者加減復脉法與生脉法合用

小兒臍風撮口診治法

面色微青白額上黃目胞黃鼻黃黃至口角則不治脉象弦緊而微口如荷包撮緊鎖不能出聲不乳不食

按此症幼科鐵鏡有成法具在可不必再論但夏氏之說有未盡者引而伸之夏氏謂此症斷臍時受風也七日以外者是症也發作必在七日以內然 己丑年八月五日

胞侄文選生已半月忽患卒症吾以夏氏灯火十三醮法治之雖有效仍未解出聲延一日至晚間先進温散足三陰藥仍未全效以灸肺俞二穴灸神闕各三壯始哭出聲解亂矣蓋灯火醮法近於發散雖面色轉紅黄氣退口不甚撮而不解出聲者肺脾兩太陰之氣虚也吾用補法灸之氣得補方能有聲也後卒子常患寒水喘哮之症足見兩太陰陽氣不足矣

犯太歲鬼神奇怪疮診治法

其人面色中部黄暗，脉象变現，疮亦無定形，此必其鬼神邪祟疮也。宜禳解，巫醫並用。

醫者重望字，末重切字。余於庚寅年左胯紋際生一核，狀如鴉子，自知因境所觸，先寬後窘，疮類脫營，法當不治。先治以解鬱，不應；後因友人敦勸再三，始從其議，服醒消丸三分，翌日身不可直，向之如鴉子大者，反变成硬堅如石，如角黍大矣。適有友人朱霞村善風鑑，因事顧我，見面色驚曰：吉翁特等犯太歲乎？面色險矣。余答以無修造事，何得犯之未不信遍視宅內回告曰君宅內寅宮有糞坑是何時所作余曰是舊坑也殆小奴不听吾言私傾於內耳此污犯也敢求禳解余為選時日如法禳之余自用補氣補腎法一二日硬塊消疾如失

乙未鄰女趙病黃延予診視視三日累有效而黃終不減予細診之見其脉乍大乍小乍數乍緩予曰此變脉也鬼神為病敢問宅內曾動土乎宅母細思曰病者前七日曾在西南角栽扁豆予視其方正值未上太歲因問曰宅長曾有恙乎曰栽次日宅長重病三日不藥愈愈則女黃作矣予因季朱

法教之禳解不爽驗　中表姐丈蘇植三因犯灶犯歲破犯五黃殺灶未成而蘇病延予視之見其面色黃赤黑暗如炒枳殼色病脉三日一日一變代其細查動工日知所犯者重必有或十或五數日之厄因力辞醫任教之禳解法曰得保命幸矣後由内症變為外症重困五十日方漸安痊

鎮江劉吉人著　女文寰抄録

玄功近指

玄功近指

《玄功近指》不分卷，清孤抄本，一册。書中未著撰者及抄者姓名，《上海辭書出版社圖書館善本書目》著録爲『清李汝鈞（均）緑格抄本』，諸書目及《中國中醫古籍總目》均據此記録作『清李汝鈞輯』。是書高二十六點二厘米、寬十四點六厘米，版框高十八點五厘米、寬九點九厘米，緑格箋紙，每半葉八行，四周單邊。是書無封面、序跋、目録，『玄』字缺末筆避諱。正文首葉鈐『中華書局圖書館珍藏』朱文方印一枚，係孤本。

李汝均，字維甸，交河（今河北泊頭）人，清代同治年間醫家，著有《知命録》二卷、《痘疹辨證》二卷。除精于醫術外，李氏詩賦、書法亦佳。一九一六年《交河縣志·人物志》載：『（李汝均）才質英敏，學力過人，于經史子集頗能淹貫，爲文雄渾，書法得趙氏意。』河北泊鎮曾刊刻過李氏《知命録》《痘疹辨證》二書。

書名中『玄功』指道家修煉之功，『近指』有『言近指遠』之義。是書爲道家修煉養生之語録，如：『静處煉氣，鬧處煉神』，『精從下流，氣從上散，水火相背，不得凝結，皆是此心使然』，『提元陽、伏真氣、存真神、煉真精』，『絶欲則有鉛汞藥材生，除妄則知真土和合』。部分條文末小字注明出處。書中摘抄來源主要有兩方面：一部分源自孚佑帝君吕洞賓所著諸書條文，如《三寶心鐙》《微言摘要》《真經注》《九皇新經注序》《陰符經注》等。另一部分爲道教其他經典著作，如《三元流珠經》《長生胎元神用經》《寶神起居經》《唱道真言》《抱朴子内篇附别旨》《吕祖百字碑注》《孫不二元君法語》《金丹大要》《馬丹陽語録》等。書末附《孫真人思邈保生銘》一篇。

《交河縣志》載李氏八十高齡時，仍思緒敏捷，文采出衆，『同治間，河間陳太守崇砥甫下車即觀風，出有詩賦文策論各題，先生備作，俱中肯綮，擢爲十一州縣第一，時年已八旬矣』。李氏擇録以導引吐故納新之類爲多，同時强調身心静養，通過修煉以達延年，或可于養生實踐中選擇性借鑒。

全書皆抄録條文，未作分類，故影印出版未編製目録。

（張雪丹）

玄功近指

學道貴有恒心，若有始無終，或作或輟，豈能有成。尤要於逆境中打出，將色身多受些磨，不如意事方是真實修持。

天下事要看得透，收得呆，放得去，撤得下，割得斷，耐得心，喫得苦。

任性二字受累無窮，能於動發時急急收住，將靈光返照，俾胸次坦然，永久如此，可以延年。

修心立命要從死中覓活，殺裏尋生，方有條蕩蕩平平的大路去，探驪珠，吸龍髓，直造

蓬萊。然而死灰須燃，畧有一塵沾惹，峯頭失足，更比平地跌得重哩。

修身之道以氣為先，天以此氣能覆，地以此氣能載，萬物以此氣能應時而生，人以此氣

能附百家之言，識五倫之理，儒曰浩然，釋言金剛，道名靈寶，無非此氣也。

和為道中樞機，所該甚廣。天和而時若，地和而物阜，人和而康寧。否則雨雹雷曀，石立土踊，疵贅瘿瘤各以類應。所以陰陽和而人物生，金液還樂俱從此出。

人之氣血合四時應六氣，心為君主統五臟而使四肢，腎為命門積真汞而擒龍之鉛虎，於心腎交則水火濟。

聖賢最重時字，而修道尤其要緊。時非子午之謂，須用箇生時活時，即丹書所謂的候也。

要世不能無事，要常應常靜，莫膠柱鼓瑟，帶水拖泥，占却主人的坐位。

此〻然如石頭然如松木千態萬變寄心碧空然不可枯寂做到中間又要活〻潑〻方是真静

丹經所載名象作用種〻不一令人五色目迷無處下手皆是喻言所謂得訣歸来好看書若未能勘破太極圈兮明八卦象而徒摘葉尋枝雖皓首研窮終是門外漢丹〻內外丹爐火尤是譬喻千古疑團于今剖析

重陽子曰凡欲修煉非虛静不為功

五官為漏精之門百脉皆引神之路門欲其塞路欲其通

以藥物論之曰乾坤離坎陰陽水火砂汞鉛銀父精母血青液白膏日魂月魄交梨火

棗嬰兒姹女兔髓烏精種種不一皆藥物之異名不知舍先天祖炁而外别無藥物之可求以鼎鑪論之曰神室丹穴蓬壺真竅黄婆戊己明堂玄谷刀圭元牝黄房中宫種種不一皆此鑪之異名不知舍元關一竅而外更無鑪鼎之可臨以火候論之曰法周天測潮候準晦朔審弦望按八卦象五行鼓橐籥定觔兩立進退數抽添分二至行復始種種不一皆火候之異名不知舍元神妙用而外實無火候之可憑是故元關一竅藏於先天混沌之中生於無有有無之間未有此身先有此竅既有此竅乃生此身所謂與生俱生者神而明之即元始空懸寶珠之處去地五丈不上不下不前不後不左不右無有無無上自絳宮而達泥丸下接丹田而至泉穴所謂黄

房中是載道之基不先立此何以為聚藥之地乎先天祖炁生於無形無象之先兆於無極太極之內二五之精妙合而凝未有此身先有此炁既有此炁乃成此身所謂與時俱有者散之則混沌無間聚之則寶現光騰學者非此大藥固無以為煅煉也至於元神妙用自賦性立命以來聚於元牝者為真神通於靈竅者為真息運於屯蒙者為真火故真火為烹有煉無之竅功元神之妙用而真火即真息真息調真氣真氣聚真神真神凝真精真精結金丹自築基煉己以及脫胎化神何莫非吾身之火候簇年簇月子午復始周歷六卦二十四氣二十八宿三百六十五度之候之所致也修煉者雖諸妄想專氣致柔虛心實腹存無守有心如

上求無波，太虛無雲，心不離息，息不離心，本坤震以全泰交，格欄及時車運河法，一點先天祖炁，渾融磅礴於元關一竅中，溫然如春，醺然如醉，綿綿不絕，漸烹漸煉，漸凝漸結，俾子在母胎，神氣不分，靈光相集，蘊成太和之炁，成金剛不壞之身。十月既圓，重加溫養，竅中有竅，身外有身，更得末後一著，虛空粉碎，學者之能事畢矣，上真之願遂矣。

臨機切要，惟是以目使意，以意使氣，以氣凝神，以神煉真，通天入地，無往不至。苟或天谷不熱，氣不上升，涌泉不熱，氣不下行，必須意目注視，上下並力以引之，謂之三穴，不可少有差錯。子午行功，久久純熟，再行烹煉。

以上三寶心鐙　孚佑帝君著

静靈煉氣閙靈煉神

令人精泛下流氣泛上散水火相背不得凝結皆是此心使然心若寂念不生此精必不下流心若忽念不生此氣必不上炎一念不生萬慮澄澈則水火自然既濟始結丹凝　調息不廢真氣從生　自古仙家真作法惟粘元牝得真門夫元牝者其白如練其連如環⊖縱横一寸二分包一身精粹在心上臍上靈中坐静觀照即萌百日立基養成氣母元牝立焉如瓜蒂嬰兒在胎中

救護補益添成就已添油接命助火載金火熾沉濟胎成沐浴温養丹成

丹成絲于呼吸蟄藏之氣穴神凝之氣聚

腎水也水生氣氣即火矣心火也火生液液即水矣水可以滋添百脈火可以薰蒸四大

離中汞坎中鉛真鉛汞是先天

一陽初動採鉛收汞取汞合鉛無非此息為妙用以起水中起火天地循環乾坤

交復無非此息為斡旋其中沐浴温養進退抽添皆暎合天機潛孚造化

而不容人力者　用意家黄婆想自兩腎腎中先天精一之真氣以黄婆導引

從左腹中右轉一週流入元竅以鼻中一出一入之息為一度如是九轉引先天精一之

炁納入元竅竅中然後注意竅中以火煅煉此西取坎填離煉精化氣用意之

秘意土真炁自成之道貴守中法在合元

運陰陽合呼吸以呼吸運神氣以神氣取水火以水火煉胎息胎息綿綿游
泳坎離坎離交而生金液金液還而丹圓
絕營則有鉛汞藥材生除妄則知真土和合
致精氣神只在真息上尋真息為先天之靈竅自其真息凝聚不散謂之
精真息流行不間謂之氣自其真息之妙用不測謂之神此所謂用先天後
天皆為先天之所化也其地之虛中皆天也日以陽下降可見地之虛處能受
其人一身皆地也而究此一竅中虛即地之虛天之中也在修道者性中一點神
光照即之目所以攝精也

呼吸踵注於受生之初在母胞胎一點元陽立命之處上通於心臍後腎前中
餘寸二即名腔裹呂搆靈陽呼吸綿綿內呼身中元氣外吸天地正息鼻之
兩竅呼吸之端欲通祖竅守中抱一方從子母會合破鏡重圓
無息不胎無胎不息胎從伏氣中結氣從有胎中息　神行炁自行神住炁自住
心寂則神寂神寂則炁住無去無來無出無入胎息定金木交心意寂號房會
住息長胎室母神絞返本還元是真胎息
目至心至心至意至言至炁至炁至神至
元牝一竅至元至妙之機關人之真氣一呼由此接天根一吸由此接地根往來

此中此關口即真息呼吸之樞關曰為元牝一竅元陽北陰是竅也○始有此身八脈九竅經絡聯湊空關一竅究至虛至靈藏於先天混沌之中隱於無有有無之內父母未生此身即有此竅元氣所由生真息所由起坎離交媾之鄉守中之境是其處鼎也凝結聖胎於此心下一竅名絳宮號為交會直下三寸六名土釜黃庭乃中田左明堂右洞房無英居左白元居右空關一穴一寸二分藏精之所煉丹之處直下至臍門對過三寸六故謂天上三十六地下三十六至腎八寸四中丹田一寸二計共八寸四若明此竅易得金丹之妙鉛為先天真汞是後天靈汞為先但得生鉛何真汞不生凡百作為皆主於意意靜則味觸皆關於意

意為印為意止印止故求丹取鉛以意迎之收火入鼎以意送之烹煉沐浴以意守之温養丹結以意成之故入藥鏡云一日内十二時意所到皆可為此大要之要捷也

道重真火真火妙用煉乾金結大丹無火不煉無煉不結是以火為至重古仙真秘之自上至心之七節君火所寄其體内陰而外陽其用廣大而精微一身莫不聽命于心君故曰神明之主然其性上炎極易飛揚浮動是以修丹之士必先制服其心使其火不炎於上得以下交於腎謂之水火既濟制之之道至清至靜則水火調而大藥生中心以下之七節相火所居是謂先天真陽之火當無漏無泄使真

火之充足用以煉藥結丹故曰陽關一閉箇箇長生大哉真陽之火人以此火而生以此火而養以此火而化精微以此火而發生氣血以此火而凝結聖（靈）胎以此火而超凡入聖心下七節之火妙用無窮特發其奧

道至尊功在勤先備內外要（驗）分明修外藥煉內藥內藥無為無不為外藥有為有以為內藥實有無形質外藥實無有體用外藥長生久視內藥出有入無外藥外陰陽往來內藥內坎離輻湊外藥呼吸微微和神安靜內藥抽坎補離煉精煉氣欲待元神盈育須明坎離合體內外兼修金仙定矣功要識三關合一之道陰陽內外作用夫三關者精氣之所屬然關雖有三其實無間陽煉精者以精化氣通中

關煉氣者以氣交精通外關亦交神通上關煉神歸虛則精氣神混合無間

三關通乎一也然精氣神即藥物煉者乃火候化者即丹候逆者乃返本還元

與太虛一也三關雖外藥功夫內藥亦不能離修持須洞曉兩箇陰陽於內外之

作用耳內藥則己自有外藥亦身中所出內藥精外藥炁兩不相離

有定者天地之子時無定者借行之活法忘五官之用息內外之機徵之呼吸默默

守竅凝於杳冥之際便得恍惚陽生

靈丹一味真一之水水實產于金鄉采服即可飛昇水非火既濟無機故必以

天七以成之火得水之合而水火始有既濟之功金非木拾攝無自故必以地二所生

之木得与之合而金木始有拾攝之妙又曰水裏生金火中生木顛倒互用天七地三
迴相為守上升下降五行周流而成丹丹謂之一合九一者先天真一之炁九者後天老
陽之鼓由一陽而至于純陽之謂也丹結則神液如玉石落落而下為身玉液灌
溉靈根漸以成形超神入化仙道成矣
坎腎原為真水精炁出于腎中精以氣而化水水出炁而化精是以精金能生水故
生金精之炁法淪真金點作淪思氣化精精附氣氣在精中精化炁附精歸炁中故曰
金為水母母隱子胎水為金子子藏母胞母藏子腹如金在水中精復于炁如水中
出金當修煉之初如從根發出苗充而為葉乃虛無之炁耳實無形影相

而虛無恍惚採不見所採取不見所取採取之久火候之足精還補氣之處謂之丹成其氣之發生雖有法成之妙相而陽化之為根始動以其是金氣也故有金丹之號

道合天時子午運行人有任督如天子午二脈分手前後本一源而兩歧任脈起于臍下四寸穴居中極之下前陰後陰之交名會陰穴任由會陰而行腹督脈亦起之源亦起會陰少腹後骨中央由霧漏而行背夫背後尾閭夾脊玉枕曰三關謂之督脈亦屬乎陽前面上田中田下田曰三田謂之任脈亦屬乎陰修丹之士煉至真氣充足消息到來下田忽然如火向尾閭沖關透竅此皆真氣自家妙用二脈

玄通真氣逆升自背後督脈中上來即屬于子自前面任脈下去即屬于午
子午抽添謂之周天火候身中。水火一升一降升則為進火謂之抽鉛降則
為退符謂之添汞鉛是一點真陽之氣汞是一點真陰之精二炁交感
則凡精凡氣皆化真炁為純陽之體
蓋水進火升降無非一氣氣之升以心接之為火氣之降以靜待之為水此綿綿
若存之時乃子午進用之功
道在乾坤法重鼎爐非淨不能安爐非清不能立鼎
修道長生訣在心靜氣定心忘氣凝氣息心空心氣渾一明心見性須靜萬

而誠煉身中之元精不離元氣煉到氣足而無漏竅將骨中真元之精
而返成氣得元氣足如童子之完體便可長生脩到德厚宏深法力精純
自與天地同久則為仙矣
精微至要在于坎離法重水火之金煉貴紅黑交凝火中之焰觸物成經丹
家謂之木汞即火中之精心中之真液也水中之炁浮而成烟丹家謂之真鉛即
水中之金腎中之真炁也離宮火焰屬真陰重液紅光汞在心欲識水中金
的旨真鉛陽炁坎中宮尋煉煉煉煉降離火以煉坎水之金以紅而投黑神凝而藥
自生于坤臍制制制廿坎水以制離火之木以黑而見紅神凝而丹自成於乾

須故修丹之士必以水中金爲至寶，動靜功用必合金水，方臻天地物理。
百日功靈初證，便得長生無漏。無漏精已化氣，下田爲藏精之府，中田爲炁海之
源，化炁歸臍。臍乃中田，百日已得長生，爲人之仙。若用以服食，炁便化神，神得之氣，
化神成真體，十月圓成，自當遷於上田。若只拘神在上，亦是長生超劫之愚夫，
而無神通之妙用。須用出神之理，調神爲身外之身，且調且養，溫養積功，保
護三春，方能達天通地，萬化千變，謂之神仙。若厭住於世，則可從仙而化（還）炁以證
無極之至極，爲上乘之金仙矣。
靈魂居上，幽元居下。陽屬于炁，輕清而升爲魂，至虛至靈，全具於心；陰屬于血，重

濁而降為魄質從水凝源出於腎竅之生門出入日月呼吸長存飛白昇而仙自此
景徐俱釋黃庭經
腎之精水之金天地之祖炁順行而為常道逆行而為仙道成人成仙關鍵妙用故順行
為五濁世間法結精育胎而成胎化生逆行乃顛倒坎離留胎止精而清修亦
孕
凡塵有錯悟修行本旨者妄為實欲自促天年為情動慾生火熾水涸真機潛
息安得長生
大道金真五官忘用息機內外體合太空湛然一性靈明忘而不忘規中一炁綿

綿息而不息寂寂不動默默守竅杳冥恍惚之際造化融成一片深于臍腎
之間晝夜功無間斷終歷十月奪大數於天地得乎片時成物用於水火
固志抽添令動而散入卯之門法當抽回使令静而息定出酉之門法宜添起
使奮迅以調適令更無令丹圓純熟
非神無以交感非感無以凝神然慮妄動危險隨乎嚴密關鍵進止有法
吾道雖是房中得之然非御女之術
世界凡夫舉念不善屬氣滅光自墜沈輪是以道藉于德德藏于道無德則
光不舒無道則光不真道德並隆陽光並真在於無念以發其光回光以育其

其光翕闢以煉其光圓守以成其光光中有氣氣中有神神中有炁造於圓明

脩養混俗天機方能活潑鬧中煉靜靈機免於澁滯

必使心如止水方能炁自靈行氣本有自行之路且有必行之勢反在無心得之非關意所能行周守精神則心地自然光明心光內照則法體復以圓通

火者吾之真神炁也候者功之不間斷也仍要五行之得其宜四時之異其用所謂不失其時者是也坎離合一謂之二候採取乾坤既交謂之四候以藥下關煉精化氣中關煉氣化神上關煉神化虛而合妙道以天地三百六十銖之西氣加父

丗二百銖之祖氣而應周天之造化凑成一觔之藥物由是漸凝漸結漸採漸煉自子至巳以六陽時而進陽火自午至亥以六陰時而退陰符仰仰相續息息相因藥中有火火中有藥自然進退有度金木混融水火升降晉節靈通

總要此心游泳此竅斂聚貫通頭頭是道　亥之後子之前總宜靜坐照吾心見吾性自可通元　以上孚佑帝君微言摘要

離欲為修養要關頭顯佑黃子云人生血氣之累天之授於庸眾尤淺授之學道者偏深斯言最合試看人每於大有得後欲念轉似較平日更濃即可驗也　欲字

所賅甚廣凡一切常態世情及愛慕因緣稍有動心即謂之欲必須一塵不染一
絲不挂方稱得淨盡而三界可超　靈妙真經注
人有一心心有七竅而有七孔孔孔應乎竅竅應乎斗受南宮之熬煉取北方之溫養
人無此竅而迷竅不應斗而死　孚佑帝君九皇新經注序
天仙無胎息安能使鉛汞交媾而生黃芽神仙無胎息安能使陰陽顛倒而結嬰
兒
金丹出來时要他念頭真出來者總真金丹歸來时要他念頭正歸來者總正這
念頭不是凡念頭而是生死的關頭　三魂一曰天魂二曰地魂三曰人魂天魂

屬陽主乎晝地魂屬陰主乎夜人魂主乎陰陽二炁陽則日寓於目司五臟之精華瞳仁兒即魂也陰則夜舍於肝為心腎之子母夢神兒即魂也修真之子能把念頭拏在三寸上三魂自無馳游

提元陽伏真炁存真神煉真精　注此是常守三魂的正功夫全在一真字上精炁神俱從元陽發來伏存煉俱從提字中足來將他命門中一點元陽提在我命門中會合我之元陽則我之後天精氣神皆度為先天之精炁神纔可以伏以任存以着煉以到這般提法不是醍醐灌頂之提法却是如傀儡兒我要提着一根真須息伏不是伏藏之伏却是內呼吸盤旋於三田之伏只看夏天三

伏何曾藏着真炁不生不長雖曰伏天炎酷卻真炁在天地中盤旋做一團子不

散存字是存養〻存推以動的不是死〻存着那一塊先所轉移如是這般何以

叫做大而化〻〻謂聖聖而不測〻謂神也煉字有沐浴有抽添不是死〻只在我

身中一塊出精靈玄煉卻在造化爐中常〻煉方以偃月裡一點真精煉來成

就我的一日輪中真精如此念頭只在命上着腳那有三魂〻不常守其舍

乎

黃庭也有比為中宮者也有比為神室者其名多端何名是真丹正藏藥處

結胎處〻人將〻黃字認為中央〻色便比做脾胃殊不知脾雖土母凡胎

元固從脾家元炁提住一經絡而另有一地此地即在脾胃夾中處離外肉皮有三寸三分單另一經絡結為婦人之子宮男子欲懷胎將何處是子宮此地一經絡實通住男子之陽龍故常人洩精時心必一癢非心癢乃此一點真氣急走洩耳華母之心酸此理淵微道書不傳其真恐洩天機吾今說盡大破只以二指出真理庭以黃名者不過因脾家取號黃而有庭者卻實是夾居脾胃上通心液下通腎水左通肝汁右通肺液人能修持神仙者自有清庭中回想夫婦交媾時那一點精液從何來從何去便知這黃庭真口訣也

子生人合誦　志心朝禮　北斗宮陽明貪狼太星君　注子生人一段先明日誦志

心朝禮六字講明以後便不復說有志心二字便不徒口唱誦有朝禮二字便不徒心心謹誌此乃默朝運用之功也口乃內炁出入之門戶口閉神氣散欲要口中真誦字必須四門緊閉將一團真氣養定於我本命宮中然後總好用志心朝禮之功心字加一志字者神屬於心志乃心之所之之謂也心神欲往本命宮去必隨心之所之之志而去人綿綿呼吸欲出不出欲入不入舌抵上腭心注斗口以自來津液一口一口送下本命宮去便是朝禮也此一個志心內有七十二個唵字默運腎氣而起必須有一點心癢處總是此本命星君所管一個竅閉活活現出一個北斗來此六字如此行持先生須熟有無窮的

妙竅　子生人必稟北斗第一者何也別生庚不在此第一分中而必以陽明貪狼為之宮別生庚不能朝此第一星君不能管乎非也其中有奥理存焉夫心之為竅左三右四左三竅經絡各有所管右四竅經絡各有所繫貫精其氣貫神各有專注處且天下子生人多矣豈盡為此位星君斡旋造化乎但此子庚乃十二地支第一本天一地六合為七數乃真天一之水正在坎宮一點真陽正屬命門一點真精處所謂兩腎中間一點明是也如人駁云命門中乃一點真火正屬水何以為命門中之真精也殊不知相火雖在命門乃後天之火真精之在命門乃先天之水人能如火裏尋水水裏尋金便得坎卦中間一陽真機便是

大羅天仙也陽明貪狼此第一星居即在我心左第一個竅中這竅一根
通乎肝々血海一竅肝々血海一竅卻與命門正相通連子生人欲見此位星君
降我本命須靜養心神靜伏腎氣靜存真精則志心朝禮四字都向我
一個々嗑字在舌抵的舌根下不覺一陣々的正朝於此一竅中去了七日来復後
忽然青衣青冠現光於我本命斗牛宮中也
丑亥生合誦　志心朝禮北斗二宮陰精巨門元星君　注此第二星君居心左
第二竅中此丑亥生人屬之以亥乃腎宮正位丑乃脾土寄旺經絡俱通
此竅　訣照前見光如前以下同

寅戌生人口誦 志心朝禮 北斗三宫真人禄存真星君 注此第三位星君

屬心左第三竅以寅戌生人點朝感格更快者以寅乃肝家正位戌乃

脾土正旺經絡互通

卯酉生人口誦志心朝禮 北斗四宫文曲元冥紐星君 注此位星君又

在心竅右第一宫有所感格者卯乃肝家輔位酉乃肺家弼位纏絡者

有相通

辰申生人口誦 志心朝禮 北斗五宫丹元廉貞罡星君

此位星君正在心竅右第二其實却居心竅界中則六竅略略團住他凡

人雖别竅或間有未聞者此竅定然不聞凡人一派應事應物皆是此
心竅為之主宰但此竅雖常開此竅中有一種真罡炁除非是真之忠
孝節義決烈漢方得一時流露即我先天一點真性是也必辰申生人感
格者以辰乃天罡正位屬脾土中宮申乃白元正座屬肺家天蓬經先
不肤貫此竅一得前訣將一種罡炁即时現於紅光之中
巳未生人口誦 志心朝禮 北斗六宮北極武曲紀星君 注此位星君屬心
竅右第三下正映六腑上正總五臟此竅輕易難開必巳未生人乃本命者
以巳為地二之火未為地十之土經絡度數各各相通依前訣必得前驗

午生人口誦 志心朝禮 北斗七宮天關破軍關星君 注此位星君總提金星上督雷門此竅一開成道不難便有南宮護衛必午生人屬之者以午為在天之真火在人之三昧在罡為正步得七陽真數亟剛莫敢依前訣行之不獨此一位星君降駕連七竅無不開矣

此乃斗宮妙法註元始審緊言 注斗宮雖曰在天實屬吾心七竅元始雖曰在天實屬吾身祖氣此以上七星默朝總要七竅中一點真靈然收攝祖氣中一點真靈元提起方得為人本命生庚做為人如前所說功夫總是妙法要緊言

前有天罡名曰魁魓　注此天罡乃在雷城十二門之前觀雷經自知其物在人

為十二經絡之總凡志心朝禮者必不先運起天罡之炁縱有前功妙訣七竅

却難一開此訣即前七十二個嗆字一日寡到底也故名曰魁魓又魁魓者一氣

通之玄爾此而為之一宗使智愚皆明若論其實精微則此一字在祖氣（炁）中藏

又於十二時辰屬於臟腑各有所運所主方是此魁魓真名歸也

上丹田乃泥丸司上部之元炁中丹田乃絳神宮司中部之真炁下丹田乃命門司

下部之梵炁周身百節皆為三丹田所管榮衛經絡皆為三丹田所總即曰

前從任脈至後尾閭并脈與兩腎并夾脊雙關至玉枕從山巔頂百會玉皇宮太

和宮同十二重樓乃美各黃庭神室等更及三車三橋並下鵲膝臏根鞋帶湧泉共一派穴道關節皆不離此三丹田領屬　上田乃神所居只存神以養其神中田乃炁所凝只涵炁以養其炁下田乃精所主只溫精以養其精此起手之所以存涵溫之養也至于得手時三田皆有至寶且下田之寶可移中田中田之寶可昇上田雖養有存涵溫之分其實精炁神一到此得手時三三會一道至得一氣事畢矣

原先人本一箇乾體自從二八一泄混元破元陽走便虛其上而爲兑虛其中而爲離又虛其上中而爲震漸漸到五十已後他又自下而虛至上則爲巽爲坎爲艮爲坤一團純陰無真

陽
失了先天精就尋後天精後天精補精自然復還先天精裏精　失了先天炁
就尋後天炁後天炁長炁自然復還先天炁上炁　失了先天神就尋後天神
後天神壯神自然復還先天神中神　要得精補精炁還炁神益神
卻向土府問元音　注此土乃真土非生萬物之土亦非屬脾胃之土乃真意
是也精無此真意何以運來補精炁無此真意何以行來還炁神無
此真意何以往來益神故意為元關元牝之母元凡一切玉液還丹金液
還丹陰還丹陽還丹陰陽兩還丹三千六百旁門七十二品丹法除了真意

便不是皇天大道即如書符呪用祖炁用罡炁方真意方能用乎
心為血海肝為炁海總是脾胃上係下注二臟方以元神周流至若肝導腎炁而上
朝於心必須黃庭神室樞紐中央欲下手者先須脾胃運足真土貫徹五臟六腑
然後以丹辟穀自有路逕不難也
目多邪視精以視耗炁以視散神以視傷　耳多邪氣聽精以聽耗炁以聽散神以聽傷
心多邪思精以思耗炁以思散神以思傷　身多邪勞精以勞耗炁以勞散神以勞傷
心為液之源腎為炁之根液中生炁炁中生水腎傳肝炁肝導腎炁而真炁朝心心傳
肺液肺導心液而真液入腎液中正陽之炁會合炁中真元之水　注此一段正

講玉液源頭地仙率領先有此玉液源頭然後方有金液率領先有此地仙率領
然後方講神仙源頭心腎肝肺在玉液中爲緊要工夫地也液炁在清淨中爲
緊要藥物也修真之子欲學金液神仙先從玉液地仙起手用一部大周天運肝炁
運肺液此功先從任脈用真意運動臍下一寸三分九九八一使總動於腎腎中之
盤旋繞繞之象傳於肝炁以周圍脩脩之象動肝引導腎炁過黃庭越脘
中出美女一點真炁有如龜蛇頭而朝心家之上帝也此爲一周天也又從督脈
用真意運九九八一在尾閭上一寸三分盤旋剛剛送上夾脊雙關九九八一周圍卅卅
直入肺竅此入要從風門入入于肺肺一煖而液從大裡自生引導心液過絳神

宮越神宮從文昌宮透入兩腎而耳忽一響目忽一亮便是心液到腎景象也
此後一周天也此方叫做前日升後降至於頭足皆此四臟所產四臟之真氣動
真液動則中八景生神而上八景下八景亦無不生神矣氣原通天徹地液原周
流一身至於送上項而用從鼻肩法降下來而用伸足法皆糊言也
保腎必要養心不養心而心火常爍腎經不能保之 蓄精必要固氣不固氣而氣常散
精經不能蓄之 養神必要添精不添精而精常泄神經不能養之 還先天必要補
後天不補後天而先天經不能還 補後天必要健脾胃不健脾胃而後天經不能補
養腎家必要培壬水不培壬水而腎經不能養 正心家必要收意馬不收意馬而心經不能正

向子丑卯而用陰中陽半之功向卯丑午而用陽中陽之功向午丑酉而用陽中陰半之功
向酉丑子而用陰中陰之功　注此一段将煉已築基真訣用在三鼎分足之象一個為
朝屯子卯时用之一個為暮蒙午酉时用之一個守他金花現於子午進退用之沐浴則
在屯蒙之上向子丑卯子丑卯已在水生木时故有陰中陽半之功夫向卯丑午卯丑午已在
木生火时故有陽中陽功夫向午丑酉乃火尅金生陽極陰來故有陽中陰半功夫向酉
丑子已是金盡之中癸水又生乃陰盡無陰之时故有陰中陰功夫此當由一子循環無端
凡為修煉金丹者安可一时無鼎使火熄也必是陰中有陽陽中生陽之鼎方是補我
陽中陰陰中見陰之體也不然焉得為仙又焉得為仙中之神乎

子时一阳生心肾相交端然正坐定息伏炁竪起脊骨運動湧泉關開流九不使神昏外
游夢昧帝有日日如此神完炁足午时一陰生剥卦欲復坤端然正坐閉口吞津運動神
室吞入黄庭心無毫念静裏養元日日如此補老還元卯酉二时推論自見　以此案
葉行符之功也　又陳希夷曰智者東天地之清炁能悟大清静起手可以行周天之運
用玉者受虚戴之馭氣難須性真搬運起手可以活筋骨之貫通行居坐卧皆有
識騰厚蹤往默動静不離水火升降是功也先将兩手交扳兩肩頭站立脚根頻来
四十九次一起一頓尾閭動天潮下降脊骨通又将兩手义腰擺擺動雙腰兩腰間并
後任督皆通変四十九次休放倒即用左手向右右手向左如開弓势相當若分四十九做

關可開通泥丸關了此關又托天兩手上卅四十九托天夾脊一路俱已開揚頸泥丸宮

盡得自在玉枕也從此處開做過此點頭點腦運下來從此端然又要坐坐下數精

室神真言注中宮中宮一注百節到一呼一吸數天然如此已後來睡下一足伸來一足縮

左手托著玉枕骨不落枕頭是天然用意只在泥丸上泥丸百節都有神如此日日不

放開玉液不洩在小便又能運化骨節去關關開通是真言此又爾又便是者行之法

法現壁心百日如此用再接陰陽煉已圖　以上皆佑帝君九皇新經注并注其注及經文

張紫陽曰神全不思睡氣全不思食精全不思慾　陰符經注中所引

上清真人馮先生口訣　學生之道當先治病不使體有虛邪及血少腦減津

液識沸此不先治雖服食行炁無益於身　數行交接漏泄施寫者則炁之
識神之精虛枯竭一接則傾一年之藥二接則傾二年之藥過三往則
所傾之藥都亡於身矣　學道者唯欲愛炁養神閉炁使極吐炁使微又
不得多言語大呼喚令神勞炁損　凡存神先行真仙之事者又不得以衣物借
人亦不得服他已物諸是巾褐履屐之具皆使鮮盛三魂七魄或栖其中亦為存
神之炁常去汙沾之熏故也　八節之日皆當齋靜淨課誦善事慎不可以其
日忿爭喜怒及行威刑皆天人忌為重罪　研味玄道及誦讀神經者十言
二十言中輒當一二過紬唇漱液百言五十言中輒再三過叩齒以招神會靈元

和血炁使雲津液流帝一欣宅所謂沖炁不營啟而不泄也 學生之法不可
泣淚及多唾泄此皆爲損液漏津使腦大竭是以真人道士常吐納嚥
味以和六液 甲寅庚申之日是尸鬼競亂精神躁穢之日不可與夫妻同席
及言語會面常當清齋不寢警備其日遣諸可欲 五卯之日常當清
齋入室東向心拜存神念炁期感神明 凡上清叩齒嚥液法皆各有方先後
有次不得亂雜使真重混錯 左叩齒以命神 嚥炁以和真 納和因六液以運入
制神須鳴鼓而行列 凡存修上法禮祝之時皆先啄齒上下相叩勿左右也一呼
一吸令得三叩爲善禮祝畢更又叩齒乃得咽諸炁液耳此名爲呼神和真以求

昇仙者也　以上三元流珠經

呼吸之炁由於元牝之門，鼻主清炁爲陽，口主濁炁爲陰。夫欲修習，但滅其念，外絕思慮，內守神真。每欲修習之時，先須調炁。調炁之法，鼻微微納清炁，口微微吐濁炁，上十下二十下，即閉口，一任神炁綿綿出入。鼻所納炁，以意想至下元之珠，漾漾四合，即存之珠爲下元之主，不得生思，生思不成。積習之自然凝結成珠，習爲母也。既有其母，必有其子。功限遲疾，其在志焉。切思外識，一心存神，速成長生至矣。夫神與炁相合，以意引之，循環臟腑之內，馭呼吸以上下，久習之後，則神自明而炁自和，明照五臟。細功成後，內視見其真，神炁和而浹通於四肢，隨意而到，亦可治他人之疾也。

黄帝得毋诀内視三月而神全則乃生天矣列子得之九年成道遅速由其
志也元炁随意靜即得炁道通流形體自康元珠為主神自光明如今世人
神与炁不毋各行俱不相守雖然呼吸於内非常運於外如此之道遂使炁無
物
主掌而不通徹既不通徹而精自散又以神為主人形為宅舍主人不營於内
而日用於外自然宅舍空虛而形體衰矣況乎人世之道晝夜百刹之中炁於
形内係一萬三千五百息長八萬一千寸皆外役其神无一息住於内而冀長生
不亦遠矣
若神炁主子母之運行而乃長生不死若无主掌任自呼吸唯主通利臟腑消化水

穀而已不能還陰返陽填補血腦

神能驅炁則鼻不失息　驅炁之法上至泥丸下至命門注泥丸在腦為上元命門在

臍下三寸黃庭經云後有密戶前生門出腎之末以溉下元也

若呼不得神宰一息不全若吸不得神宰亦一息不全若能息息之中神與炁常合

是謂神炁全也注夫治炁者出炁為之息吸者從鼻中想至下元玄珠口中與神

相合也惟澄心腹目視呼吸隨行之時存想見其真神為之一息全也目瞥然生外

想神以隨意在外惟見外景中事使內炁無主掌謂之息不全也

胎從服炁中結炁從有胎中息服若內結求死不得也

以鼻中納炁以意送下元中久習自然凝結成胎胎因元炁結而成胎中元炁而有息

成功之後男子閉元炁聚精女子胎泽不結嬰雖動於慾不能与神争

自修之訣能出入陰陽合其真矣每取夜半之後五更睡覺之初先以舌漱掠脣

齒之間澧濁津液吐出三口鼻收清涼炁入於胸膈之中淘隔宿果穢滯之炁

呵出三口良久咽吹即仰臥展其兩手足叩齒九遍次依尋常喘息吐納不得極

深直候喘息炁平内不出外外不入内閉炁咽元炁一咽以手隨意炁摩下引至

炁海之中二十日後炁通滑又加一咽不用將手摩引經兩月後更加一咽一炁三咽一

年後一炁四咽无所妨損每日子前後午後前空腹咽之时时十咽五咽不須吸入外炁

每亥子前午後不得咽之
子後午前皆属於陽子前午後皆属於陰夫休粮者每要食時漱口存想上元所
條白氣從腦中出大如布絲沿流頂至背膂過入於臍下氣海〻中漸〻如聚氣如雞
子大一團香馥自然不飢不得雜想恐有忤亂或有疾病口乾舌澁喉中咽塞皆
是上焦熱極即以五更鼻吸清涼〻氣入胸膈淘蕩却呵出三五十止一二百呵漸
覺口中甘甜是熱已散即住不得過妄如冰氣冷即以早晨日出〻時鼻攝陽氣以
口吹出百十吹冷氣如有病苦〻處一切疼痛蛇蝎蟄咬狼狗所傷但以靜意坐臥
閉氣存想所患〻處以氣攻〻一二百度无不痊愈也冬月脚冷但以咽熱氣以意

存想直至脚心下暖即住如飲酒小户者但隨器揚旋之可出數麴之毒力即不醉也

陰丹七返水唾血精腦神炁也夫欲養神先須養炁養炁先須養腦養腦先須養精養精先須養血養血先須養唾養唾先須養水水者五華之津五味之精當在舌下兩歯之間傍名曰水池咽下肺脉和之主則化為唾唾入心之間則化為血血二百五十日入腎脉中則化為精精入腦脉之中則化為泥丸宮宮中有兩條脉夾脊膂流下貫入於炁海之中夫炁海王則聰明也

仙家大忌嗔怒不得亂世言語

導引訣
兩手相摩如洗面　兩手相擦令熱揩面令面無皺　如戰士挽硬弓左右三遍　摳
拳左右前築數回　兩手各向上如托千斤石左右同　大坐摳固斜身如排山左右同
以拳慢舒向前急掣手向後　兩手抱頭宛轉名抽悶　兩拳撐地縮身曲脊上下
三舉　兩拳各返搥背三下　大坐伸脚用手叉返掣數回　起立以手叉腰扭身向後
三回　熱摩手熨兩脚心與腿膝　未起兩手相叉爽項爭力數回　殷伸及縱側掣手壹
百回　摩兩手令熱熨兩目引至耳前　兩手旋耳三十遍　時時作之　摩手令熱摩
鼻兩傍閉氣為之氣通即止

長生时子後午前咽津七遍閉目平坐内視存見五臟六腑夫若久久行之自然明了
夫初學服炁即須耳无所聞心无所思漸起於三息五息一舒炁更漸吸之若止十
二息不舒炁得小通也百二十不舒炁得大通也
清齋休粮存日月在於口中晝存日夜存月大如環日色赤有紫光九芒月色黄
有白光十芒存日月在於明堂中日在左月在右常存咽芒之炁液如睡存日在
額上月在臍下若身有不安反舌塞喉咽唾无數退即住天炁所在隨神炁
之所生神在則炁成神去則炁盡炁者二十四神之母炁炁亦成神神亦成炁炁
散則爲雲霧炁合則爲形影出化爲仙入化爲真上結三元下結萬物存帝

一真君祝名都閉目存諸百神變成白炁如烟之狀從元珠中出黄孔中來入我口中鬱鬱良久覺見白炁下出黄孔出兩脚底出兩脚心出冠纓中乃至一身與白炁同烟上下良久白炁忽變紫雲鬱鬱入我口内歸於頭中下五臟中充滿腹内又從兩脚心出兩手心出下至莖孔冠纓中一身鬱鬱上下與紫雲合形不相見也須臾又存想紫炁充溢左右一室之内又存想口出風炁扇於紫雲徘徊轉繞成一真人男形身長三寸號曰大洞帝一尊君又存尊君直來入口中舌下又上昇紫房中六合宫内端坐向外尊君左手把兆左籍右手把兆右符尊君口左邊有日光九分尊君口右邊有月光鬱鬱或白或赤常光炁下入五臟六腑百節

之內一身之內狀如白日　常存大洞帝一尊君在於鼻下人中上唇內齒內外坐
立起居常須在意常存口銜日月明照萬洞來行炁時先存心中燭火燒
遍身上下蕩除百穀之炁盡若不燒之即能攤寒燒不可久久即令人煩
燥存火訖即須行炁不得雜想任炁徵徵元炁自通徹以意行之欲行炁道先
須斷穀漸漸學之不宜頓也一年之後炁道充實自然不飢
羅浮王公言五牙六字及諸服炁法皆為收炁收炁剛勁非俗中之主所宜也正如
納氣是曰胎息惟有行炁是正道修身之基本也
進取訣　凡欲服炁先須高雅密室常以左右焚薰陸香仍以牀薦厚軟高

三三尺温煖枕高一寸夜半之後生炁之时五更睡覺之初呵出腹中濁炁九通若要調息即不在半夜五更但看天炁柔和腹空之时導引行氣閉目叩齒三十六通以警身中神以手按目兩眥按鼻左右旋耳摩面拔閆托石隨事步之引宣暢百節乃以舌拄上齶攪漱津液滿口中即以咽下三通使進於五臟面有光澤兀然放神縱心自在如大空身若無累都遣然後淘之皆須閉口握固以閉元房与却精邪初学服炁炁未流行不得握固待到百日止半年覺神炁通暢身上汗出可握固為之

淘炁訣凡人五臟各有一神夜卧閉息如覺後服炁先乃淘將腹內令宿食

故炁得出，然後調服。其法仰臥閉目握固，仰兩拳於乳側，竪兩膝，舉背及尻，
閉炁鼓海中之炁，使內外輪轉而呵出一九遍，則調之。
調炁訣　夫調炁之時，妙在乎咽。世人因依外炁以為內炁，而不能分別吐納在寥而用炁，
切使錯忤。故知人稟天地而生，身自有元炁，而理無咽納，則內炁與外炁相應，自然海
中隨炁而並收吐候。中旦吐納之際，則掫閉口連鼓而咽之，令使郁郁然有聲，汩汩左邊
而下，經二十節，如如水瀝坎，聞之分明也。別從右而下，如此則內炁皎然而別，以意送下，用
手摩之，令入炁海。炁海，臍下三寸，亦謂之下丹田。初服炁人上焦未通，以手摩而
助之，速令快下。咽或未下，微用少力嚥而咽之，務令有聲而下。若覺炁通

流不摩亦得三闭口三連咽更二乾咽號曰雲行一逕咽取口中津液和而咽
之謂之雨施初服炁人炁未通流每一兩咽則施行之不遍須三連咽也一年細
功方得小成二年三年方得大功也

行炁訣下丹田近後有二穴通於脊脉上連泥丸泥丸腦宮每三連咽則速存歸下
丹田中以意想此元炁令入二穴作兩條白炁夾脊雙引上入泥丸薰蒸諸宮森
然遍下毛髮頭面頂頸兩臂手指一時下入胸膈五臟皮膚中丹田心宮次第
灌注却歷下丹田至於三星遍尻腦下入膝踝達於湧泉腳心也所為分一炁而
理鼓之以雷霆潤之以風雨亦由天地之有泉源非雲雷而騰動則天以潤於萬

物入有津液，非嗽咽則无以灌於五臟，還精補腦；非交合則不能走而上之。咽服內炁，非吐納則不能相引而用之。是知淡泊之道，運用之理，所以法天像地也。夫存想身中濁惡结滞邪炁瘀血，被正炁蕩滌，皆從手足指節諸然而出，為之散炁。則展手指，不須握固，如此一度，則是一通，通則無病。又復調之，使炁平平，又復鼓咽，一如前也。閉鼓咽至三十六咽，為之小成也。若未絕粒，常須少食，務令腹空，然得虛静，无问坐卧。腹空則咽之十度，自然三百六十咽矣。若久服炁通，頓至三百六十，得為之中成；一千二百息，為之大成。如不能錬形易質，凡同枯木，无精光也。

鍊炁訣曰：餘暇服炁，入室脫衣，散髮仰卧，舒展兩手，勿得握固，梳頭髮令布於席上，則以調炁咽之，訖，乃冥心絕想，任炁所行，如過理絕悶，即以吐之，喘息稍急則須調之，候炁通流，漸漸加至二十、三十、四十、五十，即令通身汗出，如有此狀，即是效也。安心定意，且卧勿起，衝風候神情爽朗。若炁昏欲卧，勿得行炁。四體不暢，亦可為之，十五日一度為之。

閉炁訣曰：忽有修養乖宜，偶生病患，速投密室，依調炁法，布其手足，則以調炁咽之，想念所苦之處，以意想注，閉炁攻之。若是炁極，則調之訖，更以相續不斷攻之，炁急則止，炁調亦復攻之，或二十、三十、四十、五十攻，覺所苦處汗出通潤即止。如未

痊則每日半夜之後五更晝日之前頻頻作意攻以差為度但有疾處攻之無不愈也

布氣訣曰布氣與人療疾先問彼患人五臟所苦之處取己之氣布入彼人身上令病者面其方所息心靜慮此布氣亦似咽氣其疾自消百邪永絕矣

調氣訣曰夫人食五味五味各歸一臟每臟濁氣皆納於口亦出於口又六腑三焦穢沸併披合成濁氣每至睡覺之初葷穢之氣自不堪聞凡口乾舌澁面無顏光潤不悅噉食此是上焦熱候即須依門戶大開口一二十遍通即鳴天天鼓七下九下即以咽之津液但候口中清甘泉出即是熱退五臟涼也若

以口中津液冷淡食飲无味心間伴之不受水穀即是冷候即以吹理之
飲食守護訣曰凡服氣之人喫物須有避忌可食之物則食不可食者莫食食必
有損正氣則服氣有所益則常食无益勿食每日平旦食少淡粥或胡麻子粥
益人脾氣直足津液日午食少淡麵餺飥餅亦得不得棄熱實之恐亂正氣
葱薤蒜亦犯諸飯食宜令軟熟甜淡大麥經四時犯食不免多矣臨時揀食者食
之若有人靜修齋戒亦昇仙矣三十六禽直日及本命屬者並不可食棗栗芋子
菱芡不宜多食發動邪氣有單南蜀草亦得食作可微微似饑不得輒令傷
飽飽則傷心五臟閉塞氣難行也熱物鹹酸辛辣陳敗之物氣難行也食

了即須呵却腹中之毒氣令人腸胃虛靜若誤食一口毒物腹內有毒也切宜慎之每欲食時先須咽三五口氣與食為主晝吞三二顆生黑豆引氣通三焦和臟腑明目駐顏惡物消穀食以助正氣功用不可備舉太清經中別有方法去臟氣除有穢氣不泄不可忍留恐疾生耳每日空腹隨性飲酒好者一盞冬即溫飲夏即冷飲亦能助氣遣諸邪氣所戒在多多即昏亂醉即傷神減氣損壽若事不獲已且飲罷即呵出三五十下飲即大開口可以遣出麴糵之毒即不醉也亦不中酒不失酒食味不用衛生產之家死亡之穢及六畜走獸向衛惡穢有損正氣若卒逢之速宜避之知惡氣入腹即以調氣盪滌逐出如飲酒

即飲三兩盃不餓即用正炁淘出如不肯出不須過理遍遍但任漸漸出之若無上
三焦熱終須調炁理之使炁平和少食油膩勿令觸正炁若嘗犯不令再犯
服炁一年通三年功成元炁遂凝擬有觸犯不能為患也日服千咽亦不惺
多返也漸從此始矣經曰炁化為血血化為精精化為水一年易炁二年易血三
年易脈四年易肉五年易髓六年易筋七年易骨八年易髮九年易形
三萬六千神皆化為仙號曰真人矣修功不息關節相連五臟相固內
炁不出外炁不入寒暑不侵昇騰變化壽同三光
休糧訣依前勤脩三年年後正炁流通精髓實滿百神守衛三尸逃走自不

歆聞五穀之氣常思不食要絕難也但覺腹空即須咽之無問早晚何須
約限盡可以藥物相間服之人多不解服氣區區總是藥爲務故爲未得亦
非上士之用也
經曰道不在煩能不思聲色不思榮辱不勞形神常須導引內氣安息
可得千歲更求上藥可得長生也能不泄是名服精支若萬慮皆息而
其寡慾可以增壽也每朝早旦未起之時先須叩齒七下至九下面東
跪坐調氣平和鼻取清氣入口吐濁氣出以手相摩運事導引舌
柱上齶集漱津液滿口即咽三咽則止即以次循息頭上下至腳心下

各七遍，為之治諸骨節，通流氣脉，宣瀉滯濁，用補益勞也。

以上長生胎元神用經

夜卧覺，且將起，常更又急閉兩目，叩齒九通，咽液三遍畢，反舌向喉中，乃搖頭動項七遍，以手按鼻孔邊左右上下數十遍畢，微祝云云。所以名之為起居者，起居常當行之。又以兩手摩拭面目，令小熱以為常，每欲數之也。阿母云：人之將老，面皺先從兩目下始；又人之髀衰氣少者，先從兩鼻間也。此二處是皺衰之門戶，牖氣力之關津，故起居常行此法，以辟皺衰，而氣力常保康和也。天真在兩眉間，眉肉之兩角也。天真在一分下，耳是引靈之上房

也山源在鼻下人中之上本側在鼻下小入孔谷中也是塞滅萬魔之門戶
也華庭在兩眉之下對眉下之中央是徹視之津梁也按旦將起暮臥
臥更急閉兩目以舌反向喉中咽液三過急以手按此三處各九過陰按之勿舉手
也以為常令人長生無疾障重徹視塞滅萬鬼之道
耳欲得數按抑其左右亦令无數所謂營治城郭名書帝籍鼻亦欲數
按其左右惟令數耳所謂灌溉中岳名書帝籙　方丈臺昭靈李夫人口訣
道曰常以手按兩眉後小空中三過又以手心及指摩兩目下權上以手提耳行三十過
摩惟令數无時節也畢輒以手逆乘額三九過從眉中始乃上行入髮際

中口傍咽液多少無數也如常行目日清明一年可夜書亦可於人中密為之勿語其狀眉後小空中為上元六合之府主化生眼暉和瑩精光長珠徹童保練目神是真人坐起之上道也一名曰真人常居内經真人噫曰子欲夜書當脩常居矣真人所以能旁觀四達八遐照朗者實常居之數明也目下權上是決明保室歸嬰至道以手提耳行深明映之術也於是理閭血散皺斑不生目華玄映和精神盈矣夫人之將老鮮不先始於耳目也又老形也常欲始於目際之左右也以手乘額上内存赤子日月雙明上元懽嬉三九始周數畢乃止此謂手乘三元固腦堅髮之道也頭四面兩手乘之順髮

就結怕令多也於是頭血流散風淫不凝也
都畢以手按目四眥二九覺令見光分明是驗眼神之道久爲之得見百靈
石景子經曰常以手按口鼻臨目微氣久許時手中生液追以摩面目常行之
使人體香 太上三(天玉)洞經曰常欲手按目近鼻之兩眥皆閉氣爲之氣通即(輒)止
吐而復始常行之眼能洞觀 南嶽魏夫人所出
丹字紫書三五順行經曰坐常欲閉目內視存見五臟腸胃久行之自得分
明之也
丹景經曰先當摩拭兩手令熱然後以拭面目畢又順手摩髮如理櫛之狀兩

臂亦更互以手摩之使髮不白脈不浮外

太素丹景經曰一面之上常欲以兩手摩拭之使熱高下隨形皆使極匝

令人面有光澤皺斑不生行之五年色如少女所謂山川行氣常盈而沒

太洞真經精景按摩篇曰臥起常平氣正坐先叉兩手乃度以掩項後因

仰面視上与項爭使項与兩手爭也為之三四止使人精和血通風氣不入能

久行之不死不病畢又屈動身體申手四極反張側掣宣搖百關為之各

三臥起先以手巾若厚帛拭項中四面及耳後使圓匝熱溫溫然也順髮

摩頭若櫛理之無在也良久摩兩手以治面目久久之使人目明而邪氣

平形體不垢膩去穢也郁畢而咽液三十過以導內液

西王母反胎按摩玉經

養生之道以耳目為主雜視則目闇廣聽則耳閉此二病從身中來而結病非外客之假禍也所謂閉道之難也非閉道之難行道難也非行道之難而終道難矣若夫耳目亂損不遣說難雖復足躡仙闕手攀龍軒猶無益也

反胎按摩常以陽日用百日為陽百日為陰每陽日之旦陽日之夜夜卧覺旦將起急更閉目向本命之方以兩手掌先相摩切令小熱各左右拭兩目就耳門下令兩掌俱交會于項中九過又存兩目中各有紫赤黄三色雲氣各下

入兩耳中良久陰呪曰 眼童三雲兩目真君英明注精開通帝神太元雲儀玉靈敷篇保利傻關啓徹九門百節應響徊液泥丸身昇玉宮列為上真呪畢因咽液三過既畢乃開目以為常陽日坐起常可行此不必旦暮也行之三年耳目聰明理髮常向本命既櫛髮之始而陰呪曰太帝散靈五老反神泥丸玄華保精長存左拘隱月右引日根六合清練百神受恩畢常行之使人頭腦不痛

太極經曰理髮欲向王地既櫛髮之始而微祝曰泥丸玄華保精常存左為隱月右引日根六合清練百神受恩畢祝咽液三過能常行之使髮不落而

日生當數易櫛櫛之取多而不使痛亦可令侍者櫛取多也於是血液不滯髮

根常堅　右二條出九華所告令福用

坐臥常欲鼻孔向本命飲食亦然若不得向本命常向東北及西北亦佳也

此二處是天地魂魄之門津也又臥起常自左右摇動身體數十過畢又兩手

摽浚面牽頭向天左右自搖動項中二十過畢平坐舉兩手托天良久畢又

摩兩掌以自拭目傍丞兩耳又良久畢陰呪曰前搏後指天帝上容左眄右

顧長生大度仰頭喘息太一相極却月龍僊司命同軫飲食胎元交固

崑崙回倒雙躡真人同志呪畢挪引炁閉之存臍中赤炁大如綖出臍

外入鼻中如此三遍按摩之道都畢使人百関通利長生不病世度炎光
内視中方回常欲閉目而卧安身微息使如卧狀令傍人不覺也乃内視遠
矚四方令我耳目注萬里之外久行之爾自見萬里之外事精心為之乃
見百萬里外事也人耳中亦常聞金玉之音絲竹之聲此妙法也四方
者總其言耳當先起一方而内法視矚初為之實無髣髴久之識自入妙

已上寶神起居經

人之病根大約在種種妄念妄念既除尚有多少游思擾於胸臆去游思之道
惟在内觀始而有物至于無物無物之極至于無我結丹之道備于斯矣

煉丹先要煉心煉心之法以去閒思妄想為清淨法門仙家祖祖相傳無他
道也吾心一念不起則虛白自然相生此時精為真精氣為真氣神為真
神用真精真氣真神渾合為一煉之為黍米珠為陽神而仙道成矣
煉心為成仙一半工夫心定則神清神清則氣凝氣凝則精固丹經所謂
築基藥材鑪鼎鉛汞龍虎日月坎離皆從煉心上立名至於配合之道
交濟之功升降之法烹煉之術此其餘事若心源未能澄澈情欲纏繞則
築基雖固必復傾藥材雖具必多缺鑪殘鼎敗龍戰虎嘯日蝕月
晦坎虛離實此時欲講配合則陰陽不和不明交濟則水火不睦欲升而返

降殺降而返升三尸害之六賊擾之一杯之水難救車薪之火故曰煉心為成仙一半工夫此至言也確論也此一語道破天機打穿魔障者也

調劑之功全在升降升降之法全在靜觀靜不終靜靜中有動有動非動造化轉旋觀不執觀觀中有覺有覺非覺靈光恍惚靜而後觀觀而能靜是謂靜觀

玄關一竅微妙難知以為在內非在內也以為在外非在外也未發非玄關也既發非玄關也惟將發未發忽發之際發之者玄關也略先一息非玄關矣略後一息非玄關矣故玄關之在人方其靜時轉眼即是及其動時轉眼即非是直須臾耳瞬

息耳。若就人身而言，手足之舉動也，耳目之眭睹也，鼻之臭，口之味也，不可指為玄關

也。玄關者，萬象咸寂，一念不成，思寧有感，感無不通，思而有覺，覺無不照，此際

是玄關也。感而思，覺而照，即非玄關矣。然則玄關之在人，如石中之火，電中之光，提

摸不著。嗚乎！煉丹不知此玄關一竅者，汨沒大矣。今人皆氣質之性用事，玄關

之閉而不通，自出母胎已然矣。惟靜之又靜，寂之又寂，玄之又玄，空之又空，方得見

此玄關一竅。此竅也，乃真心、真性、真精、真神之所自出，而玄關者為之機括耳。

即子回一陽初動處，萬物未生時，此內有個玄關一竅，頃刻不見，須急尋之。

靜以養心，明以見性，慧以觀神，定以長氣，寡欲以生精，致虛以立意，此要訣

也靜則無為故心清明則不昏故性見慧則照故神全定則常存故氣舒寡欲則一元固故精生改惡則萬緣空故意實此要訣中之要訣也至於丹經所立種種名象甚覺可刪　紫陽氏所著以心為主神為君精氣為從意為媒諸說皆要言可睦至於抽添換火立為十餘種之法此不可盡信若夫煉丹猶炊飯火急則焦火緩則生不急不緩飯乃味全煉丹火急則鉛走汞飛故貴綿綿若存火緩則鼎寒爐冷故貴惺惺常在不急不緩火候到時羣陰自消陽神自見何必多立名色行岐途之亂學者曰靜曰觀觀時主靜靜時有觀煉丹之法備之矣

初學打坐者數刻之後方能屏除幻妄習靜既久一飯之頃恍恍惚惚已入無何
有之鄉矣初學不但於坐時存心凡搬作經營須要把打坐時所悟所得時
時護持則實力易成妙境易而入實益深遍體融化如巖雲川月丹家采
鉛引汞亦於心齋坐忘之際流出一點胎息為之耳
結丹始於煉心煉心在於靜觀靜觀之而大藥自生三元互見矣安爐立鼎
巽風坤土黄陽之說可悟也而於火候之行更有說焉夫人身血氣流通其循
環升降原應周天之度動中不覺及而靜時則脈絡骨節之間隱然而上升
油然而下降絲毫不爽自尾閭逆而泥丸自泥丸順而絳宮俞

聚神房中五行之氣渾合為一歸於中黃臍內所謂一點落黃庭此其時矣

抽鉛添汞之法不過如此此法頗綿綿瑣碎極矣

陽神之脫胎也有光自臍輪外注有香自鼻口中出此脫胎之先兆也既脫之後金光四射毛竅晶融如日之初升於海如珠之初見於淵而香氣氤氳滿室矣一聲霹靂金火交流而陽神已出於泥丸矣既出之後全看平日工夫吾所以先言煉心正為此際也平日心地養得虛明則陽神純是先天靈氣結成本來無思無為遇境不染見物不遷收縱在我去來自如一返泥丸此身便如火熱金光復從毛竅間出香氣亦復氤氳頃刻間返到黃庭雖有如無

不知不覺此真境也若心地未能盡除所結之胎決非聖胎所成之神原帶氣分駁雜猶人氣稟昏濁多以氣質之性用事其神雖出一見可懼則怖生一見可歡則愛生殆將流連忘返隨入魔道此身既死不知者以為得仙坐化誰知陽神之一出而不復者殆不可問矣若先煉心為成仙一步工夫由今推之則煉心為成仙徹始徹終之要道也

倘心地未能逕盡逕明而胎神已出為之奈何曰此不得已而有煉虛一著胎神雖出竅之收住留他做完了煉虛一段工夫放那猴子出去則真光法界任意逍遙超閒何以謂之煉虛曰難言也

古聖戀急密戀四字是沐浴抽添之要訣急不戀則火宜降而反騰戀不密則

水宜升而反瀉雖十分工夫做到九分九厘亦必丹飛鼎敗真火下洩且有不測不止不
成已也然懲忿窒慾爲是勉强工夫必到無忿可懲無慾可窒連懲窒之念
俱忘方可成丹　煉虛全要胸懷浩蕩妙到忘身無我無人何天何地覺
清空一氣混混沌沌中一點真陽是我非我是虛非虛造化運旋錯行代明
分分無分合合無可合是曰煉虛煉虛者以陽神之虛合太虛之虛而融洽無
間所謂形神俱妙與道合真者也　幻身有形故曰煉心陽神無形故曰煉虛
煉心煉到一無所有則身心皆化於虛更何虛之可煉若煉心時節未能淘盡
宿根則陽神爲夾雜之神雖欲飛騰霄漢猶如綿裹藏鹹油中蓄水不

容相入是以假九年溫養之功假脫胎煉虛之学仍煉到一無所有而後已

空者萬之祖也学者要見真空勿見假空要見靈空勿見頑空要見金空勿見

中空要見性空勿見形空要見虛空勿見實空要見常空勿見怪空要見本

來空勿見外道空要見日月星辰山川動植有形有象之空勿見霜花泡影石

火電光無形無跡之空

丹者金之體乎天一生水水無金母何以能生夫地四生金水生時金未曾有不知太極

流下陰陽之氣中具五行金性完全在內而太極一片空靈明淨之德其性是金

性其色是金色統於五行之先故陰陽兩判第一便生水母生子也地四生金據

形質言耳，非所論於無形無質之時也。得道之士證圓明物覺元，則身見金色，頭放金光。仙家結丹，先求身中太極，而所結之丹如一粒紫金，陽神亦現遍身皆紫磨金色。太極何獨不如此。凡物無母不生，要知先天一點真金在人身內。人之聲音，是即身中之金也。就五行而論，木有聲乎？木之聲橐；水有聲乎？水之聲澌；火有聲乎？火之聲颺；土有聲乎？土之聲堂；惟金之聲鍠，故小兒出胎鍠然一聲，金為之也。金空則響，子離母胎則空矣，故響也。世間金之所在，必有白氣上衝；人身之精，其色白，金之氣也。故煉丹者采取元精所吐之華與離中汞結而為丹，火候既到，金光外射，其所本然矣。

丹以精為至精非交姤之精也交姤之精夾雜慾火在内水中帶入其味鹹宋用

故海水可煮鹽海者火之谷也深夜從高岡望之往往火光灼空浮游水面此其驗

也大丹無形無聲無色無味豈容得離火之精故採精須採元精故煉丹者

煉其有中之無之丹也若神不守舍則為無心無心則孩子不壹若精非元精則為精

竭精竭則孩子不育雖結胞胎半途必廢如女人小產未見真形故心要有又

要見無中之有丹要無又要是有中之無有有無無乃為化機　煉丹者全然

不要把煉丹二字放在心上　未煉之先我如不欲煉丹既煉之後我如不曾有丹

問佛家舍利與道家金丹是同是異師曰佛家以見性為宗精氣非其所事

事也萬物有生有滅而性無生無滅涅槃之後此物固是圓明超出三界之外永免六道輪迴所修精氣結為舍利時放光明忽隱忽見佛之神通大概如此

人身精氣神原是一處之佛家獨要明心見性洗發智慧將神光獨提出來修下精氣交結成形然其諸漏已盡百結俱消則其精為元精氣為元氣雖不比神之洞明無迹然故是重物故光明隱見變化不常此其理也而其所見之色各有不同者世間寶物數種光彩陸離隨其質性精氣人身之寶物也身具五行故有五色故舍利所見之色不同由此道以推之佛家之所謂不生不滅者神也即性也其舍利精氣也命也彼

修性而不修命故滅度之後神升於虛而精氣留于此也其吾道家性命雙修將精氣神渾合為珠周天火候學成一個種如片雲嬌如處女與吾一般的孩子神在是即精在是氣在是分之不可分也或曰修仙之士亦有坐化的流出舍利既是性命雙修何以復有舍利曰若果有舍利其所修者必是佛而非仙詳於性而略於命者也性命雙修之士將此身精氣神團結得乾乾淨淨骨血皆化毛竅皆虛血如白膏體若纖雲赤如日熱如火貫通於百體四肢之間照耀於虛無朗淨之境故能升沈變化隨意圓通絕道之不同如此至若性體本空六根常寂不以有物累無物將能以無物為

有物慧炬無方真如永湛則又同

凡人情慾未斷則精為陰精非陽精也氣為陰氣非陽氣也神為陰神非陽神也何以精為陰精凡身中之火為情欲所發此為陰火精為陰火所爍則命門之精隨火而減是以陽精無形陰精有質何以氣為陰氣凡氣之散漫於形骸之間者皆尸氣也陰性凝滯於氣行骨節間忽然壅塞遂生瘡癘是真陽之氣薰蒸如火舒卷如雲如火則諸毒遁之皆散如雲則壅塞遇之皆通何有瘡癘之疾何以神為陰神神非陽也被七情六欲驅遣陰精陽氣埋沒在下如一塊炭火罩之冰窖之中

熱不能勝寒陽不能勝陰君子不能勝小人也總而言之精氣神為先天之物
則件件皆陽落後天之物則件件皆陰
採陽之時忌動陽之生也一意融結靜則陽生動則陽歇陽既有形乎以我之
意為陽之形神能化氣神靜則氣有不生者乎一動則意止意止則神不續而
陽息矣結丹之時忌沸陰陽交會之後急用一意將黍珠一粒送歸黄庭封
固鼎內稍滞則精老不能含陰遇火則躁跳難成胎用天之時忌暴陽
既採胎既結十月之火猶如一日一日之火猶如一刻此為純火胎從純火烹出則
堅剛不壞曠劫獨存上天下地飛騰自在若有時無卻一念忽及加意烹

煉一團綿息之氣坐到息之歸元之候終是暴火由其自斷續加意爲
之也由此觀之煉丹非易事也自知無火方能用火自覺無陽方能採陽
如天地清空一無所有而四時行物生萬古不息
心爲五臟之中氣中氣上升然後諸臟之氣從而上升中氣下降然後諸臟
之氣從而下降
人之生也臍爲最先臍帶繫於胎根外通母腹一點真元包含生理爲真之種子自
泥丸至湧泉臍爲一身之中自燕尾至外腎臍又居中譬之天爲穹高地爲
中原諸天宿星所拱五方風指十二辰也其升也五臟之氣皆升其降也五臟之氣皆

降既降之後五氣合為一丹經所謂金木併性情一此其時矣

問身外有身之後還做甚麼工夫師曰善哉問也此其道有三下士委身而去其事速上士渾身而去其事遲何以言之陽神透頂之後在太虛之中逍遙自樂頃刻之間飛騰萬里之上可以摩弄日月萬端雲霞之下可以遨遊島嶼眺覽形勝千變萬化從心所欲回視幻軀如塊糞土不如弃之是以悅骨於荒巖遺形而高踏此委身而去者之所為也若有志之士不求速效自肯做遲鈍工夫陽神可出而勿出幻軀可弃而勿棄一味保守元靈千燒萬煉總其神如太虛以純火烹之与之俱化此渾身而去者之所為也

問採取填補抽添諸法俱要次第道行否乎師曰此是聖賢救世苦心不得已立下許多名色果有上知之士一朝悟入大乘能於行住坐卧四威儀中一空所有時時反照半年十月火候到時自然性月當空元神出現何必聖賢又教人竟從上關煉神還虛一著此物物之論也但人習靜既久週身之氣不免循環升降上應周天度數如十五夜潮洶湧而來穿條筋隨骨節粉碎聖賢恐學人到此境界驚恐發狂以致敗事是以發大慈心立下採取填補抽添諸色名 要學人先見過來庶幾臨事從容當境不亂任他風浪漫江由我舟隨舵轉煉丹之要訣不在此

問陽神陰神之分師曰陰陽本無分也陰未盡而出神太早謂之陰神 其出之時

或眼中見白光如河，則神從眼中出；或耳中聞鐘磬笙簧之音，則神從耳中出。由其陽氣未壯，不能撞破天門，旁趨別徑，從其便也。既出之後，亦自逍遙快樂，穿街度巷，無所不之，臨水登山，何往不得。但能成形，不能分形；但能言語，不能飲食；但能游走人間，不能飛騰變化。若盛夏太陽當空，則陰神畏而避之。是以雖常仙風，未離鬼趣，豈能形神俱妙，與道合真也哉。學仙之士，陰神既出，不甘以此成自居，只得再行修煉，將那陰神原形粉碎，傾下金鼎玉爐，重新起火，千燒萬煉，火候到時，自然陰淨，盡陽復，真人顯象。問：何能使陰神原形粉碎？師曰：忘其身，虛其心，空洞之中，一物不生，則可以換凡胎為聖胎，變

修子為真人而事畢矣　已上唱道真言

夫胎精固神與守元氣同但莫止出入之息可也有常以生氣時以鼻引入口吐吐二分餘一分鼓口咽氣令喉中郁然有聲此非胎元氣是服麤氣也麤氣在腹與元氣不同居也麤氣是喘息之氣也夫元氣雖至少而難散非有麤之出入也且呼吸猶不散自閉況咽有聲乎夫入氣麤則傷肺肺為藏之華蓋氣下先至肺也凡服元氣不隨麤而出入則無有待氣生死之時也既鼓咽外氣入於元氣臟中所以返傷於人也夫人用力者皆用衆氣也謂衆物之氣飲食之品也且衆氣只能學重致遠運體而已存之不能益人之壽去之不能使人短於何必禁閉也且用氣之術即麤氣

也可以移山岳決河海制虎豹縛賊盜故知衆氣不及麤氣麤氣可去之元
氣不可奓出也夫保之氣者元氣也非衆麤之氣若服元氣滿臟則麤氣
自除即自以麤氣運動不必衆氣也夫休絕者患其穀氣薰蒸五臟是
以絕之今既備氣術則穀氣自除纖一日九飡亦不能成患終歲不食亦不能羸
困則知氣之道遠矣哉夫導引不在於立名象物粉繪表形著圖但無名
狀也或伸屈或俯仰或行臥或倚立或躑躅或徐步或吟或息皆導引也不
必每晨為之但覺身有不理則行之皆當閉氣閉氣即其氣衝以通也亦不
待立息數待氣似極則先以鼻少引入然後口出吐也緣氣閉既久則衝喉若不

更引而便以口吐則氣麤而傷肺矣如此但疾愈則已不可使身有汗有汗則受風以搖動故也凡人導引骨節有聲如大引則聲大小引則聲小則筋緩氣通也夫導引療未患之疾通不和之氣動之則百關氣暢閉之則三宮血凝實養生之大律祛疾之玄術矣　抱樸子內篇篇終附別旨

元炁源流為第一節　人生母腹中一股元炁團結而成借母之呼吸以通天炁並無雜炁往來迨夫一離母腹先天打破後天之炁遂踵而進事目耗于邪色耳耗於淫聲舌耗於美味心耗於利欲於是真元之炁耗散靡遺將微其念肆其邪念而混元之炁蕩然泯盡故往往精神强足遽至夭喪者炁先耗耳

栽培元炁第二節　夫先天之炁聚之則明散之則昏培之者使之常聚而不散也自離母腹一點真炁落於丹田遂名祖炁祖炁乃元關之緊要即元炁之凝聚也苟不培之日散日亡矣是以古昔真人命人調息所以養此元炁使聚而不散也然調息須調真息息若徒行呼吸之炁不能使真元之炁聚而歸踵亦虛枉然先師云毋意毋必亞聖云勿忘勿助乃是元關真諦所以調息一端不必數息不必依息盤膝靜坐靜氣凝神閉目垂簾下視丹田使元炁聚而不散使鼻息來往進多出少則漸而純熟此炁自然團結於中漸而升漸而降充塞一身無刻走漏矣功夫須無間斷人身一小天地天氣之流行不爽毫末人身

亦然於某時起行至明日某時一週是謂小週天故培元氣者宜於子午時行功至
交陰分氣斂而不舒故當日日暗暗加功若或作或輟功不暗暗繼仍無罔
秘鑰無益也蓋行功者先靜其地次靜其身次靜其心然後此起行動周身
無往無來若存若亡綿綿密密混混淪淪尋之而不可見去之而不能舍此中妙用
最得少許從此加功無難上達清靜經云遣其欲而心自靜澄其心而神自清
古哲之言其進道之門徑也
坎離交始為第三節乾位乎南陽火也坤位乎北陰水也此先天定位自先天退位
而後天從事於是而以坎離代之坎中一畫本乾也而藏於陰位離中二畫本坤也

而藏於陽位非反覆之何以復此先天本位復此先天本位須取坎填離其取之之
法非心腎一交之謂也用功仍在取炁能使此炁上升泥丸則不交而自交升之之法
只四字而已提舐吸閉先垂簾閉目何謂垂簾若不閉則神易散若全閉則入于陰
道於是用垂簾閉法既坐靜後乃吸一種清炁使之内接乎先元其吸之之後
不可使内元溢出乃得漸歸丹田由是以舌舐上腭使津液盈海下灌丹田如此鼓
次自然丹田微熱元炁運動至此則用提法提者下提谷道也貫想此炁行至
谷道乃挺身一提使此炁由尾閭達三關上泥丸如頭紅面熱一般徐徐下天臺降
唇中由重樓而至絳宮則引火下降丹田而一身暢美難言矣如此日日一週則由勉

而安中安而化丹田元炁自充塞無間純熟後炁上升則火自下降水火既濟則坎宮之真陽与離宮之真陰有不混合乎此謂取坎填離種法

涵養沐浴為第四節元炁未全則抽添功力不可一日間斷若既已充足則必思所以養之此時養之無從著力須從一片靜默中得之無矜情無躁氣無嗔恚無塞陰刻刻靜坐使吾身之內常有太和氣象春光明媚天無浮雲地無霾障一種清光遍於身體漸養漸醇漸醇漸熏久久則靜坐時有一團白光從天根現出如月之光輾轉不散此絳宮中真氣發露也又久久則靜坐時有一團紅光從天根現出輾轉不散此靈谷中真氣發露之升到此地位愈

加涵養身如枯木心若死灰無一點意念遠起至此時則升降自然周而復始無
一息之停乃天地之真元聚而不散也從此則天根發現又有一團金光透露虛空
轉輾不散聚露既久徐徐收歸內府再養再放此乃沐浴工夫也到此時候
卯祕府俱降候也然猶不可自恃一念稍弛則此光又散所謂存無存有若亡若
存者正此候耳上下關頭一過則無盡妙功行矣惟此際最難進道者貴倍加
涵養乎
朝元胎就為第五節夫炁既凝于靈谷則上下交而五行之生尅自全故木金相
配之後而刀圭遂合矣刀圭不合則戊土與己土終未混合故升降之際又須巽風

吹動鎔鑄而使之自合五行之炁各得其全則混合而無間矣於是而團結者始聚於一處而上朝矣聚之久漸成聖胎如嬰兒之在腹隨炁而運是又當有以保之此時凡有一切外事皆屏棄無遺一如木石使坐靜間無一息之凝滯則胎漸可成就然功夫到此愈加縝密稍有阻滯仍流散于俄頃則此混元又將走脫故當如太空之中無一點雲蔽則水中之珠自光吐萬丈至此又不可使之透露須又加迴光返照工夫刻刻迴光時時返照而又不容暮分養之既久則聖胎成而可以出現矣其出現時隨一片金光上昇目中所見不可畏懼並欲金光使之復歸原處如此日日現出日日收斂則漸而老老成又別有境界矣

神化無方為第六節自聖胎成後難言功矣欲見之而不可即欲聞之而不得聞

身外尋身道中求道須身歷其境不能以語言文字求也頓悟無上無極則

從此神游宇内身化無方而飛昇在即矣然必須行滿三千八百之行若未能

滿則亦常存世間耳所以立教度人最為要事　先天一炁度人妙經

神仙以精氣神為三寶而秘密處則專以養氣為主氣聚則生氣散則死氣長則

生氣短則死氣緩則生氣促則死此氣雖居易散六慾七情刻刻消耗非處

極靜篤不能守守者守之使不散也守則内不出外不入還歸胎中一息則氣

蟲夜化固節自遠所為之氣歸元海壽無窮神仙謂氣是添年藥道人無

別是養炁是功夫坐忘銘曰常默元氣不傷多言損氣故貴忘言忘言乃養氣之妙訣也　大道教人先止念頭念頭不住止徒然止念者降心也心如生龍活虎最難降伏萬緣放下死心塌地為而不為終日睹終日不睹終日閱終日不閱行爭千軍萬馬之場如入無人之境孟子之不動心曾子之守約時得力於此君問之師曰不如槁木死灰不可真如槁木死灰不可心死則非活金剛經曰應無所住而生其心　功夫不離動靜二境動者氣也氣欲其暢靜者神也神欲其凝至靜之極神凝而氣自和靜極而嘘如春沼魚動極而翕如百蟲蟄神炁渾合俱在性根命蒂上討分曉老子曰元牝之門是為天地根

呼為元上接天根吸為地下接地根元炁所由生真息所由起乃凝結聖胎之地所謂生身受氣初也譚真人曰得灝氣之門所以歸其根知元神之囊所以韜其光經云性在泥丸命在臍天魂地魄識交離命蒂由來在真息多方修行人不知 世人只因神明無主一任此氣奔潰四溢閉鎖不住先天一炁如明窗塵太素烟序之浮動最易飛去最難結聚性住則神凝此氣漸回漸生回者返入丹田所謂歸入氣中氣歸元海太陽移出月明宮也 神仙無別訣只要凝神入氣穴氣穴即丹田也真氣凝聚於此宜常伏氣於中神氣相合先天一炁不散即是內丹時節之君然不知所以然而然故曰息之歸根金丹

之母　以上呂祖百字碑注節錄

道本無他總在清心地心地清明無一點雜想無一毫私意常如明鏡皓月無一些

塵蒙則體已立矣奈世人不知營營擾擾不使一刻清閒則心先死了如何以長生也

何謂得道要知此身原是爛骷髏所以常存者神耳神由於精氣精氣耗壞

能常存乎惜此息息則精氣最要緊者矣乃一旦耗壞不亦可惜乎　呂帝新月註錄哉　注錄大觀

丹道與禪觀初無二理禪觀以一根總攝六根丹道則六根各盡其用是故舌抵

上腭止舌根也呼吸在內止鼻根也垂目反觀止眼根也反耳內聽止耳根也依氣

忘形止身根也守中不動止意根也然六根所重獨在意根自了永所說守中實

未明乃所以法生道無下手之也誤指臍中及心腎之中縱縱照認終無一得不知道在忘形豈反有執形求道之理蓋所謂中者對上下而言耳凡人之心放下則易昏沈提起則易散亂過昏沈則提起過散亂則放下不昏沈不散亂無用提起無用放下是名守中若有處所即為運氣旁門非大道矣宜諦思之　呂帝福報持齋戒語錄大觀

觀想門不如靜坐靜坐者收其氣守其神也收其浮動之氣而真炁乃生守其散亂之神而真神自見　註錄大觀附呂帝正教編

丹有幻丹蓋學道之士不知至理未靜心田遽采一陽一陽雖生非真陽也精非元精

乃淫泆之精氣，非元氣，乃呼吸之氣；神亦非元神，乃欲念之神。夫人方學道，便欲爲仙，得非欲念乎？以欲念而交，陽生，此幻丹之所以有也。精在腎府，還採之升於臍上，無安頓處，故逆氣而息於氣穴之右，與氣交結而止，即自曰丹，雖自曰丹矣，精氣神用者，便是後天之物，先天之物果安在哉？夫謂之黃庭、內爐、外爐、泥丸等竅，皆先天立之後始見，實未之有也。傍風捉影，入海尋鍼，守株待兔，緣木求魚，一旦敗露，精蕩盡而去，先天無所主矣。嗚呼！非長生之丹，乃促命之法也。又有採氣而上過心血，氣血凝而爲物，亦曰幻丹，若此者衆，故舉以曉惑。神水者，即水液之謂也。華池者，臍中氣穴之下，兩腎中間一

竅絡肖黄庭穀氣就此而生精醫家所謂精穴者是也斯竅也少壯之士
陽盛氣盈則神水華池不過澆灌爐鼎洗滌脾胃潤澤氣穴而已元氣衰
微精元枯竭者皆藉此以為丹本何也華池之竅乃生精而降於腎者也氣
壯則精多精多則華盛用之如有餘氣凋則精元耗矣穀氣所臨不過虛一
等欵欵之水流歸腎府耳我既能靜元氣本無增減但華池之水無矣
大藥三品而只其一故於陽生未採之時以意斡歸尾閭自夾脊直透至泥丸
就精穴用精自然隨氣而升至午宮遇衆陽融之則精皆可用然後降至子
心就心取乘依然下至黄庭精即藏乎其中卻用一意封固綿綿若存以養

之二者自相吞啗而丹始成迫湘西一派雖少壯之士亦用此法而結丹道在通求諸遠耳然各執其是而已　人之一身毛竅八萬四千氣宮三百六十四毛竅散屬氣宮膻中氣穴又為三百六十四宮之主泮於陽宮皆為精心為中田頂為上田舌下有元膺目中有銀海竅之中鼻之間口鼻之衝耳目之畔咽喉之側臍臍中皆竅也余所謂此丹之出竅皆可藏豈曰三竅一二竅衆竅之樞紐耳

靜坐之際先行閉息之道閉息者令之息一息未已一息續之令則一息既生而抑後息後息受抑故續之綴之焉久而息定抑息千萬不可動心一動心則逆於息息未止而心已動矣　青華秘文

大修行人求先天真鉛必從一初受氣生身之處求之方可得先天真一之炁以還其元而返其本也此謂男子修仙之道如此女人修仙則以乳房為生氣之所其法尤簡要以男子修仙曰煉氣女人修仙曰煉形女人修仙先積氣于乳房然後安爐立鼎行太陰煉形之法其道最易成也良有妙旨焉

真人薛道光悟真篇注

學道者無他務在養氣而已夫心液下降腎氣上昇至于脾元炁氤氳不散則丹聚矣若肝與肺往來之路也習靜至久當自知之 人之膈已上為天膈已下為地若天氣降地脈通上下沖和精炁自固矣 為道者於少壯之時防其情欲早

爲之備　守炁物在乎全精尤當防於睡眠方欲寢時令正念現前萬慮盡泯斂身側臥鼻息綿綿魂不內蕩神不外游如此則炁精自完矣

馬丹陽語録

夫女人修仙與男子不同男子以陽爲火火回就水成功女人以陰生就水水回就火成功何爲陰生陰生者月信是也男子煉氣女人煉形男童白虎女斬赤龍白虎者神與氣也赤龍者精與血也男子陽生在子女人陰生在午子酉是腎經午酉是心經午是陰之根子是陽之苗男子是外陽而內陰女人是內陽而外陰男子奪外陽而點陰女人奪外陰而點陽此乃是女人修仙之道明矣

女人修仙初下手工夫先要采陰補陽陽者神與氣也陰者精與血也若要采得月水来潮之時夜睡或覺有心所動便將神炁收入心中一口一身如死不動先用口吐身中之濁氣以盡自然鼻引天地之正氣口呼爲之呼鼻引爲之吸呼則炁出吸則氣入口鼻呼吸上達顖門下達生門陰精爲車口鼻之氣爲馬一呼一吸自覺陰精回入丹田與神炁交合譬如水火同鑪其氣自然上騰于乳也爲甘汁矣自然降下丹田結成聖胎之氣胎炁自然候月水絲來血前行三個月采經三編則經脈永無再生便有將養之功極後再采一遍女人不過三月采三遍過則面如桃花行三個月功成如醉夫之象昏昏默默晝夜靈光不散對

景常明行四個月自有信法來報凡若有事預先知之知遇二三年則丙子行
功滿此無不如意功滿而飛昇矣
太陰修煉之法初下手時亦閉目存神大休歇一場使心靜息調然後凝神入於
氣穴將兩手交叉捧乳輕輕揉摩三百六十下再將氣自下田輕輕咽起二十四
口即住仍用手捧乳返照調息久久自然真氣往來一開一闔養成鄞鄂神氣
漸充足自然乳漸迴返與男體同經水漸絕是謂斬赤龍如此久而又久即不
必捧乳吸氣只一心回光返照凝神入於炁穴即元牝之門也真息悠悠虛
極靜篤自然真炁熏蒸河車將運萬朵祥雲籠玉宇千條玉脈撞泥

混九全體周流一點靈光不外不內自下田漸漸上升从而自然一任于中宮是神入竅矣即一點落黃庭也此後十月功夫陽神出現直至虛空粉碎金与男子工訣無異也

已上孫不二元君法語

凡人惟精最貴而甚少在身中通有一升六合此男子二八已滿未泄之歲數稱得一斤積而滿者至三升損而喪之不及一升精與氣相養氣聚則精盈精盈則氣盛日啗飲食之華美者為精故從米從青人年十六則精泄凡交一次則喪半合而喪者少即隨日生而補之所補者陰精而已惟元精一泄非先天者則不能補有喪而無益則精竭身憊也

嘗見高年慾情未衰此其早年泄進之驗至此又所絕慾則壽更多精精全者

無如赤子赤子受父母陰陽之氣而生日以增長 老子曰骨弱筋柔而握固未知牝牡之
之合而朘作精之至也使赤子如有保固其渾然之精而無彫喪以待其年壯所致乃遇
至人授以變調之道而作無為之真仙矣此以人身中之精言乃後天之精若論還丹
卻非此精 後天地之氣生於穀故從气從米而蓄於胃胃亦得穀而生之氣 黃帝曰五臟
之氣會於胃而氣所由生也 葉文叔曰人受生之初在胞胎之內隨母呼吸受氣而成及乎
生下剪去臍帶一點元靈之氣聚於臍下凡人惟氣最先莫先於呼吸眼耳鼻舌身
意皆由是氣非是氣則聲香味觸法都不知覺氣之呼接于天根吸接于地根氣之
在人身有八百一十丈與脈偕行衰旺相關積而壯者倍之困勞慝而衰者無一半亦人惟

寶精則氣自裕氣裕則精盈日啖飲食之精熟者益氣人年二十而氣壯節慾少勞者則
氣長而緩多慾而勞倦者則氣少而短氣少則身弱身弱則病生病生則命危
試以日用常行見之凡交感之後氣必促急葉文林云常人迷蒙醉於情慾日夜
漏泄不知戒何也本去根枯枝必死矣世人但知養生止於禁慾殊不知一念若動氣
隨心散精逐氣亡而此道者當心體太虛內外如一氣之為物實不可不愛守　人遇於
走則氣急而嗄甚睡則氣麤而齁惟坐靜則氣平而緩　又氣屬火而脾因
氣以運蓋人睡則脾損而色黃冷食亦然多喫冷飯之後而又行房則能使人心絞
而色黃何以故飯齒於氣而意多婁復嗜睡而損脾也此以後天人身中之氣而

言傍门之人欲噬其精而納此氣以為是道猶炊沙代飯不亦愚乎

丹陽翁云性定則情忘體虛則氣運心死則神活陽盛則陰消　紫瓊子曰一切常人多陽未盡則不死大修行人多陰未盡則不仙

上陽子曰大修行人既得刀圭入口運己真火以養之凡運火之際忽覺夾脊真氣上沖泥丸瀝瀝然有聲似有物觸上腭中須臾如雀卵顆顆自腭下重樓如冰酥香甜甘美之味若比覺有此狀乃驗得金液還丹徐徐咽歸丹田自此之後常常不絕閉目內觀臟腑歷歷如照燭漸次如金光罩體也泥丸翁曰我昔工夫行一年六脈已息氣歸根老子曰專氣致柔能如嬰兒此皆言溫養也夫溫養者隳肢體黜聰明終

日如惡而不遠不可須臾離也如雞抱卵煖氣不可間斷則抽添之功自見矣抽添者以鉛制汞之後逐日運火漸漸添汞汞漸多鉛漸少則鉛將盡汞內乾化為丹砂歸曰金液還丹之純陽則知形化為炁炁化為神是為嬰兒是曰陽神

已上陈致虚金丹大要

先天元精由靜極而自動炁盈足而源盈清即為真藥物若念想塵緣擾擾習染而後精因之以生則純是後天思慮之邪所致此源濁之不可用以其真炁不足不產黃芽而有生必有死之決然者也故治此源雖自靜而動源亦清矣其元邪靈覺雖覺而不能真覺依然墮於塵緣習染仍為後天思慮之邪所擾則不復可清

真而妄用其采取烹煉亦無成聖果之理於此辨得源字真義妙真矣 清炁者天之本體然為天仙必以清炁同於天之本體而後能與天合德所以純陽仙翁云煉藥方可昇仙譚長真仙翁水雲集云今生若要登雲路不合處無不能仙若有一毫形不能物則同於重濁之地體而止合於地住止謂得地仙而已矣所以純陽仙翁云煉形止於住世

煉丹必不欲用交感之精者以其偶觸目觸耳而生或念妄而生生不由靜而炁不足原非丹本即不能成丹以長生不死彼又將以見精為幸不知及將見其精其勢即為後天之敗精而已焉得有已敗之形枯炁竭而能復返為先天入於先天形

之炁乎故仙道之與邪門之所以異必不用淫精也故紫陽真人云幻丹者由未靜

心田遽採一陽陽非真陽神非元神以欲念而交會陽生此幻丹所以有直採之

丹至臍又無安頓處後天的一股精蕩然而去先天又無主此非長生之丹乃促命之

法此亦示人以後天有形者必有壞也　注　張谷所言先天主者是先天所由生之根本

意也後天精不耗散則先天精亦不耗散後天盛則所生先天亦盛濫媾用精竭

者則先天之精炁無所由生而有陽絕之病故云先天無所主

調息者初機小周天火候之用本具有進火退符沐浴溫養之義也一呼一吸故為

息　注　仙家謂之太極之○也佛并法祖謂之圓相之○也　不呼不吸亦為息　仙真謂之太極中無極之也

佛并諸祖謂之圓相中之一也所以有此牯牛之喻　當呼吸之息心與息不相依則不調

注是神不能御氣也神氣不易配合而相離矣間隔不調唯交併則調　心息依矣篤然

漫行而不由真息之道則不調　注心息相依時行則同行住則同住行所當行之路住所當住之處無不是相依方可曰調　道者即黃赤二道也神氣同行必由之道若能由此道採取而能得氣烹煉而能成丹胎息而能沖和大定不能由此則不能得氣成丹而定神也

古仙所謂行之不精是也能由真息之道矣行之太速則近蕩而不調　注行貴速而忌太速過太速之似浮而不就息道若浮而不就路者則神氣皆散漫而不凝聚心息雖相依而不成相依之功

行之緩則滯有相之呼吸氣而必成大病　注緩則神氣滯而不行或欲行而不見有神氣之行或欲行必資于呼吸有相之氣

然呼吸全不宜執著著呼吸之氣一著便起邪火而為疾病　古所謂非煉呼吸之氣是也

不呼不吸之息更有自然之妙非强閉氣也閉極則失於急而不調　注閉氣是外道邪術之强制閉必至于極也而非自然之真息之能無極故不調　禪家云轉得身吐得氣亦似此意而後可稱爲

禪那拄杖子　注禪者静也那者息也書静定之息也拄杖子亦言息也人手執拄杖相依而行路喻人修佛必心依息而後能離塵離覺解脱而見性欲去俗行凡心不依息而禪定則出於外道凡夫口頭禪而已

非縱氣也　注列云專氣致柔神久留往来　真息自悠悠言不可縱放

縱則失於無知而不調　注既縱放不照管則念不在息便似不知有息而息何得調

又注凡仙佛二宗言空言寂言有言無皆言心息相依之定者言心性則有息在其中言息則心在其中若非心非性則不能定息非息則不能得性定心定學者不可執文偏悟便墮空亡而無證果　此注術習定真定其文有似佛者不具録

悟得真空實性者方能調此真息息不能調終難大定人能抑此息而離此息

斯可入滅盡定矣滅盡定而後能出定 注未入到滅盡定而妄出仙宗謂之走丹佛宗謂之入魔皆非所謂出定出亦無神通之可顯

正有退墮之危險宜防慮者 神通境界向上更有還虛合道之旨在

沖和者言不息之息中妙義也充塞天地薰蒸一身 注天地并一身之間全是氤氳充滿無空隙處若有空隙不名沖和 鍾離真人云運周天則火

起焚身焚身之義即充塞薰蒸義 不為呼吸之所障亦不為升降之所囿 注有呼吸則無沖和若吸升呼降之不已不能與沖和法為循環亦囿於升降

沐浴固曰當然守中亦稱密法 注當百日關中小周天之用者曰沐浴十月關中大周天之用者曰守中守中者不偏著有隨常法不徒然著空隨斷法以有合入無

合乎中道之必然者而自然故曰守中 世人不知調息之謂何我則曰調其息之和而可沖也世人

不知于此當防危慮險之謂何我則曰防其不和而不可沖之危險也惟和故可沖不和故不

龍沖採藥以是鍊藥以是野戰以是守城以是結胎以是養胎亦以是也又問曰是何
景象為沖和荅曰不偏不倚注偏倚是拘執著有相而非中無過不及注勿用意太急而過勿用意太緩而不及
不疾不徐注不疾速而忽為浮蕩不徐緩而失為停滯非無非有注不縱放為無而實似有不強執住有而實似是即是空而不空不空而空除
此八病方和而可沖有此則不附沖又問曰是何作用荅曰夫妻並肩注心息相依也陰陽合一注二五之精
妙合而凝也晝則同行不前不後注心隨息動也前則墮於旁門之導引後則不是為窜運皆非合和之竅然此處最有危險之必當防慮
者故佛亦言如願夜則同住不遠不離注息隨心止也遠則太過於沖而不和離則不及於沖而不和不和即是此之危險
自始至終事事皆有危險且略言之知藥生有時不知其生之真時而當面錯過此危
險也採藥有候失其當採之候而不得其真精真炁此危險也火候之行周天從

然于黄赤二道之外恣然不見其循由此危險也進火不至於進所當止之地亦不至進之所當添者之分數退火不知退所當抽減者之程限不合於多寡之仙機此危險也火退而不知止火者有傷丹之危險得藥衝關而竅不能真通有藥敗之危險關竅初通而不能升三關原者而或倏退散是危險三關過矣而危險在鵲橋注鵲者似喻南離心神之未產鼎也鵲橋本無路可通借橋以通行全憑心神鎮定渡過此處故喻鵲橋渡之少有不合仙機則危險矣鵲橋渡矣而危險在服食歸黃庭步步向竿頭進一步無著脚處盡空著一脚大有危險者錬陽神而微陰未絕神胎就而魔障百出大有危險者神無出景而妄出因為危險有出景至而不能出其當出而不能無危險反乎出定而入定

危險之最甚者豈能盡言耶如是諸多危險俱能究竟勘盡無餘過得去了
僅僅超脫得一個生死輪迴實証長生不死方為有分六道相應向後証到
虛空皆無危險所謂萬般有壞虛空不壞是也
仙家必先以元精返還於身中而復歸于元炁佛家則泛言戒淫欲以出欲界
俱是除淫之基起首若不如是則為落空亡若有一死便是萬生萬死
輪迴不斷六道難離矣若人能修如是離欲之行謂之清淨梵行成得離
欲之果謂之清淨梵德為持神入定之真基也究之佛門中惟洪儒
間有談及除淫離欲者由天台智顗和尚之遺教智者之先名陳鍼

出于張果真人之門也
純陽六十四歲遇鍾離白玉蟾六十四歲遇陳泥丸馬自然六十四歲遇劉海蟾
劉朗然子六十四歲遇師者劉寛于漢靈帝時棄司徒太尉而學道年已
七十三受青谷先生傳道而道成　翠虛篇云老少殊途有易難　鍾離云晚
年修持先論救護次論補益
有此一口氣在皆可為之　注凡有一口呼吸之氣皆由元氣之所化生一口氣在即
元氣之猶在是長生根本在也故可為修仙之事馬丹陽云氣不斷神可
固先把馬猿用工擒住自然得性命停住　陳泥丸云若欲延年救老

殘斷除淫欲之旁门

昔書還陽老師下工卅年方三十神清氣盈夜靜工勤不五十日而火足採其大藥五日而得 此行工之精得藥之易者 眼有金光鼻有氣搐耳後有風生腦後有鷲鳴 注腦後虛空若有鷲鳥之聲亂噪不住故世尊示人曰鷲嶺又曰鵲巢灌頂是也 身有踊動丹田有火珠上衝下突如是六種見驗已 注六根有所證果之驗也華嚴經亦有六種震動之說參同契注亦有六種為驗 則火珠有自然投關之妙 注投關者欲自衝過三關

前百日關中固言採藥乃初陽之微氣採之易者只用片晌之候一晌(息)之工需得故達摩云二候採摩尼言此也及烹煉薰蒸補得元炁已足則陽盛

而可見形然炁何以有形非形質也乃有似火熱之形也故古云丹田火熾曰兩腎
湯煎田火珠是也惟有無形而後能出神變化有形為身外身此是無中生有
採之而後生者故採之難必用採工於七日方有得不如是則不得
藥熟丹成則必止火丹藥未成熟則火無止景驗止景即六種也若已熟而不知景止火
繼經多劫而溫火養丹守住陽精陽炁於丹田雖留得長生不死畢竟未脫凡胎
凡質猶有死生在非證聖也所有超脫服食於神入定出神之事皆在止火之
候是止火為超凡入聖關頭第一元機也　知火所當止而止之止了之後方可採大藥
而超脫向上斯時即得六通之一為漏盡通也注漏盡通者陽精已漏成神通也為六通之根本男根也

童子矣即華嚴經所謂具丈夫形成就如來馬陰藏相是也　注即老者返爲

童之説精有洩竅者倘能無洩竅精已枯竭者倘能滿足大人之身根如童子之小根者此等倘如來時成

三十二相其一曰陰藏如馬蝗馬蝗能縮短腎莖縮短似之故以爲喻即此説也此與真仙

修証同名假稱佛宗而爲外道不能有此

知此者採而得藥力足以通關實由得

清源之水煉到火足而知止候不差之力也若藥不應採而不來即立視所云火少則

金精不飛之故也或得藥來而力不足以通關是知水源之初未知調藥不及於當

採之時而恐微之病雖是藥來猶是氣微力弱不能衝關而過以此久守於丹田

亦爲長生人仙亦如留得滿精決定長生之小効所有八百歲如籛鏗者有七百年

老古錐如佛弟子迦葉者有一千七十二歲如寶壽和尚者　注一云寶掌和尚亦西土人來東者遇達摩于東度之

皆是此類但不能延年劫多
仙道借呼吸有形者為火候以行先天元炁之無形者而有形之火亦同歸於無形方是精
妙自然若邪門單行呼吸以有形為事故必致有病何以為病升提太過重則提
為邪火其病頭暈病目赤腫翳障病咳嗽痰火病癰腫等症若降下而過
重則通泄粗氣貫入腎子為疼病偏墜病腹脹等病症上下兩病皆致人速死故
大異於仙道也仙道降重樓者是元炁返還而降歸根非嚥唾也唾者口之精有形
之物亦非無形元炁者比然元炁降歸炁穴則有補炁養神之果唾津嚥至脾肚
而歸於滯溺無證果者此亦正邪之大異者

陳泥丸云我昔工夫行一年六脈已息炁歸根正言十月関中之竅澄也六脈者兩手

寸關尺其六部脈也脈住由于息能先住息雖住必至滅盡坦後脈住故華嚴經

云二禪息住三禪脈住四禪滅盡定者言息與脈俱滅盡定也 此六注文當空一格誤作提行此記

昔鍾離仙翁度純陽仙翁時已言可升之時不可降 注此即吸機之妙用 我言可降之時不可

升 注此即呼機之妙用 謂君一陽初動者是也 注陽精生而淫治子時 元精流布而欲下 注元精之根在丹

田若將生精則必欲下行于淫根返歸於根非升不可故必升之曰採取 我不令往下而 故六陽時從子而復升 注六陽者子丑寅卯辰巳六時為陽也

子後於純陽祖曰子後午前定息坐夾脊雙關崑崙過者是也 皆升從升之升之即採取也 注陽生隨用火之子亦曰盜而採取即子後升六陽時皆以

升故能令藥氣歸于乾即所謂還精補腦是也 即機中之〇也〇之即無可降之理則不降也升而轉降

於本根之穴矣 注歸于根即凝那入氣穴 故六陰時從午前當降而降 注此採取烹煉過身中午
位而降此旨由張紫陽金丹四百字序已露其 皆降以降之 注六陰時皆歸于降之即
機故午當尊其言而降 用降
烹煉也 注烹煉必用鼎器即丹田之氣穴也 即、也、之時無可升之理則不升也 注不升昔雖有
升降轉運如北斗天罡猶不升取功 若
在降煉故也 又 門人胡太真問如何六陽皆用升六陰皆用降答曰凡用火
必從子起子及六陽在先行因真精要往下必令還
于上必升方還得皆升者取其上歸也至午以後陽氣全還矣只因蒸蒸長旺因在氣根穴內
用工所以既要補填氣穴滿足爲後不歸下氣穴此必然之理也
所以妙于升降者由顛倒用之始得其妙 注升時有降而若無降降時有升而實若無升
顛倒者即是用升降之顛倒也
凡採下之氣必向上至于天頂之上 注下之氣者即臍中真精陽氣也又爲地之氣本不自升
上故採而升上郛真人云地氣本不升因天氣降下混合至
極復升引帶而上至于天 取上之氣必向下至于地腹之中 上之氣即言天之氣喻心中
位相負之上是也 之神也蕭紫虛真人云天上

日月地下轉海底婢婿天上飛乾坤日月本不運
皆由斗極轉其機是也
右腎之元精屬水 注元精雖是炁亦名曰真一之水 本往下流易用於淫根 注精之本體曰元精著于用則曰淫精
每依附淫根為用者故靜則藏於炁穴動則依於淫根 而五臟皆有精氣皆由系管而行于脊絡二十
四椎之間 注五臟有管皆繫連于脊椎間之竅以通行五臟之氣凡淫媾时一身內外惟脊腰獨用氣力故五臟之氣隨通身之氣皆聚於此皆化成精
之形由此退而洩故人勞氣力於淫事者皆腰疼是故仙機要旨必由此逆行上以返還 欲逆之而回必重
以向上能向上則離胃炁而得真炁矣 注胃炁者言淫媾之事也 佛經云以海水灌太
子頂是也 在上之元神發動皆依念慮為用本似火而炎上易出入於眼耳鼻舌
欲逆之而返還故向下依於精氣而同返還入于炁穴既向下炁穴則離外境而靜

脫四生矣即世尊於娑竭陀羅宮說法此即下丹田之說又於迦羅龍宮入定此即仙家中丹田入定之說經七日不起是也

先天元精謂之真陽得此真陽而煉性通神入定而出定謂之陽神不得真陽之精配合性真以入定得定者只名陰神　注　陽神者顯然出現變化莫測世人所不能見知者而能見知之世人所不能為者而能為之世所無者而能有之有者而能無之人人共見此神通之能顯于陽世者曰陽神　若不能以身顯現于陽世則人亦不能為者亦不能為世所無者不能使之有有者不能使之無無陽剛之氣故也僅僅能先知先見勝於人而已亦只能陰之晴見于世故曰陰神

徐復陽真人云未煉還丹切莫內觀照聽出陰神投舍迷真道也　注　陰神者死而性靈之鬼也投舍此身形氣已死不能存住此性故又投胎生身為居舍迷其真道者迷失長生不死之陽神道

若止習枯禪當下了得　注　即行內觀也之法而萬緣不掛

息無出入注息禪空而滅盡空也心不生滅注心禪空而滅盡空也寶經集註云心生則地獄生心滅則地獄滅

到真空境界方能出得陰神注長春真人云未到真空雖陰神亦出不得可見陰神亦非容易出的

猶是有生死在不免輪迴者之小果耳　陰神出亦有慧光發現洞見百千

萬里如在掌中房舍墻壁不足為隔礙山川城郭不足為阻攔我形在此而慧

光亦在此惺惺靈也而洞見遠視之為妙也非離此而遊諸境也不如是即昏夢

中之魔境而遊諸人以陰神也枉此著之即入魔道矣　真陰神有神通亦

止有神境通注神通變化無窮也　宿命通注知自身前世事知人後世事及兒他人過去未來事　他心通注

知他人心上陰謀之事　天耳通注遍天之下人与物之聲音言語俱可遠離而知　天眼通注見遍天下人与物有形無形可

盡見而知總無有降能六通之五耳注仙佛陽神皆有六通此偏于一性靈世稱五
者只有五通
陽者
通為鬼者亦此類也注世間每有五通鬼侵淫女人者蓋由于此一通不能除陽精之漏
不得漏盡通也陽漏至枯竭則死而至于為陰鬼也地之理也故生
死者皆非仙非佛

注按自太上傳鍾離鍾離傳之純陽海蟾二人遂分為南北二宗之首呂傳之王重
陽王傳之丘劉譚馬郝王孫為北宗七真及下而王樓雲尹清和宋披雲徐復陽
等法眷諸仙又劉海蟾傳之張紫陽張傳石石傳薛薛而陳陳而白為南
宗之五祖及下而彭鶴林而蕭紫虛其法眷諸仙皆傳仙佛合一之道所傳者
合一所度人者皆同一法

注移居奪舍投胎舊住仙家謂之四果舊住者言住舊房舍即長生不死之人

仙之身能住舊是亦或能常入定而或有不入定此四者之最上四果即不死而不生之

阿羅漢果可超佛地為可超小果而向上者以其守住小果不再退而下曰舊住

投胎奪舍移居三者是小果時之所墜亦向上大修行宜防慮劫之危險移居

者言此身無可居彼身有可居乃移神于彼身而居也蓋有不常定乃妄出而迷

猶似十月內有餘之涅槃或偶遇刀兵劫災壞身而不可居神或偶遇火劫災

焚燬壞身水劫災漂溺壞身而不可居神則移神入他人新死之身未壞

者而居此小果之所不能逃三災者之所當知故退下小果者遇災劫不能保身亦

如之不能免也此由世之參方者傳言如此不必深信予謂吾人之此身老壞或嘗經大危病疾而不可還丹者未免不再生後有少壯之身亦謂之移居棄舊居而移新居也亦直有投胎奪舍在其中　奪舍者父母已成胎性命隱然可備存之則可為神居之舍而令他人得而居而我先奪而居之可得富貴之洪福或以修行之清福不墮惡道亦小果中有生死者之必丞而得定者之當防退以丞者即佛教中三陰說景投胎中陰之一識也　投胎者有三曰初陰中陰後陰也有死之時與胎產之時相遇則相投入此不住胎中者有死之時在先胎未滿足產期在後則無身棲胎息而俟投入者有入胎而俟產者

或死于父母媾之先因見媾而起淫念投入為胎隨十月滿而產凡人欲謁景

而般者亦當知此然此事在凡夫則死而投胎劫生後身在果位則起淫媾之妄

念即棄淫事而投入在脩志精修必欲即成仙佛者皆當防此為危險也

尸解之說非一或有氣數自絕而死凡夫也亦突形神分而尸解者小果也有大脩

行而能超脫凡形飛昇沖舉在天者真人也氣數盡及三災解脫者尸壞解

超脫凡形者尸不壞當神形離形之時視其形如生人此尸解也足不青皮不腐

者尸解也目光不毀無異生人者尸解也白日尸解是昇仙去非死亡尸解之例也

陽神出入於頂門而居於泥丸為其煉神還虛在上田也故世尊入滅時謂之

入泥丸因名經曰泥洹經者亦如是也此天仙神仙及諸佛世尊頂放毫光者皆然陰神亦有能出入於頂门者而但居于心地中田為其亦借修佛為言依回而求明心見性心性不外馳而入寂滅是也此見仙及佛门所度四果位之人為然 注四果為有生死縱能寂空只是五通陰神而已 究而言之陰神亦有二出性証于真空寂滅一性真純命綫附神從頂门而出生于天頂出脇入而生於人一也性到真空寂滅而未滅盡定有附六根引六念而馳 注六念六根中之六識為念而外馳於聲色等 即從六根出而六入於母之六根以為胎 注以眼視女則性從眼根出以耳聽女則性從耳根出以身貪觸女則性從身根出矣 母之六根者言女之身根生门也眾生之淫心淫事不除每思行淫則性入于女之身根貪愛觸情迷惑觸境不肯舍去久著根中遂成胎而不能離凡眾生無定力慧

心戒行者雖入為胎而不知脩行人有定力慧心戒行者偶生一觸念即本戒念以滅之不犯淫則不入胎禪宗人所謂未後當機蓋如此

生於畜道及人道之下賤

注畜道者生為畜生之類人道者生為人之類下賤者奴僕及貧窮殘疾邊方夷狄之類皆曰下賤何以分

畜生人之道凡畜生飛者走者皆身後行淫作人在身前行淫人有一生者於身後行淫者大命終時此念具在焉不於身後行淫而墮入畜道故佛戒云不近沙彌童子者亦教也人有一生厭惡身後淫事而專行身前淫事者命終念在未必不因身前淫事而墮入人胎故佛又言我最不欲母人入我教中為其有敗道行之具也

二也如此則神出而證聖者為凡者趨惡道者盡知之矣

伍太一問曰陽神出非必執於身外有身已承明命但照閱舊說猶不能釋然謂本是無身若謂果無形相可見不知何以謂之出請再詳以教我答曰仙佛之種性即本性之靈光非有非無亦隱亦顯形相安可拘一昔軒轅黃帝以火龍出施

肩音鐘離正陽呂純陽三真人以上三級紅樓出以七層寶塔出劉海蟾真人以白氣出化鶴沖天馬丹陽真人以風雨雷雲出孫不二元君以香風瑞氣出劉明世真人以金蟬出薛硯真人以白鶴出西山十二真人王祖師以花樹出此有相可見而非身也邱長春真人出則通天徹地見天地山河如同指掌又云三次撞透天門日月自別直下看森羅萬象南嶽山藍養素先生以拍掌大笑出此二者無相可見而亦非身也釋迦牟尼佛世尊以白毫光出放華嚴經法華經皆有從白毫中放光之說此所出亦非有身也有時出而化火龍吐火有時出而化金剛密跡持榼音楷杵而吐火此有相可見而亦非自身也若得空性而見性真空

於可以出定之時偶有此念動而屬出機未有不隨念而顯化者故不同或無念住於寂滅中而頓起一出念以調神者有同有不同其久久常定而常空空者則變化顯現皆由一念千百億化身亦皆由一念故念不在化身則不必見有身念在化身則不必不見有身予予此言但只為我鍾呂王邱李曹諸祖其人門下參屬得道成仙者謫言是謂家裡人說家常話非为法旁門凡夫愚人言此彼顛兒之詞之亦無所用受道者必須記知免當機驚疑也

能絕淫慾持梵性清淨則陽精不漏精根如童子得漏盡通者此六通之果古謂之不生死阿羅漢唯聖僧神通僧有之精漏未盡精根未能如童子則

無漏盡通不過謂之五通鬼耳雖能入定全是陰界陰神雙眼皆合不及漏盡通者之雙眼開也惟十二時中無昏沈方能使得十二時眼合者散不過十二時即無真定有在定迷而轉生於人世者或迷而投入於橫生者性已墮去而空殼在此亦何足取為定哉　赤血化為白血此非所以語神仙天仙也乃人仙不老者及尸解之類耳何以辨之人仙者精全而元氣固依呼吸之為用有呼吸則有之氣血行由靜多而動少氣為踵息血化白亦宜也但能延年益壽而差異乎常人者若曰神仙天仙其氣化神矣不化氣血息也任脈也任更有何物可流行而為白血乎所以古今血化膏　注息定無氣則亦無血只有肉中膏脂故曰白血　腸化筋　注食則腸充之而空不食則腸不空而實為筋

此二者自化神胎以後至出神煉神還虛皆如此識理言也

以上伍沖虛真人仙佛合宗語錄

金淵鼎問靜坐時心存何處李師曰主人在那裏换無此處主者心也心外求主不為真主故炁未平者示之以觀息精未充者示之以觀丹田水火未交者示之以守主把神光未凝者示之以存上田默朝或取炁或運神或觀水火輪或呼五臟神此皆因病之藥若上智之人精足性空亦何賴此哉

修行有五字訣曰專靜存斬盡之矣何謂正真實腳頭不離進步何謂專只要專志不廢時日何謂靜不須絕俗只要隨處隨空何謂存學道叅宗最患執著何謂斬目前骨肉豈易輕拋但須欲寡慾稀三彭斬去矣

大真人云志多於神其道日昏神旺於志其道日盛志未衰而神衰皆本於志未衰耳所以禅宗有云放下全放下佛也不要做壁起脊梁筋便是能撑竖若希透此旨心空則西氣長留心空則真精常湛何患神之不旺也　玉銓

多病多災亦是神濁之故故神濁則精氣之中潛伏戕分不足之因或不足於木或不足於金或不足於水或不足於火或不足於土有此五種不足一遇外邪內爲牽引是以著而成病究竟病則精氣自病治則精氣不能自治必藉此千生萬劫不磨不滅的一點元神方能培得精補得氣接得命全得形若能存得此神純粹精密則不但我身可保顯用藏仁更可奉以大法故養生之士第一在存神

修立之士養非固急養形亦不可緩如久行傷筋緩行則養筋久立傷骨凝立
則養骨久坐傷肉息坐則養肉久卧傷氣安卧則養氣久視傷血肉視則
養血久作傷節微作則養節久屈傷脉徐屈則養脉久伸傷俞略伸則
養俞又如春氣和宜緩志而少憂夏氣炅宜微吟而去鬱秋氣平宜小、
勞而莫躁冬氣密宜立坐而寡言又如寒氣暴至當按摩以却之風
氣暴至當握固以却之暑氣暴至當吐納以却之温氣暴至當温熨
以却之燥氣暴至當洗濯以却之形既得養恐精不為外物所清不為
客氣所奪由是元神日固道性漸充故修立之士第二在養形

注握固有五皆用兩手握住內氣自固故名握固黃庭經云手為人關把盛衰所以手之所至可以變衰為盛初生小兒兩手作拳蓋其本氣未泄尚藏於中故能作拳名先指握固又神仙起居法云兩手腸下踞是交兩手兜勒少腹使膀腎氣以暖而交通是名運水握固又中氣凝滯則用兩手一手揉臍一手摩腹左右旋換通徹為度是名助中握固又若風寒初入皮毛洒然鼻流清涕則用兩手交、項手項交、爭額有微汗則風寒去矣是名清上握固又如風在經脈寒熱交作則用兩手抱膝而坐抱欲其緊坐欲其穩亦必通身微汗出則風氣亦却矣是名治下摳固按摩不第五處當隨寒之所入而按之摩之然出入起居耳輪面部亦宜常摩心胸腹脊亦宜常摩手足掌中及兩髀亦宜常摩之則必按毋使膚熱此其度也吐納即呼吸也六字訣盡之問吹字含吹抑直吹風曰含吹音即吹風也若直吹風則太走泄又問呼吸何別曰直口曰呵蹙口曰呼呬音斯胆氣用嘻又問或云嘻主三焦然否曰三焦無專氣在上即呬呵在中即呼嘻在下即噓吹也道君授此六字為法門之最要行符作法非氣貫不靈然須平日做得存神養形工夫五氣方能真具于中真發於外若徒仗此六字口雖誦之中無其氣則亦取如不取

用功非用也 玉銓

唐孫真人思邈保生銘

人若勞於形百病不能成飲酒忌大醉諸疾自不生食了行百步數將手摩肚睡不若高枕唾涕不遠顧寅丑日剪甲理髮須百度飽則立小便飢乃坐漩溺行坐莫當風居處無小隙向北大小便一生昏冪冪日月固宜忌水火仍畏避每夜洗腳臥飽食終無益忍辱為上乘讒言斷親戚思慮最傷神喜怒傷和息每去鼻中毛常習不唾地平明欲起時下牀先左腳百免災咎去邪無辟惡但能七星步令人常壽樂酸味傷於筋辛味損正氣苦則損於心甘則傷其志鹹多促人壽不得偏耽嗜春

夏任宣通秋冬固陽事獨卧是守真慎靜最為貴財帛生有分知
足將為利強知是大患少欲修無累神氣自然存學道須修持書之
壁戶間用是傳君子